有氧运动干预抑郁症的神经机制研究

屈红林 刘瑞莲 著

人民卫生出版社

图书在版编目（CIP）数据

有氧运动干预抑郁症的神经机制研究 / 屈红林, 刘瑞莲著. -- 北京 : 人民体育出版社, 2024. -- ISBN 978-7-5009-6506-0

Ⅰ. R749.4

中国国家版本馆CIP数据核字第2024QX7058号

有氧运动干预抑郁症的神经机制研究

屈红林　刘瑞莲　著
出版发行：人民体育出版社
印　　装：北京明达祥瑞文化传媒有限责任公司

| 开　本：880×1230　32开本 | 印　张：8.125　字　数：209千字 |
| 版　次：2024年12月第1版 | 印　次：2024年12月第1次印刷 |

书　号：ISBN 978-7-5009-6506-0
定　价：48.00元

版权所有·侵权必究
购买本社图书，如遇有缺损页可与发行与市场营销部联系
联系电话：（010）67151482
社　　址：北京市东城区体育馆路8号（100061）
网　　址：www.psphpress.com

作者简介

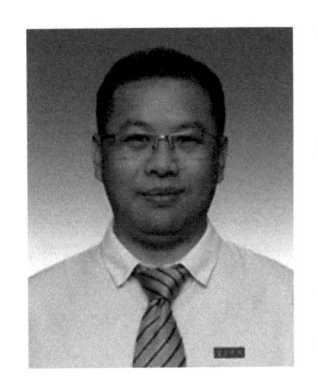

屈红林,男,1980年9月生,汉族,山东菏泽人,中共党员,博士,宜春学院教授、硕士生导师。中国解剖学会运动解剖学分会委员、中国体育科学学会会员、中国生理学会会员、ICSPAH终身会员、江西省运动心理专业委员会副主任委员、江西省体育科学学会常务、江西省体育科学学会休闲体育专业委员会主任委员。主要研究领域为重大急慢性疾病的运动干预与新药开发、运动生理学课程教学与改革研究。在《体育科学》等体育核心期刊发表论文60余篇,出版专著5部,主编并出版教材3部;主持国家重点研发计划课题、国家社科基金、省科技支撑计划、省自然科学基金重点项目、省教育科学规划、省教育厅科技项目等30余项,主持省教育教学改革科研项目3项,横向科研项目2项,研发专利15项,负责国家科普基地、省非物质文化遗产研究基地各1个,省自然科学奖、省科技成果奖、省级教学获奖等5项。

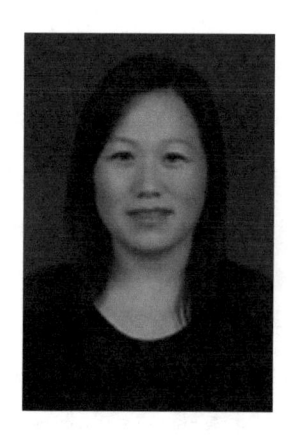

刘瑞莲，女，1977年2月生，汉族，山东菏泽人，中共党员，宜春学院高级实验师，硕士。中国解剖学会会员、中国生理学会会员、江西省体育科学会会员等。主持省级教育教学改革重点课题1项、一般课题1项，主持省级教育科学规划课题3项，主持省教育厅科技项目、省卫健委科技项目、省哲学社会科学规划项目等8项，撰写并发表学术论文50余篇，其中SCI-TOP等核心期刊30余篇，研发专利16项，出版专著、教材6部，主持横向科研项目3项，荣获市校级教学、科研奖励10余项。

序

抑郁症是全球性的精神卫生问题,世界卫生组织(World Health Organization, WHO)官网公布,全球抑郁症发病率占总人口的4.35%,已构成全球医疗体系的重大负担。抑郁症的发病机制相当复杂,众多学者从抑郁炎症、细胞凋亡、单胺类神经递质、脑神经营养因子等方面探讨了抑郁症的发病机理。课题组前期针对抑郁小鼠血液与海马组织高通量测序的结果也提示了抑郁症发病的复杂机理。近年来的研究发现,大脑海马炎症是抑郁症的元凶,海马区的炎症越严重,抑郁症状越强烈。因此,减轻海马神经炎性损伤,提高海马神经对炎性因子的耐受性,对于控制和修复抑郁病变具有重要意义。

运动改善抑郁症患者的辅助效果得到专家学者的高度认可。大量研究已证实,运动对抑郁有着积极的作用,其效果不但不亚于心理干预和药物治疗,有时更为显著。研究发现,除脑源性神经营养因子(brain-derived neurotrophic factor, BDNF)外的其他神经营养因子也与运动抗抑郁的机制研究密切相关,比如,运动可通过血管内皮生长因子的信号通路促进海马神经发生,逆转慢性应激所致的大鼠皮质酮升高与糖皮质激素受体(glucocorticoid receptors, GR)降低,诱导下丘脑—垂体—肾上腺轴(the hypothalamic-pituitary-adrenal axis, HPA轴)对应激的适应,降低促炎因子白细胞介素-6(interleukin-6,

IL-6)、白细胞介素-18（interleukin-18，IL-18）、C-反应蛋白（C-reactive protein，CRP）和肿瘤坏死因子（tumor necrosis factor-α，TNF-α），调节机体免疫系统功能的变化，发挥抗抑郁作用。课题组研究发现，有氧运动一方面，能够有效改善抑郁症小鼠大脑皮质神经元损伤，减少神经元丢失，发挥良好的保护脑神经的功能，减缓抑郁小鼠机体炎症；另一方面，可通过调控Toll样受体4（Toll-like receptor 4，TLR4）/核因子κB（nuclear factor κB，NF-κB）-NOD样受体热蛋白结构域相关蛋白3（NOD-like receptor pyrin domain-associated protein 3，NLRP3）炎症小体信号传导通路介导海马神经元炎性损伤和细胞凋亡，发挥抗抑郁作用。

本书作者屈红林教授长期致力于慢性病的运动康复治疗研究，尤其是在系统性的有氧运动干预抑郁症方面有着较为突出的成果，在国内外的重要期刊上发表了一系列高水平研究论文。主要科学研究成果包括有氧运动拮抗抑郁炎症反应过程及其机制研究、有氧运动通过调控海马神经细胞凋亡信号通路干预抑郁症，以及基于高通量测序的生物信息学分析有氧运动干预抑郁实验小鼠的科学分析等。本书也是在以上相关科研项目和学术论文研发的基础上编撰而成的。

陈嘉勤

2023年6月

前　言

据WHO官网 2017年报道，全球有超过3.5亿不同年龄段的人饱受抑郁症折磨，年均超过100万人因抑郁症自杀。在发达国家成人中，患有抑郁症的比例已超过15%，日本抑郁症发病率高达23%，英国抑郁症患病率以26%的高比例"荣登"榜首，而我国抑郁症的发病率已超过4%，因此，抑郁症已经成为21世纪人类的主要"杀手"，也已成为困扰全球的最严重的健康问题之一。中国抑郁症总患病人数逾9000万，在患者中，女性多于男性，职业人群多于非职业人群，高学历人群多于低学历人群，且呈逐年增加的趋势。抑郁症已成为当今世界的第三大疾病，预计至2030年将跃居全球发病率之首。因此，尽快找到抑郁症的康复干预方法，减轻病患疾苦是亟待解决的重要问题。当前的治疗多以药物治疗、心理治疗等为主，药物治疗的不良反应较大，临床治疗的局限性越来越明显；心理治疗配合药物治疗有助于患者认知行为的改善，但难以从根本上治愈抑郁症。运动作为拮抗抑郁症的有效手段已经得到证实，但具体的介导机制尚不十分清楚。

本书以抑郁症与运动干预机制为主线，围绕抑郁症的发病机制、运动拮抗抑郁炎症反应、抑制抑郁海马神经元细胞凋亡等机制进行研究。首先，针对抑郁症研究现状，尤其是从抑郁炎症反应过程、抑郁症的诊断与治疗现状、运动抗抑郁研究现状，以及运动与抑郁症脑组织串化等方面展开论述；其次，从针对抑郁实验动物的信使RNA（messenger RNA，mRNA）与微小RNA（microRNAs，miRNAs）的高通量基因测序方面进行生物学信息技术分析，筛查相关基因差异表达，尤其是对比实验动物血液与海马组织的差异表达基因，进行了miRNAs靶向调控及其富集基因、京都基因与基因组百科全书（Kyoto Encyclopedia of Genes and Genomes，KEGG）信号通路等的分析；再次，在高通量基因测序的生物学信息技术分析基础上，从NF-κB、肿瘤坏死因子（tumor necrosis factor-α，TNF-α）/吲哚胺2,3-双加氧酶（Indoleamine 2,3-Dioxygenase，IDO）/5-羟色胺（5-hydroxytryptamine，5-HT），以及TLR4/miR-223/NLRP3等炎性信号通路探究了有氧运动介导抑郁实验鼠的炎症机制；最后，探究了有氧运动介导B淋巴细胞瘤-2基因（B-cell lymphoma-2，Bcl-2）-半胱氨酸-天冬氨酸蛋白酶-3（caspase-3）/PARP全称聚合酶［The poly(ADP-ribose) polymerase，PARP］、BDNF/miR-195/Bcl-2等细胞凋亡通路发挥抗抑郁作用机制。

全书分为四部分，共八章。

第一部分：通过对抑郁症的发病机制及其研究现状进行分析，尤其是抑郁症的表现及其病理学改变、抑郁炎症反应、抑郁症的诊断与治疗、有氧运动作为运动疗法促进抑郁症的康复现状等方面进行了系统阐述。

第二部分：主要通过高通量测序的生物信息学分析技术，探究了抑郁小鼠海马和血液组织的mRNA与miRNAs的差异表达，筛查与抑郁症及其运动干预密切相关的差异表达基因和

miRNAs，并对此进行基因本体论（gene ontology，GO）与KEGG富集分析，探究有氧运动介导抑郁小鼠海马与血液mRNA、miRNAs的差异表达，为抑郁症病理改变及其有氧运动干预作用机制提供实验依据。

第三部分：主要基于NF-κB、TNF-α/IDO/5-HT信号通路、TLR4/miR-223/NLRP3信号通路轴，以及miR-223/TLR4/髓样分化因子（myeloid differentiation factor88，MyD88）-NF-κB信号通路，探究有氧运动拮抗抑郁海马炎症反应的作用机制，尤其是依据高通量测序的生物信息学分析结果，分析了miR-223通过靶向调控TLR4等信号通路作用于这一机制的机理，为抑郁海马炎症反应的改善以及海马功能提高等奠定基础。

第四部分：主要基于Bcl-2-Caspase-3/PARP信号通路、BDNF/miR-195/Bcl-2信号通路，探究有氧运动通过差异表达和靶向调控等作用机制，发挥抗抑郁小鼠海马神经细胞凋亡的作用及其机制。

屈红林

2023年6月

目 录

第一部分 抑郁症及其运动干预研究现状

第一章 抑郁症研究现状……………………………（2）

第一节 抑郁症及其神经病理学改变………………（6）
  一、抑郁症概念……………………………………（6）
  二、抑郁症的神经元损伤…………………………（7）
第二节 抑郁炎症……………………………………（12）
第三节 抑郁症的诊断与治疗………………………（14）
  一、抑郁症的诊断…………………………………（14）
  二、抑郁症的治疗…………………………………（16）
第四节 运动抗抑郁研究现状………………………（20）
  一、运动抗抑郁的神经生物学机制研究…………（21）
  二、运动诱导骨骼肌PGC-1α与抗抑郁作用研究
  ………………………………………………………（24）
  三、运动干预骨骼肌的作用研究…………………（25）
第五节 运动与抑郁症脑组织的串话………………（30）

第二部分 基因测序与运动介导抑郁小鼠的作用机制

第二章 基于基因测序的有氧运动介导抑郁小鼠作用机制研究 （34）

第一节 研究对象与方法 （36）
一、实验动物与处理 （36）
二、研究方法 （37）

第二节 抑郁小鼠造模及评价 （42）
一、神经行为学评定 （42）
二、Nissl染色 （43）

第三节 高通量测序结果 （44）
一、Total RNA的检测结果 （44）
二、转录组测序数据质量结果 （44）
三、测序错误率分布检测结果 （45）
四、A/T/G/C含量分布检测结果 （47）
五、测序数据的比对分析 （50）
六、差异表达基因筛选 （53）
七、血液与海马组织mRNA的韦恩分析 （57）

第四节 差异表达基因的GO分析 （59）
一、血液组织差异表达基因的GO分析 （59）
二、海马组织差异表达基因的GO分析 （61）
三、小鼠血液与海马组织GO显著富集结果对比分析 （63）

第五节　差异表达基因KEGG分析……………………（66）
　一、小鼠血液差异表达基因KEGG富集分析结果…（66）
　二、小鼠海马组织差异表达基因KEGG富集分析结果
　　………………………………………………………（68）
　三、小鼠血液与海马组织KEGG显著富集结果对比分析
　　………………………………………………………（70）

第三章　miRNAs高通量测序分析有氧运动干预抑郁小鼠海马损伤的作用机制研究…………（76）

第一节　实验研究对象与方法………………………（77）
　一、实验动物与处理……………………………………（77）
　二、CUSM抑郁小鼠造模与运动方案………………（77）
　三、CUMS抑郁造模与有氧运动干预效果评定……（78）
　四、小鼠样本收集与处理………………………………（79）
　五、小鼠海马组织总RNA提取及其纯度检验………（79）
　六、有氧运动干预CUMS抑郁小鼠海马组织miRNA测序
　　………………………………………………………（80）
　七、数理统计法…………………………………………（81）
第二节　抑郁造模与干预效果评定结果与分析………（81）
第三节　miRNAs测序数据质量与分析………………（83）
　一、有氧运动干预CUMS抑郁小鼠海马组织miRNA
　　测序数据质量结果……………………………………（83）
　二、有氧运动干预CUMS抑郁小鼠海马组织高通量测序
　　错误率分布检测………………………………………（83）

三、有氧运动干预CUMS抑郁小鼠海马组织miRNAs长度
　　筛选结果与分析 ……………………………………（ 85 ）
四、有氧运动干预CUMS抑郁小鼠海马组织miRNAs参考
　　基因重复比对结果分析 ……………………………（ 87 ）
五、有氧运动干预CUMS抑郁小鼠海马组织miRNAs
　　分类注释统计分析 …………………………………（ 89 ）
六、有氧运动干预CUMS抑郁小鼠海马组织的已知
　　miRNA分析与新miRNAs预测 ……………………（ 91 ）

第四节　有氧运动干预CUMS抑郁小鼠海马组织差异表达
　　　　miRNA分析 …………………………………………（ 93 ）
一、miRNA差异表达筛选 ………………………………（ 93 ）
二、海马组织差异表达miRNA的GO分析结果 ………（ 96 ）
三、海马组织miRNA差异表达的KEGG分析 …………（ 97 ）

第三部分　有氧运动介导抑郁海马炎症反应

第四章　有氧运动通过NF-κB、TNF-α/IDO/5-HT信号通路干预小鼠海马神经炎症的机制研究
………………………………………………………（ 104 ）

第一节　实验材料与方法 ……………………………………（ 108 ）
一、实验材料、试剂、仪器 ……………………………（ 108 ）
二、实验方法 ……………………………………………（ 109 ）

第二节　有氧运动干预抑郁小鼠的作用效果分析 ……（ 113 ）
一、有氧运动对CUMS抑郁小鼠神经行为学的影响
　　 ……………………………………………………（ 113 ）

二、有氧运动对CUMS抑郁小鼠海马神经细胞结构的影响
....（115）

第三节 有氧运动干预抑郁小鼠神经递质的影响......（117）

一、有氧运动对CUMS抑郁小鼠海马组织单胺类神经递质
含量的影响...（118）

二、有氧运动对CUMS抑郁小鼠海马组织IDO和KYN
含量的影响...（119）

第四节 有氧运动对抑郁小鼠海马组织NF-κB，
TNF-α/IDO/5-HT通路的作用机制 ....（122）

一、有氧运动对CUMS抑郁小鼠海马组织炎性因子活性的
影响..（122）

二、有氧运动对CUMS抑郁小鼠海马组织IDO、NF-κB、
TNF-α和5-HT mRNA表达的影响...............（123）

三、有氧运动干预CUMS抑郁小鼠海马组织IDO、
NF-κB、TNF-α蛋白含量的变化.....................（123）

第五章 有氧运动调控TLR4/miR-223/NLRP3信号通路轴介导抑郁小鼠海马炎症反应......（130）

第一节 抑郁症及其海马炎症反应的miRNAs信号调控轴
....（132）

一、抑郁炎症反应...（132）

二、miRNAs及其参与抑郁炎症反应的靶向调控机制
....（133）

三、有氧运动改善抑郁炎症.....................................（135）

第二节 研究材料与方法……………………（137）
　一、研究材料………………………………（137）
　二、研究方法………………………………（138）
第三节 抑郁造模及其效果评定………………（143）
　一、CUMS抑郁造模及其效果评价…………（143）
　二、CUMS抑郁小鼠高通量测序的GO与KEGG功能
　　　富集关联分析…………………………（145）
第四节 运动干预抑郁海马炎症反应…………（146）
　一、CUMS抑郁诱导小鼠TLR4/miR-223/NLRP3信号
　　　通路轴的改变增加海马炎症…………（146）
　二、有氧运动拮抗CUMS抑郁小鼠海马炎症效果
　　　………………………………………（149）
　三、有氧运动激活TLR4/miR-223/NLRP3信号通路轴的
　　　差异表达调控海马炎症反应…………（150）
　四、TLR4抑制联合有氧运动激活抑郁小鼠TLR4/
　　　miR-223/NLRP3信号通路轴进而抑制海马炎症反应
　　　………………………………………（151）
第五节 抑郁海马炎症及其运动干预作用分析………（152）
　一、CUMS抑郁小鼠激活海马TLR4/miR-223/NLRP3
　　　信号通路轴诱发炎症…………………（152）
　二、有氧运动干预抑郁小鼠海马TLR4/miR-223/NLRP3
　　　信号通路轴进而拮抗炎症反应的分析与展望…（154）
　三、TLR4抑制联合有氧运动干预TLR4/miR-223/NLRP3
　　　信号通路轴进而拮抗海马炎症效果分析与展望
　　　………………………………………（157）

第六章 有氧运动介导抑郁海马炎症的miR-223/TLR4/MyD88-NF-κB信号通路机制 ………（160）

第一节 抑郁炎症及其干预 ………………………（161）
第二节 研究材料与方法……………………………（164）
  一、仪器与试剂 ………………………………（164）
  二、实验动物处理与分组 ……………………（165）
  三、CUMS抑郁小鼠模型制备 ………………（165）
  四、有氧运动方案……………………………（165）
  五、神经行为学评定…………………………（166）
  六、样本处理及ELISA指标检测 ……………（166）
  七、病理与免疫组化检测 ……………………（167）
  八、海马组织miRNAs-mRNA靶向调控的关联分析
　 ………………………………………………（168）
  九、Western Blot ……………………………（168）
  十、RT-PCR …………………………………（169）
  十一、miRNAs-mRNA关联分析法 …………（170）
  十二、数据统计………………………………（170）
第三节 造模效果及有氧运动可改善CUMS抑郁小鼠海马
　 损伤……………………………………………（170）
  一、神经行为学评定结果 ……………………（170）
  二、CUMS抑郁小鼠海马的尼氏体变化 ……（171）
  三、有氧运动激活CUMS抑郁小鼠海马炎症通路的表达
　 改善海马炎症反应的免疫组化结果 ………（174）
  四、海马组织ELISA检测结果 ………………（177）

五、海马TLR4、MyD88、NF-κB p65表达结果 （178）

第四节　miRNAs靶向调控炎症通路的分析 …………（179）

　　一、有氧运动激活miR-223靶向调控TLR4/MyD88-
　　　　NF-κB通路的相关分析 ……………………………（179）

　　二、海马miR-223表达结果 ………………………（180）

第五节　miR-223靶向调控TLR4/MyD88-NF-κB信号通路
　　　　参与有氧运动干预CUMS抑郁小鼠海马组织炎症
　　　　反应过程……………………………………………（186）

第四部分　有氧运动拮抗抑郁海马神经凋亡

第七章　有氧运动介导Bcl-2-caspase-3/PARP信号通路干预抑郁小鼠海马神经细胞凋亡…（190）

第一节　研究材料与方法……………………………（193）

　　一、实验动物及材料…………………………………（193）

　　二、研究方法…………………………………………（194）

第二节　造模效果及运动干预作用……………………（198）

　　一、神经行为学评定结果……………………………（198）

　　二、小鼠海马Nissl染色检测结果……………………（198）

第三节　有氧运动抗抑郁小鼠海马神经细胞凋亡……（201）

　　一、有氧运动干预CUMS抑郁小鼠海马神经细胞凋亡
　　　　…………………………………………………（201）

　　二、小鼠海马组织免疫荧光检测结果………………（201）

三、小鼠海马组织Western blot检测结果 ……………（202）
第四节　有氧运动诱导Bcl-2-Caspase-3/PARP信号通路
　　　　干预抑郁小鼠海马神经细胞凋亡的机制……（204）
一、小鼠海马组织RT-PCR检测结果 ……………（204）
二、机制分析……………………………………（205）

第八章　有氧运动激活BDNF/miR-195/Bcl-2信号通路抑制CUMS抑郁小鼠海马神经细胞凋亡
………………………………………………（209）

第一节　抑郁症与海马神经凋亡……………………（210）
第二节　实验材料与方法……………………………（215）
一、主要仪器和试剂……………………………（215）
二、动物分组……………………………………（215）
三、CUMS抑郁模型制备………………………（216）
四、有氧运动方案………………………………（216）
五、神经行为学评定……………………………（217）
六、样本处理及生化指标检测…………………（217）
七、TUNEL法检测海马神经细胞凋亡率 ……（218）
八、免疫组织化学染色…………………………（219）
九、western blot ………………………………（219）
十、总RNA提取 ………………………………（220）
十一、RT-PCR …………………………………（220）
十二、数据统计…………………………………（221）

第三节　CUMS抑郁小鼠造模效果评定 ……………（222）

第四节　有氧运动介导抑郁海马BDNF/miR-195/Bcl-2

信号通路…………………………………………（225）

一、CUMS抑郁小鼠海马BDNF/miR-195/Bcl-2信号

通路相关基因的差异表达……………………（225）

二、有氧运动激活BDNF/miR-195/Bcl-2信号通路相关

基因表达抑制海马凋亡，促进功能修复………（226）

三、BDNF与miR-195及其与细胞凋亡间的关系…（228）

四、研究机制分析…………………………………（231）

后　记 ……………………………………………（237）

第一部分

抑郁症及其运动干预研究现状

第一章　抑郁症研究现状

抑郁症是一个全球性的精神卫生问题，约占世界疾病负担总数的4.8%，预计到2030年将跃居全球发病率之首，成为全球医疗体系的重大负担。据黄悦勤等2014年统计，全球抑郁症患者超过3.5亿人，预计年均逾80万人因抑郁症而自杀死亡，大约每40秒便有1人选择轻生，就覆盖中国31个省份的30000多人的调查发现，中国抑郁症的终生患病率已超过3%，与1982年覆盖全国12个地区的50000多人的调查结果（情感障碍的时点患病率为0.037%，终身患病率为0.076%）、1993年覆盖全国7个地区23333例调查结果（情感障碍时点患病率为0.052%，终生患病率为0.083%）相比，已越出近100个百分点[1][2]。著名心理学家马丁·塞利曼（Martin Seligman）将其称为精神病学的"感冒"，"没有人对抑郁症有绝对的免疫力"，无论成人还是青少年，日常生活免不了各种压力，抑郁情绪很常见，但发展成抑郁症却是一个悄无声息的过程[3][4]。但全球范围内只有不足一半的患者（在许多国家仅占不到10%的患者）选择有效治疗[5]。另据加

---

[1] 黄悦勤. 中国抑郁症流行病学和疾病负担大调查[R]. 中国（温州）康宁精神医学国际论坛, 2016.

[2] World Health Organization. Number of people with depression increases[EB/OL]. http://www.who.int/mental_health/management/depression/prevalence_global_health_estimates/en.

[3] World Health Organization. Depression[EB/OL]. http://www.who.int/mediacentre/factsheets/fs369/en/ Updated February.

[4] 李广智. 抑郁症，难以回避的话题[J]. 生命世界, 2010（8）：58-63.

[5] 中国青年网. 数据称中国抑郁症发病率高达5%~6%呈逐年上升趋势[EB/OL]. http://news.youth.cn/jsxw/201412/t20141206_6181291.htm.

拿大学者费立鹏2009年在《柳叶刀》(The Lancet)发表的一篇流行病学调查估算,中国现有的抑郁症患病率约为6.1%,即每15人之中就有1例抑郁症患者[1]。据孙学礼研究结果显示尤其以杭州为最,约占7%,北京、上海等发达城市的患病率(确诊就医)则约占3%。据《中国青年报》相关数据称,中国抑郁症发病率高达5%~6%,呈逐年上升趋势。据WHO官网发布数据称,全球抑郁症发病率占总人口的4.35%,其中,从2005年到2015年的10年间,抑郁症患者数量增加了18.4%,我国抑郁障碍患病率为4.2%,总伤残损失健康生命年(years lived with disability,YLD)为898.1401万人/年。足以可见,抑郁症发病率之高、社会致残负担之重。同时,目前仍需要面对有30%~50%的抑郁症患者对常用抗抑郁药物治疗无应答的现实[2][3]。如何更好地找到抗抑郁的预防和治疗方法,从多角度阐明其抗抑郁及抑郁症的发病机制,已成为当前研究的重中之重。

目前,对抑郁症的研究越来越关注神经免疫方面的作用,大量的研究也已经证实,多种参与机体免疫与炎症的分子或细胞内信号转导的因子共同参与了抑郁症的病理过程[4][5]。不难看

---

[1] Michael R Phillips, Jingxuan Zhang, Qichang Shi, et al. Prevalence, treatment, and associated disability of mental disorders in four provinces in China during 2001-05: an epidemiological survey [J]. The Lancet, 2009, 373, (9680): 2041-2053.

[2] Krishnan V, Nestler E J. The molecular neurobiology of depression [J]. Nature, 2008, 455 (7215): 894-902.

[3] Martins-de-Souza D. Proteomics, metabolomics, and protein interactomics in the characterization of the molecular features of major depressive disorder [J]. Dialogues Clinical Neuroscience, 2014, 16 (1): 63-73.

[4] 房国梁,赵杰修,张漓,等.有氧运动通过激活APP/PS1小鼠大脑皮质和海马组织PI3K/Akt信号通路抑制神经细胞凋亡 [J]. 中国运动医学杂志, 2019, 38 (10): 874-881.

[5] 张旺信. 运动训练对血管性痴呆大鼠学习记忆的影响及其机制的研究 [D]. 济南: 山东大学, 2017.

出，炎症确实是抑郁症发病机理的一个重要方面，但由于大多数研究只关注单个或单纯的几个通路或因子，致使研究存在较大的局限性[1]。

大量的临床与实验研究已经证实，多基因功能及其表达的差异性与抑郁症密切相关，这些基因所共同形成的复杂调控网络共同参与其发病过程。运动干预抑郁症的治疗方面研究也已经证实，运动可作为一种安全有效、无毒副作用的抗抑郁疗法，并已得到国内外专家学者的普遍认可，然而，其抗抑郁作用的具体机制尚不清楚。

运动适应不仅能够改善骨骼肌的能量代谢，促进骨骼肌适应性发展，同时，骨骼肌又是一个分泌器官和系统代谢的"调节器"[2][3]。因此，运动适应还可惠及肌外器官和系统，起到良好的靶向作用[4]，即运动诱导骨骼肌产生适应性改变的同时，合成、分泌调节肽、生长因子等多种生物活性分子[5]。这些生物活性分子统称为"肌肉因子"，其中部分以旁分泌方式调控骨骼肌生长发育以及糖脂代谢等，常见的因子包括肌肉抑制素

[1] Martins-de-Souza D. Proteomics, metabolomics, and protein interactomics in the characterization of the molecular features of major depressive disorder [J]. Dialogues Clinical Neuroscience, 2014, 16 (1): 63–73.

[2] Hodes G E, Kana V, Menard C, et al. Neuroimmune mechanisms of depression [J]. Nature Neuroscience, 2015, 18 (10): 1386–1393.

[3] KRISHNAN V, NESTLER E J. The molecular neurobiology of depression [J]. Nature, 2008, 455 (7215): 894–902.

[4] Miller A H, Raison C L. The role of inflammation in depression: from evolutionary imperative to modern treatment target [J]. Nature Reviews Immunology, 2006, 16 (1): 22–34.

[5] Meng L, Bai X X, Zheng Y, et al. Altered expression of norepinephrine transporter participate in hypertension and depression through regulated TNF-α and IL-6 [J]. Clinical and Experimental Hypertension, 2020, 42 (2): 181–189.

（myostatin）、白细胞介素6（interleukin-6，IL-6）和白细胞介素15（interleukin-15，IL-15）、脑源性神经营养因子（brain-derived neurotrophic factor，BDNF）等[1][2]，还有一部分以激素方式发挥内分泌功能，常见的因子如肌联素（myonectin）、成纤维细胞生长因子21（fibroblast growth factor 21，FGF-21）、过氧化物酶体增殖活化受体γ辅助活化因子1α［Peroxisome proliferator-activated receptor-γ（PPARr）coactivator-1α，PGC-1α］、依赖性肌肉因子鸢尾素（irisin）[3]、β羟基异丁酸（β-hydroxyisobutyrir arid，β-HIBA）等，诱导介入骨骼肌与肌外器官如脑、肝脏、脂肪等之间的"Crosstalk"的重要信使分子，参与对肌外器官和组织的保护作用[4][5]。

科研团队前期的研究发现：①有氧运动能够有效地改善慢性脑缺血小鼠大脑皮质神经元损伤，减少神经元丢失，发挥良好的保护脑神经的功能，运动诱导的脑神经保护作用的相关因子和通路（如Notch1、Jagged1和Ncx1 mRNA等）在脑组织和外周血中的表达具有中度相关关系[6]；②有氧运动能够改善脑损

---

[1] 贺强，漆正堂，丁树哲. 骨骼肌的内分泌功能与运动代谢适应[J]. 中国运动医学杂志，2015，34（2）：201-207.

[2] 田振军，贺志雄，刘智炜，等. 持续和间歇有氧运动对心梗大鼠心肌Myostatin及其受体表达的影响[J]. 体育科学，2013，33（11）：66-74.

[3] 周伟，陈俊. 运动与PGC-1α依赖性肌肉因子鸢尾素研究进展[J]. 中国运动医学杂志，2014，33（7）：746-752.

[4] 安楠. 运动对成长期骨骼肌神经营养因子水平的影响[J]. 体育科学，2012，32（7）：53-57.

[5] Dawid G, Irena S, Magdalena Z, et al. Adaptive mechanisms following antidepressant drugs: Focus on serotonin 5-HT 2A receptors[J]. Pharmacological Reports, 2019, 71（6）：994-1000.

[6] Solhaug H I, Romuld E B, Roimld U, et al. Increased prevalence of depression in cohorts of the elderly: an 11-year follow-up in the generla population-the HUNT study[J]. International Psychogeriatrics, 2012, 24（1）：151-158.

伤小鼠机体炎症，并通过调节下丘脑—垂体—肾上腺轴（The hypothalamic‑pituitary‑adrenal axis，HPA轴）及相关炎性因子参与的多种细胞内信号转导通路介导的脑内神经元损伤及多种炎性细胞因子的表达水平，发挥抗抑郁作用[1]。

第一节　抑郁症及其神经病理学改变

一、抑郁症概念

抑郁症是一种以长期情绪低落为主的综合征，具有高患病率、高致残率、高复发率、高死亡率和低检出率等典型特点，给患者、家庭和社会带来巨大的危害。抑郁症已经成为当今世界的重大难题之一。WHO 2017年的数据显示，全球有超过3.5亿不同年龄段的人饱受抑郁症的折磨，年均超过100万人因抑郁症自杀，在发达国家中，成人患有抑郁症的比例已超过15%，日本抑郁症发病率高达23%，英国抑郁症发病率以26%的高比例登上榜首，而我国抑郁症的发病率已超过4%，因此，抑郁症已经成为21世纪人类的主要"杀手"，也已成为困扰全球的最严重的健康问题之一。

抑郁症是一种伴随有生理病变的神经系统疾病，患者的生活质量显著下降，近15%的患者有自杀倾向，其严重性早已引起各国的普遍重视。一般认为，抑郁症的病因与慢性应激、性别差异、饮食行为方式以及药物、酒精等的滥用有关[2]。抑郁症的

---

[1] World Health Organization（WHO）. Depression and other common mental disorders: global health estimated [J]. Geneva World Health Organization，2017.

[2] 郝迎涛. 姜黄素对恶性胸膜间皮瘤RN5细胞增殖抑制及凋亡诱导的机制研究 [D]. 济南：山东大学，2019.

发病机制尚不清楚,虽然已有学者提出单胺类假说、下丘脑—垂体—肾上腺轴(HPA轴)亢奋假说、脑源性神经营养因子缺乏假说、免疫功能异常假说、炎症反应机制,以及细胞信号异常机制和细胞因子水平改变机制等[1]。

就现状来看,常用的抗抑郁药普遍存在效率低、起效慢、毒副作用大的缺点。基于最新研究结果及临床工作中传统抗抑郁药效果不佳的客观事实,抑郁症的研究不断得到深入,近年来细胞因子学说备受学者的青睐。现阶段针对细胞因子在抑郁症发病中的作用及其机制研究主要集中于包括肿瘤坏死因子(Tumor necrosis factor-α,TNF-α)、白细胞介素-1β(Interleukin-1β,IL-1β)、白细胞介素-6(Interleukin-6,IL-6)等的促炎细胞因子作用。随着研究的不断深入,越来越多的新分子、新机制不断被揭示[2]。

二、抑郁症的神经元损伤

有关抑郁症发病机制的假说较多,但大多数研究认为抑郁症属于多基因疾病,是与遗传因素有关的由环境因素共同导致的精神疾患,即在遗传因素基础上,以及环境因素的应激作用下,引起脑内边缘系统,尤其是海马体、前额叶皮层中的神经细胞凋亡与再生共轭平衡失调,损伤脑内特定部位,表现为神经元丢失,局部脑萎缩,机体HPA轴负反馈机制失调和单胺类(5-hydroxytryptamine,5-HT)等神经功能下降[3],进而诱导

---

[1] 王冬梅,张金铭,刘海斌,等.有氧运动和四叶参干预对糖尿病大鼠海马Cyt c和caspase-3的影响[J].泰山医学院学报,2019,40(5):325-327.

[2] 李翰.运动训练与白藜芦醇对糖尿病大鼠海马神经细胞超微结构及细胞凋亡的影响[C]//2015第十届全国体育科学大会论文报告会.杭州:第十届全国体育科学大会论文报告组委会,2015:541-542.

[3] 李则挚,张晨,方贻儒.细胞因子在抑郁症中的作用机制[J].中国神经精神疾病杂志,2013,39(2):115-119.

大脑局部神经元的可塑性下降，难以适应环境应激因素刺激，致使其认知功能和情绪的自我调控能力下降，并伴有免疫内分泌功能改变及其他神经功能异常等[1]。

有研究显示，大脑边缘系统功能异常可能是产生抑郁的主要原因，海马是边缘系统的重要组成部分，与情绪调节密切相关。海马的海马回主要由锥体细胞组成，海马的齿状回主要由颗粒细胞构成，为成年后的哺乳动物脑内少数具有增殖分化功能的神经干细胞的区域之一，可终生产生新的神经元。海马结构和功能损伤是抑郁症患者最常见的病理改变[2]。

1. 抑郁症海马形态结构的病理改变

夏军等[3]通过磁共振与磁共振波谱分析了抑郁症患者双侧海马的改变，发现其容积显著小于对照组，且伴随有N-乙酰基I-L-天门冬氨酸/肌酸复合物减少，提示抑郁症患者海马受损，神经元丧失或功能紊乱[4][5]。谢守付等[6][7]通过分析连续慢性应激性刺激进行抑郁造模的大鼠，发现其整个海马区域（包括

---

[1] Bedford T G, Tipton C M, Willson N C, et al. Maximum oxygen consumption of rats and its changes with various ex-perimental procedures [J]. Journal of Applied Physiology, 1979, 47 (6): 1278-1283.

[2] 申丰铭, 杨三娟, 张峥嵘, 等. 仙茅苷对学习无助抑郁模型小鼠海马细胞凋亡的作用及其机制研究 [J]. 安徽中医药大学学报, 2019, 38 (6): 38-43.

[3] 夏军, 雷益, 徐化剑, 等. 磁共振扩散张量成像在抑郁症疗效观察中的初步研究 [J]. 南方医科大学学报, 2007, 27 (12): 1905-1907.

[4] 郭纯, 蔡光先, 李东雅, 等. 百事乐胶囊对慢性应激抑郁大鼠海马MAP-2表达的影响 [J]. 湖南中医杂志, 2013, 29 (11): 121-124.

[5] 施学丽, 杜晓娜, 夏猛, 等. 对药酸枣仁-合欢花对抑郁模型大鼠海马CA3区细胞凋亡及caspase-12表达的影响 [J]. 神经解剖学杂志, 2019, 35 (2): 177-181.

[6] 谢守付, 马慧, 刘伟, 等. 抑郁症模型鼠海马神经元细胞凋亡的初步研究 [J]. 中国神经精神疾病杂志, 2004 (5): 342-345.

[7] 包玲, 胡晓华, 王宗琴, 等. 运动联合抗抑郁药物对大鼠海马细胞和BDNF/pERK信号通路的影响 [J]. 中国现代医学杂志, 2018, 28 (20): 14-19.

各亚区）神经元细胞凋亡增加，电镜下可看到海马各区神经元细胞核内染色质增多，边集核膜下、核膜增厚、锯齿化，并伴随有明显的断裂、核仁移位，核周间隙扩大，线粒体、高尔基体和粗面内质网等细胞器数目减少且产生形态结构改变，如线粒体嵴肿胀、消失和空泡化；高尔基体结构缺损，囊泡扩大；粗面内质网肿胀且附着的核糖体脱落等，部分细胞核膜和细胞膜断裂，出现胞浆空泡及固缩现象[1]。朱玉英等[2]通过对慢性应激造模的抑郁症大鼠的海马组织进行尼氏染色，结果发现抑郁症大鼠海马锥体细胞层变薄，细胞间隙增大，排列疏松，体积变小，细胞核萎缩，突起减少等，电镜下可观察到海马神经元减少，细胞核呈现皱缩改变，核膜凹凸不整且模糊不清，并伴随有局部断裂现象[3][4]。

2. 抑郁症患者的海马神经功能损伤

正常的海马组织可抑制HPA轴的活性，如电刺激海马可抑制应激诱导的皮质酮分泌，而损伤后的海马则使HPA轴对应激的敏感性增强，血中糖皮质激素异常升高[5]。HPA轴是一个直接作

---

[1] Andrews P W, Bharwani A, Lee K R, et al. Is serotonin an upper or a downer? The evolution of the serotonergic system and its role in depression and the antidepressant response [J]. Neuroscience and Biobehavioral Reviews, 2015, 51 (1): 164-188.

[2] 朱玉英, 纪荣静, 熊佩黎, 等. 抑郁症大鼠海马神经元凋亡率和自噬相关蛋白的改变 [J]. 中国组织化学与细胞化学杂志, 2013, 22 (6): 471-474.

[3] 邓祥敏, 朱星宇, 李光. 鼠尾草酸对慢性不可预见性应激模型大鼠抑郁样行为及杏仁核5-HT、5-HIAA和海马BDNF含量的影响 [J]. 现代中西医结合杂志, 2019, 28 (33): 3668-3671.

[4] 王雪琦, 路长林, 孙学军, 等. 侧脑室微量注射神经生长因子对实验性抑郁症大鼠抑郁行为和海马神经元损伤的影响 [J]. 中国行为医学科学, 2002, 11 (5): 481-484.

[5] 刘丽琴, 罗艳, 张瑞睿, 等. 人参皂苷对慢性应激抑郁模型大鼠行为学及HPA轴、BDNF的影响 [J]. 中国中药杂志, 2011, 36 (10): 1342-1347.

用和反馈互动的复杂集合,其结构由下丘脑(脑内的一个中空性漏斗状区域)、脑垂体(下丘脑下部的一个豌豆状结构)和肾上腺(肾脏上部的一个圆锥状器官)三者互动构成了HPA轴,其作为神经内分泌系统的重要组成,参与控制应激,调节许多身体活动,如免疫系统、消化系统、情绪和心情、性行为以及能量储存与消耗等[1]。海马体参与了应激过程中HPA轴的抑制性调节过程,促进HPA轴功能恢复至基础水平。

慢性应激性刺激导致的血液脑内高水平皮质酮引起海马糖皮质激素受体(glucocorticoid receptors,GRs)的表达与调控功能降低,致使海马神经不能完成正常情况下对HPA轴的负反馈抑制过程,HPA轴始终处于亢奋状态;同时,脑内海马体上的GRs表达水平异常升高,对应激反应非常敏感且易受损,高浓度的皮质酮诱导海马体的选择性损伤,造成HPA轴功能持久亢进,使脑内5-HT能神经传导功能下降[2]。

李(Lee)等[3][4]的研究也显示,慢性应激和抑郁状态下,脑内谷氨酸释放显著增加至堆积,可导致神经元兴奋性损伤[5]。还有研究显示,因慢性应激造成的皮质酮显著增加,也易

---

[1] 唐静.跑步锻炼和氟西汀对抑郁症模型小鼠海马内少突胶质细胞系的作用及其机制研究[D].重庆:重庆医科大学,2020.

[2] 蔡莉,李荣,吴清清,等.橙皮苷对慢性应激抑郁模型大鼠行为学及HPA轴的影响[J].中国中药杂志,2013,38(2):229-233.

[3] Lee S T, Chu K, Jung K Ⅱ, et al. miR-206 regulates brain-derived neurotrophic factor in Alzheimer disease mode [J]. Annals of Neurology, 2012, 72 (2): 269-277.

[4] 李文涛,刘长红,周晓华,等.下丘脑—垂体—肾上腺轴紊乱对脊髓损伤大鼠抑郁样行为的影响及其机制[J].吉林大学学报(医学版),2019,45(6):1395-1400.

[5] 肖仕和,刘仲海,陈晓光.舒肝颗粒对抑郁模型大鼠海马神经元凋亡、脑组织Caspase-3蛋白及外周血中细胞因子水平的影响[J].中国地方病防治杂志,2017,32(5):496-498.

诱导胞内钙离子（calcium，Ca^{2+}）超载，胞浆内的Ca^{2+}超载，又明显影响了线粒体的功能，使其产能减少和氧化增加，而线粒体是体内产生腺嘌呤核苷三磷酸（adenosine-triphosphate，ATP）的重要场所，尤其是在脑内是重要的功能器官[1][2]。Ca^{2+}超载影响线粒体产能减少的原因，一方面与TNF-α抑制线粒体复合体Ⅰ、复合体Ⅱ、复合体Ⅳ，降低脑源性神经营养因子水平，导致应激能力减退、细胞适应和生存能力减弱[3]；另一方面，还与糖原合酶-3的活性升高有关，糖原合酶-3的活性升高，抑制丙酮酸脱氢酶，导致丙酮酸不能转化为乙酰辅酶A，不能进行有氧代谢，同时，糖原合酶-3还可调节线粒体促凋亡蛋白（BCL2-Associated X，Bax）的位置，诱导神经凋亡，此外还与无机磷酸的降低、电子传递链的改变和脂质膜更新能力下降等有关[4]。氧化增加一方面与线粒体电子传递链上的复合体活性下降导致的电子脱落有关，由于电子脱落易形成超氧负离子（简称超氧，又称为臭氧，Ozone，O_3），进而产生脂质过氧化反应，诱发氧化细胞和促发细胞炎症，损伤细胞；另一方面，引起抗氧化系统减弱，使海马中的超氧化物歧化酶、过氧化氢酶、谷胱甘肽过氧化

---

[1] 屈红林, 谢军, 陈嘉勤, 等. 有氧运动通过TLR4/miR-223/NLRP3信号通路轴介导CUMS抑郁小鼠海马炎症反应[J]. 体育科学, 2019, 39（2）: 39-50.

[2] 杨建萍, 于运ცე, 徐楠, 等. 白黎芦醇对宫颈癌Hela细胞中人程序化死亡分子5蛋白、mRNA表达的影响[J]. 肿瘤基础与临床, 2018, 31（5）: 369-371.

[3] 屈红林, 谢军, 陈嘉勤, 等. 有氧运动激活BDNF/miR-195/Bcl-2信号通路抑制CUMS抑郁小鼠海马神经细胞凋亡[J]. 天津体育学院学报, 2018, 33（2）: 148-155.

[4] Willner P, Gruca P, Lason M, et al. Validation of chronic mild stress in the Wistar-Kyoto rat as an animal model of treatment-resistant depression. 2019, 30（2 and 3-Spec Issue）: 239-250.

物酶的基因下调[1][2]。即当胞浆Ca^{2+}浓度、高度增加时，线粒体内膜上Ca^{2+}超载[3][4]，导致线粒体内膜上的磷脂酶被激活，引起磷酸钙沉淀，损伤线粒体内膜[5]，导致电子传递链失耦联，抑制氧化磷酸化，减少脑内ATP的合成[6]，使神经传导功能下降，进而诱发抑郁倾向[7]。

第二节　抑郁炎症

炎症犹如一把双刃剑，一方面，维持机体稳态，保护机体免受损伤；另一方面，若炎症反应过度，可诱导损伤正常的组织器官，诱发损害性疾病[8][9]。近年来，炎症途径已被许多学者作

---

［1］Hauger R L, Helat S G, Edei E E. Ecreased corticotrophin-releasing factor receptor expression and adrenocorticotropic hormone responsiveness in anterior pituitarys cells of Wistar-Kyoto rats［J］. Journal of Neuroendocrinol, 2002, 14（2）: 126-134.

［2］QIN X Q, WANF W, WU H R, et al. PPARγ-mediated microglial activation phenotype is involved in depressive-like behaviors and neuroinflammation in stressed C57BL/6J and ob/ob mice［J］. Psychoneuroendocrinology, 2020, 117: 104674.

［3］张丽萍，武丽，张曼，等. 加味温胆汤对抑郁模型大鼠海马神经细胞内钙离子浓度的影响［J］. 中国实验方剂学杂志, 2013, 19（1）: 188-191.

［4］杨宾侠，张煜东，赵砚丽，等. 线粒体Ca^{2+}超载与缺血性脑损伤［J］. 国际麻醉学与复苏杂志, 2006, 27（6）: 365-368.

［5］吴彬彬，董张雷，连庆泉. 线粒体功能障碍与阿尔茨海默病［J］. 温州医科大学学报, 2014, 44（7）: 543-548.

［6］白宝宝，陶谦民，夏强. 糖原合成酶激酶-3β与心血管疾病［J］. 国际心血管病杂志, 2010, 37（1）: 24-26.

［7］屈红林，刘瑞莲，陈嘉勤，等. 基于基因测序的有氧运动介导CUMS抑郁小鼠作用机制研究［J］. 天津体育学院学报, 2023, 38（3）: 361-366.

［8］王晓龙，张惠云. 谷氨酸及其受体在抑郁症病机和治疗中的作用研究进展［J］. 医学研究杂志, 2013, 42（9）: 13-16.

［9］苏文君，曹志永，蒋春雷. 抑郁症的炎症机制及诊疗新策略［J］. 生理学报, 2017, 69（5）: 715-722.

为慢性疾病发生与发展的关键分子基础，其中炎症诱发的抑郁症便是其中的病理改变之一[1][2][3]。史密斯（Smith）[4]最早于1991年提出，炎症可能参与抑郁症病理过程，随后这一假说陆续得到大量研究结果的支持，如诺伯特（Norbert）等[5]在抑郁症患者血液和脑脊液中发现炎症生物标志物和前炎症因子水平显著升高，且前炎症因子还会引起5-HT水平的改变，参与抑郁症的HPA轴功能亢进[6]，一些研究也发现可通过炎症因子水平的表达预测抑郁症的临床病程，且抑郁症与炎症介导的疾病共患病率显著升高等[7][8]。因此，抑郁症的炎症假说认为，应激刺激引发的炎症过程，使5-HT系统和HPA轴的正常生理功能发生异

---

[1] Rand S E, Stephanie E L, Paula D G, et al. Selective activation of estrogen receptors α and β: Implications for depressive-like phenotypes in female mice exposed to chronic unpredictable stress [J]. Hormones and Behavior, 2020, 119: 104651.

[2] 周丹. 预知子提取物对抑郁症大鼠海马神经可塑性相关蛋白BDNF/CREB/Bcl-2的影响研究 [J]. 药物生物技术, 2018, 26（2）: 110-113.

[3] Perini G F, Ribeiro G N, Pinto N J, et al. Bcl-2 as therapeutic target for hematological malignancies [J]. Journal of Hematology & Oncology, 2018, 11（1）: 65.

[4] Smith R S. The immune system is a key factor in the etiology of psychosocial disease [J]. Med Hypotheses, 1991, 34（1）: 49-57.

[5] Norbert M, Aye M M, Markus J S. Inflammatory biomarkers and depression [J]. Neurotoxicity Research, 2011, 19（2）: 308-318.

[6] 祝善尧, 葛伟, 张欢, 等. 老年急性缺血性脑卒中后抑郁患者睡眠障碍现状及与血清IL-1、IL-2、5-HT和Hypocretin的相关性 [J]. 中国老年学杂志, 2020, 40（3）: 475-480.

[7] Chhibber A, Woody S K, Karim R M, et al. Estrogen receptor β deficiency impairs BDNF-5-HT$_{2A}$ signaling in the hippocampus of female brain: a possible mechanism for menopausal depression [J]. Psychoneuroendocrinology, 2017, 82: 107-116.

[8] Choudhary G S, Alharbi S, Almasan A. Caspase-3 activation is a critical determinant of genotoxic stress induced apoptosis [J]. Methods in Molecular Biology, 2008, 1219（414）: 1-9.

常改变，最终导致抑郁症的发生。最新的研究提示，外周炎症能够显著提高Toll样受体通路中基因的转录水平，诱导海马线粒体功能异常[1]。杜林（Doolin）等[2]的研究发现重度抑郁症患者的HPA轴与炎症系统的失调存在高度一致性[3][4]，尤其是IL-1β mRNA与早晨皮质醇水平之间存在负相关，可见HPA轴与免疫系统失调可能是相互关联的[5][6]。

第三节　抑郁症的诊断与治疗

一、抑郁症的诊断

当前最先进的抑郁症脑部诊断技术，莫过于脑功能检测技术（super EEG technology，SET），该技术可检测出患者

---

[1] 杨庄青，刘德权，陈德滇，等. 乳腺癌组织中PARP-1及Caspase-3的表达水平及意义[J]. 中国老年学杂志，2015，35（7）：1861-1862.

[2] Doolin K, Farrell C, Tozzi L, et al. Diurnal hypothalamic-pituitary adrenal zxis measures and inflammatory marker correlates in major depressive disorder [J]. International Journal of Molecular Sciences, 2017, 18 (10): 2226.

[3] Leszek R, Dariusz P, Krystyna P, et al. Immune suppression of IgG response against dairy proteins in major depression [J]. BMC Psychiatry, 2017, 17 (1): 268.

[4] Sairanen T, Szepesi R, Karjalainen L M L, et al. Neuronal caspase-3 and PARP-1 correlate differentially with apoptosis and necrosis in ischemic human stroke [J]. Acta Neuropathologica, 2009, 118 (4): 541-552.

[5] 曾远朋，李长清，胡常林. 脑电超慢涨落图的正常参考值[J]. 现代医药卫生，2004，20（15）：1522-1523.

[6] Liu Y, Roger C M H, Anselm M. Interleukin-6（IL-6），tumour necrosis factor alpha（TNF-α）and soluble interleukin-2 receptors（sIL-2R）are elevated in patients with major depressive disorder: a meta-analysis and meta-regression [J]. Journal of Affective Disorders, 2012, 139 (3): 230-239.

脑中神经递质分布变化,如对其进行脑电慢涨落分析系统(encephalofluctuograph technology,ET)[1],由仪器自动给出患者脑内各种神经递质以及血液中的多巴胺(Dopamine,DA)、去甲肾上腺素(Norepinephrine,NE或NA)、5-羟色胺(5-hydroxytryptamine,5-HT)、羟自由基、γ-羟基丁酸(4-hydroxybutyric acid,GHB)等的活动[2],并可绘制抑郁症患者的脑功能客观图谱[3],因此,采用此方法不但能检测出神经递质的活动情况,了解脑功能指数中的运动指数、兴奋抑制指数、血管舒缩指数的变化等,还可以分析脑及血液中神经递质各证型特异性区别,为抑郁症的辨证分型诊断提供客观依据[4][5]。

随着科技发展和抑郁症发病机制的深入研究,一些影像学和理化检测指标,如脑组织结构异常、神经生化代谢异常与细微结构改变的判定,以及血液、尿液代谢产物的改变等与抑郁症的发生及发展密切相关[6][7],尤其是近年来的影像学诊断、基因芯

[1] 杨小军.脑电超慢涨落图检查对预测癫痫药物控制敏感性的价值[J].河北医学,2016,22(3):448-450.

[2] Rajeev K,Jonathan C. Depression:an inflammatory illness?[J]. Journal of Neurology,Neurosurgery and Psychiatry,2012,83(5):495-502.

[3] Michael M. Evidence for an immune response in major depression:a review and hypothesis[J]. Progress in Neuropsychophannacology & Biological Psychiatry,1995,19(1):11-38.

[4] Frederick R W. A critical review of the mechanism of action for the selective serotonin reuptake inhibitors:do these drugs possess anti-inflammatory properties and how relevant is this in the treatment of depression?[J]. Neuropharmacology,2013,67:304-317.

[5] 王睿,费洪新,王琪,等.补阳还五汤对慢性不可预见性温和应激抑郁模型小鼠行为及脑海马CA3区病理形态学影响[J].中国实验方剂学杂志,2017,23(1):158-162.

[6] 金京南,李跃华,相田园.抑郁症中医辨证特点S-ET分析的临床研究[J].中国实验方剂学杂志,2010,16(8):215-218.

[7] 张培浩,孙孟菲,徐一达,等.帕金森病模型小鼠海马神经炎症、凋亡及自噬蛋白的表达研究[J].延安大学学报(医学科学版),2018,16(4):1-5;9.

片和基因测序诊断技术、基因甲基化诊断方法与代谢组学诊断方法的应用等[1]，为抑郁症的诊断提供了科学依据和量化判定的方法[2][3][4]。

二、抑郁症的治疗

临床治疗抑郁障碍的主要方法有药物治疗、物理治疗等。

1. 药物治疗

虽然抑郁症的新型药物研发已经有30余年的时间，但国内尚缺乏自主研发的抗抑郁药[5]。虽然近些年来的几项自主研发的中成药用于抑郁焦虑症状的治疗，但还难以成为一线治疗的首选，其有效性也有待验证[6][7][8]。国内的抗抑郁药物临床研

---

[1] Raedler T J. Inflammatory mechanisms in major depressive disorder [J]. Current Opinion Psychiatry, 2011, 24 (6): 519-525.

[2] 王康恒, 王毅. 基于mTOR/ULK1/ATG13通路探讨绞股蓝总苷对抑郁症大鼠海马神经元过度自噬的保护作用 [J]. 蚌埠医学院学报, 2023, 48 (10): 1333-1338; 1345.

[3] 黄静, 李永, 何鑫, 等. DAPT对慢性社会挫败应激诱导小鼠抑郁样行为的作用及机制 [J]. 中国药理学通报, 2023, 39 (10): 1921-1928.

[4] 王海涛, 吕翠平, 赵毓芳, 等. 抑郁模型大鼠杏仁核神经元凋亡及Bax/Bcl-2的变化 [J]. 神经解剖学杂志, 2010, 26 (4): 415-418.

[5] Haj-Mirzaian A, Amiri S, Amini-khoei H, et al. Anxiety- and depressive-like behaviors are associated with altered hippocampal energy and inflammatory status in a mouse model of Crohn's disease [J]. Neuroscience, 2017, s0306-4522 (17): 30751-30760.

[6] 刘瑞莲, 屈红林, 陈伊琳, 等. 有氧运动诱导Bcl-2-caspase-3/PARP信号通路干预CUMS抑郁小鼠海马神经细胞凋亡的机制研究 [J]. 天津体育学院学报, 2021, 36 (5): 548-553.

[7] Lu Y, Ho C S, Liu X, et al. Chronic administration of fluoxetine and pro-inflammatory cytokine change in a rat model of depression [J]. Plos One, 2017, 12 (10): 1-14.

[8] Hedayati S S, Gregg L P, Carmody T, et al. Effect of Sertraline on Depressive Symptoms in Patients with Chronic Kidney Disease without Dialysis Dependence: The CAST Randomized Clinical Trial [J]. JAMA Pediatrics, 2017, 3 (10): 17311.

究大多是新药注册试验和观察研究,尤其是在探讨药物的具体使用策略以及针对不同亚型抑郁人群的治疗[1][2],如"难治性抑郁障碍优化治疗方案研究"就是由国家"十五"科技攻关资助课题,由6家医疗机构联合开展科学研究;再如"十一五"期间,由北京安定医院牵头开展的"抑郁障碍早期诊断方法和标准化综合治疗模式"研究等[3]。当前所采用的抗抑郁药主要是针对治疗期各种抑郁症状的药物,能有效缓解抑郁心境及伴随的焦虑、紧张和躯体症状[4]。同时也包括一些新型抗抑郁药物,如选择性5-HT再摄取抑制剂,像氟西汀、帕罗西汀、氟伏沙明、舍曲林、西酞普兰等,选择性5-HT和去甲肾上腺素(Noradrenaline,NE)再摄取阻滞剂[5],如文拉法辛、度洛西汀,NE能和特异

---

[1] Yoshimura R, Katsuki A, Atake K, et al. Influence of fluvoxamine on plasma interleukin-6 or clinical improvement in patients with major depressive disorder [J]. Neuropsychiatric Disease and Treatment, 2017, 14(13): 437-441.

[2] Woo Y S, Mclntyre R S, Kim J B, et al. Paroxetine versus venlafaxine and escitalopram in Korean patients with major depressive disorder: A randomized, rater-blinded, six-week study [J]. Clinical Psycho pharmacology and Neuroscience, 2017, 15(4): 391-401.

[3] Hosseini S H, Rafiei A, Gaemian A, et al. Comparison of the effects of religious cognitive behavioral therapy (RCBT), cognitive behavioral therapy (CBT), and sertraline on depression and anxiety in patients after coronary artery bypass graft surgery: Study protocol for a randomized controlled trial [J]. Iranian ournal of Psychiatry and Behavioral Sciences, 2017, 12(3): 206-213.

[4] Steiner A J, Recacho J, Vanle B, et al. Quality of life, functioning, and depressive symptom severity in older adults with major depressive disorder treated with citalopram in the STAR*D study [J]. Journal of Clinical Psychiatry, 2017, 78(7): 897-903.

[5] Licht R, Kassow P. Venlafaxin for the treatment of psychotic depression [J]. European Psychiatry the Journal of the Association of European Psychiatrists, 1998, 13(5): 276-277.

性5-HT能再摄取抑制剂，如米氮平、贯叶连翘类植物提取物等[1][2]。药物治疗除了考虑疗效外，最大的问题就是药物带给机体的副作用，此外，由于抑郁症患者缺乏对自身症状的自知力，往往拒绝服药，也是影响其治疗效果的一个重要方面[3]。总体来说，绝大多数抗抑郁药仍是围绕单胺类递质研发，虽然取得了一定的疗效，但总体疗效不尽如人意。

2. 物理疗法

综合以往研究成果报道，目前被用于抑郁症治疗的物理疗法主要包括电抽搐（electroconvulsive therapy，ECT）或改良电抽搐治疗（modified electroconvulsive therapy，MECT）[4][5]、经颅磁刺激（transcranial magnetic stimulation，TMS）[6][7]，以

---

[1] Novick D, Montgomery W, Haro J M, et al. Functioning in patients with major depression treated with duloxetine or a selective serotonin reuptake inhibitor in East Asia [J]. Neuropsychiatric Disease and Treatment, 2016, 23 (12): 383-392.

[2] 朱满莲, 卢舜飞. 米氮平与博乐欣治疗老年抑郁症患者的对照研究 [C]//浙江省医师协会精神科医师分会成立大会暨2008年浙江省精神病学学术年会. 杭州, 2008: 112-114.

[3] Galeotti N. Hypericum perforatum (St John's wort) beyond depression: A therapeutic perspective for pain conditions [J]. Journal of Ethnopharmacology. 2017, 200 (22): 136-146.

[4] 魏强. 抑郁症电抽搐治疗的静息态功能磁共振成像研究 [D]. 合肥: 安徽医科大学, 2015.

[5] 张春平, 黄雄, 何红波, 等. 抑郁症患者改良性电抽搐治疗的疗效与色氨酸羟化酶2基因多态性的关系 [J]. 实用医学杂志, 2013, 29 (19): 3183-3185.

[6] 马金芳, 平军辉, 陈永新, 等. 重复经颅磁刺激联合抗抑郁药对首发抑郁症患者早期疗效及认知功能的影响 [J]. 保健医学研究与实践, 2021, 18 (5): 76-79.

[7] 戴立磊, 邹韶红, 胡曼娜, 等. 重复经颅磁刺激治疗抑郁症及对自杀风险影响的研究进展 [J]. 国际精神病学杂志, 2015, 42 (1): 132-135.

及TMS治疗仪[1]、光照治疗[2]、脑神经调控技术如迷走神经刺激术（vagus nerve stimulation，VNS）和深部脑刺激（deep brain stimulation，DBS）等。其中，光照治疗作为一种新兴治疗手段，国外主要是针对季节性抑郁障碍的使用较多，但国内光疗缺乏系统化、规模化的大样本随机对照研究，多作为辅助治疗的手段，治疗对象多为轻中度的抑郁患者[3]。而脑神经调控技术尚处于试验性治疗阶段，而且由于采取的侵入式操作可能会带来不良反应。从目前的研究报道来看，也仅限于个案报道。

在临床药物治疗和物理疗法效果不十分明显的情况下，改变现有的陈旧治疗模式，被视为提升治疗有效性的重要手段之一，抑郁症患者的量化治疗应运而生。北京安定医院抑郁症治疗中心首先引进16项抑郁症状快速评定量表（Quick Inventory of Depressive Symptomatology-Self-Report，QIDS-16）等评估工具，提出了基于抑郁症评估治疗的新理念，并先后开展"抑郁症的早期治疗和综合干预研究""抑郁症全程量化治疗的随机对照研究""情感障碍复发及自杀风险预警技术和自我管理体系研究"等各项实证性研究，在我国人群中验证了抑郁障碍量化治疗的效果及安全性。

[1] Peng Z W, Xue F, Zhou C H, et al. Repetitive transcranial magnetic stimulation inhibits Sirt1/MAO-A signaling in the prefrontal cortex in a rat model of depression and cortex-derived astrocytes [J]. Molecular and Cellular Biochemistry, 2017, (42): 59-72.
[2] 李文晶. 不同光照对CUMS抑郁模型雌性大鼠神经系统的影响及其机制研究 [D]. 重庆：重庆医科大学, 2015.
[3] 程明, 湛益华, 张宏耕. 光照疗法对抑郁症治疗作用的临床研究 [J]. 现代诊断与治疗, 2013, 24 (16): 3608-3610.

第四节　运动抗抑郁研究现状

运动是良医[1]。运动对慢性疾病的重要作用已经引起各界的重视。联合国与WHO、美国运动医学学会（American College of Sports Medicine，ACSM）、泛美卫生组织、美国疾病预防控制中心（Centers for Disease Control and Prevention，CDC）等机构联合体育科学、预防医学和康复医学等多学科共同推进慢性疾病运动干预，切实加强运动干预慢性疾病的机制研究[2]。首先，表现在运动治疗具有压倒性的低成本和低负担，其次，体现在运动治疗与预防慢性疾病的作用已被证实，适宜的运动方式和运动量是获得最大运动收益的保证[3][4]。

运动被学者称为保护大脑的"清道夫"，意在运动一方面促进人体血液循环系统的运输和清除能力，加大对脏器血管的清洗作用[5]；另一方面，运动能促使骨骼肌释放有效蛋白因子，如胰岛素样生长因子（insulin-like growth factor，IGF）等，抑制有

---

[1] Sallis R E. Exercise is medicine and physicians nned to prescribe it! [J]. British Journal of Sports Medicine, 2009, 43 (1): 3-4.

[2] 王学廉, 李楠, 耿宁, 等. 脑深部电刺激术治疗难治性抑郁症2例 [J]. 中国神经精神疾病杂志, 2013, 39 (11): 678-680.

[3] 刘艳荣. 百会穴针刺加穴位注射治疗脑梗死后抑郁症的量化研究 [D]. 广州: 广州中医药大学, 2008.

[4] 闫龑. 新版抑郁症治疗指南倡导量化治疗 [N]. 健康报, 2015-08-24 (2).

[5] Liu M, Wang Y Y, Zhao J, et al. The psychometric properties of the quick inventory of depressive symptomatology-self-report (QIDS-SR) in patients with HBV-related liver disease [J]. Shanghai Archives of Psychiatry, 2017, 29 (1): 15-20.

害因子的产生,如促炎因子IL-6等[1],并通过血液循环运输至脏器,促进脏器相关因子的表达,以及降低有害因子对脏器的损害[2][3]。此外,运动可通过骨骼肌及相关脏器的代谢产物发挥运动与脏器之间的Crosstalk作用,有效地促进骨骼肌及脏器往血液中排放相关因子,增加对各远近端脏器的保护作用[4]。

一、运动抗抑郁的神经生物学机制研究

较多的研究结果已经显示运动对抑郁有着积极的作用,其效果不亚于心理干预和药物治疗,有时更为显著[5][6]。适当的运动不仅无副作用,还可降低心血管疾病和糖尿病等重大慢性疾病的发病率。自戈登(Gordon)等[7]研究运动对动物大脑神经递

[1] 郭彤,胡昌清,丰雷,等.基于患者自评的治疗在抑郁症治疗中的有效性研究[C].//中华医学会第十一次全国精神医学学术会议暨第三届亚洲神经精神药理学术会议,2013,9:158.

[2] 王正珍,周誉.运动、体力活动与慢性疾病预防[J].武汉体育学院学报,2013,47(11):69-75.

[3] Dent J R, Martins V F, Svensson K, et al. Muscle-specific knockout of general control of amino acid synthesis 5 (GCN5) does not enhance basal or endurance exercise-induced mitochondrial adaptation [J]. Molecular Metabolism, 2017, 8788 (17): 30696-30698.

[4] 张瑞星,李丽,Michel Probst,等.精神运动统合治疗在精神康复中的应用与研究进展[J].中国全科医学,2017,20(20):2539-2542.

[5] 郭娴.中年人运动中心血管风险预警及运动改善风险和心肺耐力的效果研究[D].北京:北京体育大学,2016:22-23.

[6] Blumenthal J A, Sherwood A, Babyak M A, et al. Exercise and pharmacological treatment of depressive symptoms in patients with coronary heart disease: results from the UPBEAT (understanding the prognostic benefits of exercise and antidepressant therapy) study [J]. Journal of the American College of Cardiology, 2012 (60): 1053-1063.

[7] Gordon R, Spector S, Sjoerdsma A, et al. Increased synthesis of norepinephrine and epinephrine in the intact rat during exerscise and exposure to cold [J]. Journal of Pharmacology and Experimental Therapeutics, 1966 (153): 440-447.

质的影响开始,很多学者针对抑郁症的单胺类假说和受体假说,开展了广泛的研究,如波尔顿(Poulton)等[1]的动物研究结果表明,运动可调节包括5-HT、DA、NE、γ-氨基丁酸和谷氨酸等在内的多种神经递质[2],进而起到抗抑郁的积极作用[3][4]。运动可使包括脑源性神经营养因子(Brain-derived neurotrophic factor,BDNF)在内的神经营养因子的表达增加,并诱导成年海马神经发生,其中BDNF可能是对运动调控的最为敏感指标[5]。Russo-Neustade等[6]在运动干预实验动物的BDNF mRNA表达的结果验证了这一假说。郑(Zheng)等[7]的研究也显示,运动可通过增加海马BDNF水平逆转CUMS诱导的抑郁性行为。埃里克森(Erickson)等[8]针对老年

[1] Poulton N P, Muir G D. Treadmill training ameliorates dopamine loss but not behavioral deficits in hemi-parkinsonian rats [J]. Experimental Neurol, 2005, 193(1): 181-197.

[2] Blomstrand E, Perrett D, Parry-Billings M, et al. Effect of sustained exercise on plasa amino acid concentrations and on 5-hydroxytryptamine metabolism in six different brain regions in the rat [J]. Acta Physiologica Scandinavica, 1989 (136): 473-381.

[3] Chaouloff F. Physical exercise and brain Monoamines: A review [J]. Acta Physiologica, 1989, (137): 1-13.

[4] Hill L E, Droste S K, Nutt D J, et al. Voluntary exercise alters GABA (A) receptor subunit and glutamic acid decarboxylase-67 gene expression in the rat forebrain [J]. Journal of Phychopharmacology, 2010 (24): 745-756.

[5] Bland S T, Gonzales R A, Schallert T. Movement-related glutamate levels in rat hippocampus, striatum, and sensorimotor cortex [J]. Neuroscience Letters, 1999 (277): 119-122.

[6] Russo-Neustade AA, Alejandre H, Garcia C, et al. Hippocampal brain-derived neurotrophic factor expression following treatment with reboxetine, citalopram, and physical exercise [J]. Neuropsychopharmacol, 2004 (29): 2189-2199.

[7] Zheng H, Liu Y, Li W, et al. Beneficial effects of exercise and its molecular mechanisms on depression in rats [J]. Behavioural Brain Research, 2006 (168): 47-55.

[8] Erickson K I, Voss M W, Prakash R S, et al. Exercise training increase size of hippocampus and improves memory [J]. Proceedings of the National Academy of Sciences of the Uniter States of America, 2011 (108): 3017-3022.

人的有氧运动干预研究发现，有氧运动能增加老年人海马体积，这一海马体积的增加与运动诱发的血清BDNF水平的升高呈正相关。新近研究发现，除BDNF外的其他神经营养因子也与运动抗抑郁的机制研究有所关联，如木内秀信（Kiuchi）等[1]发现运动可通过血管内皮生长因子（vascular endothelial growth factor，VEGF）的信号通路促进海马神经发生发挥抗抑郁作用；迪曼·杜玛纳（Duman）等[2]发现胰岛素样生长因子（insulin-like growth factors-1，IGF-1）在运动抗抑郁的过程中发挥作用。

神经内分泌系统功能异常在抑郁症的发生过程中起到重要的作用，HPA就是其中一个重要的内分泌轴，而且糖皮质激素（glucocorticoid，GC）和促肾上腺皮质激素释放激素（corticotropin releasing hormone，CRH）就是该系统的两个关键基础物质[3]。刘（Liu）等[4]的研究发现，游泳运动可通过降低HPA轴功能，缓解胚胎期接触GC诱发的大鼠抑郁行为。卡兰德里亚（Karandrea）等[5]发现运动可下调海马GR mRNA的表达，而上调下丘脑GR mRNA的表达。此外，运动还可以逆转慢

---

[1] Kiuchi T, Lee H, Mikami T. Regular exercise cures depression-like behavior via VEGF-FLK-1 signaling in chronically stressed mice [J]. Neuroscience, 2012 (207): 208-217.

[2] Duman C H, Schlesinger L, Terwilliger R, et al. Peripheral insulin-like growth factor-1 produced antidepressant-like behavior and contributes to the effect of exercise [J]. Behavioural Brain Research, 2009 (198): 366-371.

[3] 吴丽敏. 大鼠抑郁症模型中糖皮质激素、促肾上腺皮质激素释放激素作用的研究 [D]. 合肥：中国科学技术大学, 2007.

[4] Liu W, Zhou C. Corticosterone reduces brain mitochondrial function and expression of mitofusin, BDNF in depression-like rodents regardless of exercise preconditioning [J]. Psychoneurendocrino, 2012 (37): 1057-1070.

[5] Karandrea D, Kittas C, Kitraki E. Forced swimming deferentially effects male and female brain corticosteroid receptors [J]. Neuroendocrinology, 2002 (75): 217-226.

性应激所致的大鼠皮质酮升高与GR降低，诱导HPA轴对应激的适应，进而起到抗抑郁作用。

运动还可以通过调节机体免疫系统功能的变化，起到抗抑郁作用。科胡特（Kohut）等[1]研究结果显示，运动可通过降低促炎因子IL-6和IL-18、C反应蛋白和TNF-α进而发挥抗抑郁作用。因此，运动可通过细胞和体液免疫，降低炎症反应和氧化应激，进而对抗抑郁症进程。

二、运动诱导骨骼肌PGC-1α与抗抑郁作用研究

里拉（Lira）[2]指出，骨骼肌中的过氧化物酶体增殖活化受体γ（peroxisome proliferators-activated receptor-γ，PPARγ）辅激活因子1α（Peroxisome Proliferator-activated Receptor-γ Coactivator-1α，PGC-1α）是一种运动敏感性基因，在运动中被强烈激活，同时，运动不仅可提高PGC-1α的表达，还可通过多条信号通路调节其活性。周伟等提出，运动可诱导骨骼肌活性氧（reactive oxygen species，ROS）生成增多，通过腺苷酸活化蛋白激酶（AMP-activated protein kinase，AMPK）、p38MAPK等相关途径激活PGC-1α，骨骼肌的运动刺激诱导肌浆网（尤其是终末池）释放Ca^{2+}，进一步激活钙调素依赖性钙调磷酸酶和钙调素依赖性蛋白激酶，促进PGC-1α的表达[3]。运动诱导骨骼

---

[1] Kohut M L, McCann D A, Russell D W, et al. Aerobic exercise, but not flexibility/resistance exercise, reduces serum IL-18, CRP, and IL-6 independent of beta-bloc-kers, BMI, and psychosocial factors in older adults [J]. Brain Behavior & Immunity, 2006 (20): 201-209.

[2] Lira V A, Benton C R, Yan Z, et al. PGC-1alpha regulation by exercise training and its influences on muscle function and insulin sensitivity [J]. American Journal of Physiology-Endocrinology and Metabolism, 2010, 299 (2): 145-161.

[3] Handschin C, Spiegelman B M. The role of exercise and PGC-1α in inflammation and chronic disease [J]. Nature, 2008, 454 (7203): 463-469.

肌PGC-1α介导抗抑郁的途径可能与运动的抗炎以及相关通路的表达等有关[1][2]。关欣[3]的研究显示，PGC-1α不但对线粒体的生物发生及代谢过程起重要作用，同时可通过调节NF-κB信号通路抑制胶质细胞的激活与增殖，进而抑制炎症反应的过程，起到对神经细胞的保护作用。

运动抗抑郁的作用效果是否与运动诱导骨骼肌分泌PGC-1α并促进脑的适应，进而发挥其作用？运动抗抑郁的作用机制是否与抑郁症患者的脑组织间建立起Crosstalk路径？进行Crosstalk的因子都有哪些？其因子在中间如何进行Crosstalk及其作用机制何在？这都是亟待解决的问题。

三、运动干预骨骼肌的作用研究

骨骼肌作为机体重要的运动器官，更是能量代谢的重要场所。运动可驯化其能量代谢，使其产生适应性调节的同时，也调控细胞分子信号传导。已经被证实的关键信号分子及其介导的信号调控作用机制，在运动干预骨骼肌稳态中起到不可或缺的重要作用。如康斯坦丁（Constantin）等[4]从骨骼肌能量代

---

[1] Agudelo L Z, Femenia T, Orhan F, et al. Skeletal muscle PGC-1alphal modulates kynurenine metabolism and mediates resilience to stress-induced depression [J]. Cell, 2014, 159（1）: 33-45.

[2] Bostrom P, Wu J, Jedrychowski M P, et al. A PGC-1alpha dependent myokine that drives brown-fat-like development of white fat and thermogenesis [J]. Nature, 2012, 481（7382）: 463-468.

[3] 关欣. 抑制PGC-1α的表达对PD模型小鼠炎症反应的影响 [D]. 石家庄：河北师范大学, 2017: 3.

[4] Constantin T D, Constantin D, Stephens T, et al. The role of FOXO and PPAR transcription factors in diet-mediated inhibition of PDC activation and carbohydrate oxidation during exercise in humans and the role of pharmacological activation of PDC in overriding these changes [J]. Diabetes, 2012, 61（5）: 1017-1024.

谢网络机制方面，探究了急慢性运动可促进骨骼肌AMPK的表达，且表达丰度与运动强度呈正相关。菲拉罗（Ferraro）等[1]的研究显示，哺乳动物雷帕霉素靶蛋白（mammalian target of rapamycin，mTOR）对能量状态极为敏感，可整合能量、生长因子、激素与运动等多种应激信号刺激，在骨骼肌能量代谢中发挥中心调控作用。法伊夫·芬（Fyfe）与卡梅拉（Camera）的研究结果提示，耐力运动可通过骨骼肌LKB1（又名STKⅡ，serine/threonine protein kinase 11）/AMPK/mTOR信号通路，首先是活化的AMPK磷酸化激活结节性硬化蛋白2（tuberous sclerosis complex 2，TSC2），并促进TSC1/2复合物，进而减弱脑Ras同源蛋白（recombinant human，Rheb）活性，抑制mTOR，激活细胞自噬通路，抑制蛋白质合成，开启能量代谢途径，维持肌细胞ATP水平[2][3]。但在运动恢复期，蛋白质磷酸化水平的提高可促进葡萄糖运输和糖原合成。核转录辅激活因子PGC-1α作为能量代谢途径中的多种转录因子的共激活因子，存在于骨骼肌、褐色脂肪、心肌、脑、肝、肾等组织，其表达具有组织特异性，在能量代谢中起重要作用[4]。PGC-1α不仅参与运动引起的骨骼肌核基因编码的线粒体蛋白表达，还可使肌纤维类型从糖酵解型

---

[1] Ferraro E, Giammarioli A M, Chiandotto S, et al. Exercise-induced skeletal muscle remodeling and metabolic adaptation: redox signaling and role of autophagy [J]. Antioxidants & Redox Signaling, 2014, 21（1）: 154-176.

[2] Fyfe J J, Bishop D J, Stepto N K. Interference between concurrent resistance and endurance exercise: Molecular bases and the role of individual training variables [J]. Sports Medicine, 2014, 44（6）: 743-762.

[3] Camera D M, Edge J, Short M J, et al. Early time course of Akt phosphorylation after endurance and resistance exercise [J]. Medicine & Science in Sports & Exercise, 2010, 42（10）: 1843-1852.

[4] Liang H, Ward W F. PGC-1 alpha: A key regulator of energy metabolism [J]. Advances in Physiology Education, 2006, 30（4）: 145-151.

的快肌纤维转化为高氧化型的慢肌纤维,提高其收缩蛋白比例,增强机体的耐力水平和抗疲劳能力[1][2]。陈飞渡等[3]的研究发现,有氧运动刺激诱导PGC-1α促进青年大鼠比目鱼肌纤维从Ⅱ型向Ⅰ型转化,而中青年或中年大鼠比目鱼肌纤维转化方向相反,且中青年比目鱼肌Ⅰ型肌纤维密度的改变与PGC-1α蛋白表达呈正相关,这与张盼盼等[4]的研究报道相类似。其他研究已经证实PGC-1α可通过抑制ROS的氧化应激损伤及NF-κB表达两条途径抑制炎症,参与调节向心运动中骨骼肌IL-6的抗炎效应[5]。

苏瓦(Suwa)等[6]发现能量限制、急慢性运动均可增加骨骼肌能量消耗,ATP/ADP比值下降,AMPK被激活,通过调节NAD+/NADH比率,激活沉寂信息调节因子(Sirtuin1,SIRT1),改善骨骼肌能量代谢。有氧运动可增强其SIRT1的表达,使已糖激酶、线粒体酶活性及葡萄糖转运蛋白4(glucose transporter 4,GLUT4)含量增加,体现其在骨骼肌能量代谢中的重要作用。同样,中等强度运动可使骨骼肌SIRT1活性增强,

---

[1] Handschin C, Spiegelman B M. PGC-1 coactivators and the regulation of skeletal muscle fiber-type determination [J]. Cell Metabolism, 2011, 13(4): 351-352.

[2] 于亮,张鹏,陈晓萍,等.一次大强度耐力运动对小鼠骨骼肌PGC-1α表达及调控的影响[J].北京体育大学学报,2013,36(2):43-47.

[3] 陈飞渡,熊萍,汤长发,等.PGC-1α对有氧运动诱导增龄性大鼠骨骼肌纤维转化的调控作用与机理[J].武汉体育学院学报,2016,50(6):70-77;83.

[4] 张盼盼,郑宁,张翠,等.有氧运动对12月龄大鼠腓肠肌PGC-1α/Sirt3的影响[J].中国运动医学杂志,2016,35(11):1021-1024.

[5] 宋超,张竞文,薄海,等.PGC-1α参与调节向心运动中骨骼肌白介素6的抗炎效应[J].中国运动医学杂志,2015,34(4):329-333.

[6] Suwa M, Nakano H, Radak Z, et al. Endurance exercise increases the SIRT1 and peroxisome proliferator-activated receptor gamma coactivator-1 alpha protein expressions in rat skeletal muscle [J]. Metabo, 2008, 57(7): 986-998.

通过去乙酰化激活PGC-1α，改善因衰老导致的线粒体生物发生，增强其氧化能力，促进蛋白质量的控制，增强线粒体有氧呼吸。此外，SIRT1还可去乙酰化激活骨骼肌PGC-1α、p53、叉头框蛋白O1（Forkhead box O1，FoxO1）等转录因子，促进线粒体生物发生，增强线粒体氧化磷酸化和脂肪酸氧化相关基因表达，提高其有氧代谢的运动适应能力[1]。马奥尼（Mahoney）等[2]的研究显示，高强度运动可使骨骼肌FoxO1基因表达增加，被激活的FoxO1又抑制骨骼肌葡萄糖代谢，进而影响能量代谢的稳态。相反，运动或能量不足又使FoxO1转录激活骨骼肌PDK4的记忆表达，降低丙酮酸脱氢酶（pyruvate dehydrogenase，PDH）活性，抑制丙酮酸向乙酰辅酶A（acetoacetyl coenzyme A，acetoacetyl-CoA）的转化，降低葡萄糖的利用率。

适宜的运动也可能通过肿瘤抑制基因p53/SCO$_2$/环氧化酶（cyclooxygenase，COX）轴调节线粒体有氧呼吸延续p53信号稳态效应，改善线粒体生物发生，调节其有氧代谢酶和糖酵解酶活性，稳定线粒体有氧呼吸与糖酵解，保持能量代谢问题，促进有氧运动能力提高[3]。耐力运动诱导的骨骼肌p53也增强线粒体COX的表达，促进线粒体呼吸[4]。

---

[1] Menzies K J, Singh K, Saleem A, et al. Sirtuin 1-mediated effects of exercise and resveratrol on mitochondrial biogenesis [J]. Journal of Biologiacl Inorganic Chemistry, 2013, 288 (10): 6968-6979.

[2] Mahoney D J, Parise G, Melov S, et al. Analysis of golobal mRNA expression in human skeletal muscle during recovery from endurance exercise [J]. Faseb Journal, 2005, 19 (11): 1498-1500.

[3] 李亚青, 樊慧杰, 张明智, 等. 丙酮酸脱氢酶与肿瘤 [J]. 肿瘤防治研究, 2014, 41 (9): 1040-1044.

[4] 丁树哲, 陈彩珍, 漆正堂, 等. 不同强度训练对大鼠骨骼肌p53和细胞色素氧化酶Ⅰ亚基基因和蛋白表达的影响 [J]. 中国运动医学杂志, 2008, 27 (4): 454-457.

总之，运动后AMPK可促使骨骼肌SIRT1依赖的FoxO1和PGC-1α去乙酰化，致使线粒体和脂代谢相关基因的表达，耐力运动的骨骼肌AMPK也可磷酸化激活FoxO1，增强泛素连接酶atrogin-1与MuRF1的表达[1]，通过泛素-蛋白酶体途径降解蛋白质，而急性耐力运动可增强骨骼肌FoxO3的表达[2]，并伴有自噬相关基因Bnip3、Atg12和LC3b-Ⅱ的蛋白表达及MuRF1基因表达，提示自噬-溶酶体途径也可能是FoxO3降解肌肉蛋白的一种重要方式。可见，运动对信号网络的调控并非单一线性关系，而是高度复杂、交联的调控过程，且极有可能存在相互间的信号反馈通路与瞬态激活现象[3]，尤其是运动干预的慢性并发性疾病、细胞自噬等途径及其信号调控机制与骨骼肌代谢及调控的Crosstalk作用是重要的研究课题[4]。

综上所述，运动对骨骼肌的代谢、抗炎、自噬、抗氧化等具有显著的效果，同时，运动还可以作用于脑，促进脑部神经元的修复和减缓神经元的凋亡。那么，作为有效干预手段的有氧运动在作用于骨骼肌与脑组织之间存在什么样的调控干预机制是值得思考和探究的。尤其是在抑郁症的干预方面，又是通过什么样的信号调控路径干预骨骼肌诱导其调节相关因子的表达参与脑组织

---

[1] Leger B, Cartoni R, Praz M, et al. Akt signaling through GSK-3 beta, mTOR and Foxo1 is involved in human skeletal muscle hypertrophy and atrophy [J]. The Journal of Physiology, 2006, 576 (pt3): 923-933.

[2] Jamart C, Francaux M, Millet G Y, et al. Modulation of autophagy and ubiquitin-proteasome pathways during ultraendurance running [J]. Journal of Applied Physics, 2012, 112 (9): 1529-1537.

[3] Wang M H, Zhang R W, Zhou Y Q, et al. Pahtogenesis of RON receptor tyrosine kinase in cancercells: activation mechanism, functional crosstalk, and signaling addiction [J]. The Journal of Biomedical Research, 2013, 27 (5): 345-356.

[4] 吴政政. 人脐带间充质干细胞通过调控神经元-小胶质细胞crosstalk保护缺血性卒中 [D]. 南京：南京大学，2014.

神经元的调控产生作用?这是本课题研究的出发点。

第五节　运动与抑郁症脑组织的串话

大量事实已经表明,细胞内存在着由多个信号转导通路(细胞内信息高速公路)组成的"网络",在此"网络"中,各条通路相互沟通、相互影响、相互协调与制约,细胞才得以对各种刺激做出完整而又迅速准确的响应。就此来看,由于各信号通路组成的信号"网络"其关系十分复杂,单纯的以信号转导通路模式进行研究是远远不够的,这就需要在信号通路与各参与系统、器官、组织间的网络系统间的Crosstalk研究,以便于了解和探究各信号通路与组织器官间的网络作用机制[1]。

运动作为一种机体自发而反作用于自身的内稳态破坏因素,从机体免疫和功能重建等方面在不同的身体活动水平下有不同的功能性表达。运动是在人体内环境稳态基础上建立的新稳态过程,即运动打破机体原有的各细胞、组织与器官间的平衡并使其作出应答,并在此基础上,通过新的多层次整合与应答建立起一个新的动态平衡,达到提高肌肉能量与氧气供应,满足肌肉收缩需要,进而释放以良性介导组织或器官的物质,通过循环系统将运动的肌肉所分泌的物质输送至肌外器官和系统,对相应的器官和系统产生良性的积极效应。这种系统稳态的扰乱与重塑不仅惠及骨骼肌自身,还对机体其他器官和系统,乃至组织细胞等产生有益的影响[2]。

---

[1] 文波. 基于MAPK与NOS信号Crosstalk调控的EOFAZ对ox-LDL诱导HAECs损伤保护作用实验研究[D]. 贵阳: 贵州医科大学, 2016.

[2] 吴叶林, 全艳春, 赖玉平. 角质形成细胞与T细胞的crosstalk诱发银屑病的研究现状及展望[J]. 生命科学, 2016, 28(2): 258-267.

有关有氧运动介导的多系统适应性改变可以减轻神经系统相关疾病，如阿尔茨海默病、帕金森病等，尽管运动与各器官之间代谢、应激等的Crosstalk的潜在分子机制仍不清楚，但从骨骼肌和其他器官因运动诱导所释放的相关分子已经涉及与介导了这些系统的适应过程[1][2]。

奥德洛（Agudelo）等[3]的研究揭示骨骼肌PGC-1α的表达增强，小鼠骨骼肌犬尿氨酸氨基转移酶（kynurenine aminotransferase，KAT）的表达随之增高，能促进应激诱发的抑郁行为改善，反之，特异性敲除PGC-1α骨骼肌小鼠KAT的表达水平随之降低，进行犬尿氨酸（kynurenine，KYN）处理后表现出明显的抑郁行为[4]。抑郁症病理机制的单胺假说认为，抑郁症的产生是由中枢神经系统中的5-HT、DA等单胺类神经递质降低所致[5][6]。正常情况下，5-HT的生物合成原料为色氨酸，色氨酸经色氨酸羟化酶催化首先生成五羟色胺酸，再经五羟色胺酸脱

---

[1] 夏杰，刘微娜，漆正堂，等. PGC-1α介导的"肌脑Crosstalk"与运动的抗抑郁机制——基于整合生物学的反思与展望[J]. 上海体育学院学报，2017，41（4）：57-64.

[2] Safdar A, Saleem A, Tarnopolsky M A. The potential of endurance exercise-derived exosomes to treat metabolic diseases [J]. Nature Reviews Endocrinology, 2016, 12（9）: 504-514.

[3] Agudelo L Z, Femenia T, Orha F, et al. Skeletal muscle PGC-1 alpha1 modulates kynurenine metabolism and mediates resilience to stress-induced depression [J]. Cell, 2014, 159（1）: 33-45.

[4] Krishnan V, Nestler E J. The molecular neurobiology of depression [J]. Nature, 2008, 455（7215）: 894-902.

[5] Zunszain P A, Anacker C, Cattaneo A, et al. Glucocorticoids, cytokines and brain abnormalities in depression [J]. Progress in neuro- psychopharmacology & Biological Psychiatry, 2011, 35（3）: 722-729.

[6] Liao M, Pabarcus M K, Wang Y, et al. Impaired dexamethasone-mediated induction of tryptophan 2, 3-dioxygenase in heme- deficient rat hepatocytes: Translational control by a hepatic eIF2alpha kinase, the heme-regulated inhibitor [J]. Journal of Pharmacology and Experimental Therapeutics, 2007, 323（3）: 979-989.

羧酶催化生成5-HT，但在炎症或应激状态下，色氨酸循KYN途径代谢，竞争性拮抗5-HT的生物合成过程，影响神经递质系统的功能，诱发抑郁症的发生与发展[1][2]。

据此，夏杰等[3]通过考证运动改善神经退行性疾病的肌脑Crosstalk机制提出，运动可通过骨骼肌内分泌功能、抗炎功能和骨骼肌代谢产物介导脑神经组织等实现肌脑Crosstalk。虽然运动干预抑郁症的信号转导机制已经有大量的研究结果报道，但信号转导机制作为相对独立的系统，似乎并不相互影响，实际上细胞内的各种信息往往是交织在一起形成一个信息网共同发挥作用[4][5][6]。有氧运动诱导骨骼肌分泌的细胞因子是否在运动干预抑郁症的康复方面也扮演着"肌脑Crosstalk"的作用？作为有着良好抗炎效果的有氧运动所表达的因子在运动干预抑郁症的"肌脑Crosstalk"作用中的具体机制是什么？

[1] Liu W, Sheng H, Xu Y, et al. Swimming exercise ameliorates depression-like behavior in chronically stressed rats: Relevant to pro-inflammatory cytokines and IDO activation [J]. Behavioural Brain Research, 2013, 242: 110–116.

[2] Liu R L, Qu H L, Xie J, et al. H$_2$S-mediated aerobic exercise antagonizes the hippocampal inflammatory response in CUMS-depressed mice [J]. Journal of Affective Disorders, 2021, 283 (3): 410–419.

[3] 夏杰, 刘微娜, 漆正堂, 等. PGC-1α介导的"肌脑Crosstalk"与运动的抗抑郁机制-基于整合生物学的反思与展望 [J]. 上海体育学院学报, 2017, 41 (4): 57–64.

[4] 黄满丽, 许毅, 胡健波, 等. 重复经颅磁刺激联合抗抑郁药对抑郁症首次发病患者的早期疗效及认知功能的影响 [J]. 浙江大学学报（医学版）, 2011, 40 (3): 286–290.

[5] Honglin Qu, Ruilian Liu, Jiaqin Chen, et al. Aerobic Exercise Inhibits CUMS-depressed Mice Hippocampal Inflammatory Response Via Activating Hippocampal miR-223/TLR4/MyD88-NF-κB Pathway [J]. International Journal of Environmental Research and Public Health, 2020, 17 (8): 2676.

[6] Ruilian Liu, Hao Zhou, Honglin Qu, et al. Effects of aerobic exercise on depression-like behavior and TLR4/NLRP3 pathway in hippocampus CA1 region of CUMS-depressed mice [J]. Journal of Affective Disorders, 2023, 341 (15): 248–255.

第二部分

基因测序与运动介导抑郁小鼠的作用机制

第二章 基于基因测序的有氧运动介导抑郁小鼠作用机制研究

高通量测序即二代测序,该技术可一次性对一个物种的转录组和基因组的几十万到几百万条DNA分子进行序列测定,已经成为当前科学研究的重要手段[1]。经过几十年的发展,虽然基因测序技术从第一代测序技术发展至新兴的三代单分子测序技术,测序技术也由双脱氧核苷酸末端终止法、化学降解法等发展到单分子测序技术[2][3],但目前使用最广、效果最好的仍然是二代测序技术,也就是高通量测序技术。二代测序技术以极低的单碱基测序成本、超高的数据产出量,避免繁琐的克隆技术和具有较高的可靠性和准确性等特点,广受学者的青睐[4][5]。二代测序技术在全基因的重测序、表达谱分析、转录组测序、单

---

[1] 平捷. 高通量测序技术在个性化医疗中的应用[D]. 上海:上海交通大学,2012.

[2] Maxam A M, Gilbert W. A new method for sequencing DNA[J]. Proceedings of the National Academy of Sciences, 1977, 74(2): 560-564.

[3] Chen W, Kalscheuer V A, Menzel C, et al. Mapping translocation breakpoints by next-generation sequencing[J]. Genome research, 2008, 18(7): 1143-1149.

[4] Schibler M, Brito F, Zanella M C, et al. Viral Sequences Detection by High-Throughput Sequencing in Cerebrospinal Fluid of Individuals with and without Central Nervous System Disease[J]. Genes, 2019, 10(8): 625-636.

[5] Zhang B Y, Xu H, Huang Y Q, et al. Improving single-cell transcriptome sequencing efficiency with a microfluidic phase-switch device[J]. The Analyst, 2019, 144(24): 7185-7191.

核苷酸多态性（single nucleotide polymorphisms，SNP）分析、DNA甲基化、miRNAs、甲基结合蛋白测序（methyl ated DNA binding domain-sequencing，MBD-Seq）、染色质免疫共沉淀测序（chromatin immuno- precipitation，ChIP-Seq）等的研究领域应用广泛[1][2][3]。本文通过对比CUMS抑郁造模小鼠与有氧运动干预抑郁小鼠的血液和海马组织进行高通量测序，分析两种组织中差异表达基因的异同，为临床血液检测提供借鉴。

本文通过探究有氧运动干预CUMS抑郁小鼠血液与海马组织的转录组基因富集的差异表达，为临床诊断和运动干预抑郁症患者效果评估提供科学实验依据。

方法：本文主要对8周中等强度有氧跑台运动干预的CUMS抑郁小鼠血液与海马组织进行高通量测序，通过mRNA的质量监控、文库构建、基因测序与GO（gene ontology，GO）、KEGG（Kyoto Encyclopedia of Genes and Genomes，KEGG）富集分析等方法进行实验研究。

结果：针对3组小鼠的血液与海马组织的转录组基因测序结果过滤后获得8.28G、8.04G、8.11G、9.15G、9.83G和7.38G的高质量序列，经质控完全符合后续实验分析的要求。聚类分析发现3组小鼠血液中共表达的基因有36个、海马组织有16个，这些基因大多参与炎症、免疫调节、细胞凋亡与迁移、信号转导、氧化

---

[1] Trapnell C, Williams B A, Pertea G, et al. Transcript assembly and quantification by RNA-seq reveals unannotated transcripts and isoform switching during cell differentiation [J]. Nature Biotechnology, 2010, 28(5): 511-515.

[2] Emmanuel D, Jiantao S, Rory K, et al. edgeRun: an R package for sensitive, functionally relevant differential expression discovery using an unconditional exact test [J]. Bioinformatics, 2015, 31(15): 2589-2590.

[3] Xu S J, Heller E A. Single sample sequencing (S3EQ) of epigenome and transcriptome in nucleus accumbens [J]. Journal of Neuroscience Methods, 2018, 308(10): 62-73.

应激等。血液与海马组织GO富集分析结果显示两种组织中的7个基因涉及β-淀粉样蛋白沉淀，且这些基因多与神经系统病变、血管病变等密切相关。与运动调控的相关基因多参与机体免疫调节、细胞增殖与分化、信号转导、细胞凋亡与抗凋亡等功能，尤其是Apoe、NF-κB、Rtn4等的表达差异显著。两种组织的KEGG显著富集结果对比分析也发现，显著富集的通路多与神经元退行性病变、炎症等高度相关。

结论：中等强度有氧运动干预诱导了CUMS抑郁小鼠血液与海马组织显著富集的差异表达基因主要与长期抑郁、抑郁炎症、细胞凋亡与自噬及其相关信号通路与细胞因子的差异表达较为密切。实验还发现血液与海马组织显著GO富集基因与KEGG信号通路的高度一致性，为临床采用血液检测反应海马组织病变及其干预效果奠定了实验基础。

第一节　研究对象与方法

一、实验动物与处理

实验选用健康雄性C57BL/6小鼠42只，8周龄，SPF级别，由湖南斯莱克景达实验动物有限公司提供，许可证号为SCXK（湘）2016-0002，标准B级齿啮类动物干燥饲料喂养，维持饲料合格证号NO.43200600003951，许可证号SCXK（湘）2014-0002，自由饮食，分笼饲养，每笼6只，室温（25±1）℃，湿度（50±10）%，自然昼夜节律光照。在实验室适应性喂养1周后，随机数字法分为空白对照组（Control group，CG）12只、造模组（model group，MG）15只、模型运动组（model +

exercise group，ME）15只。

二、研究方法

（一）CUMS抑郁小鼠造模及样本处理

1. CUMS抑郁造模

应激刺激因子的选择及其安排方法，借鉴彭云丽[1]CUMS造模方法并进行改良，即对13种应激刺激因子在线随机数字生成器方法，总造模时间为28天（4周），按照随机数的数目为28，最小值为1，最大值为13，选择随机数的性质为随机，生成随机数。同样的方法生成2次，将2次配对组合，并适当调整重复和相邻重复的随机数字，最终确定刺激的具体方案。13个应激因子分别为昼夜调整、光照性质、禁食、禁水、倾斜45°鼠笼、潮湿垫料、4℃冰水游泳、45℃高温游泳、水平振荡、轻夹鼠尾、束缚、白噪音、间断（闪光）刺激，共13种。

2. 小鼠样本收集与处理

所有小鼠禁食过夜，次日以1%的戊巴比妥钠（50mg/kg）腹腔注射麻醉，随机选取6只进行开胸自心脏提取新鲜血液，迅速采取Trizol法提取总RNA，-80℃冻存备用。处死后的小鼠于冰上剥离头部皮肤，暴露颅骨，眼科镊自枕骨大孔轻轻撬开颅骨，充分暴露脑组织，小心剥离大脑左右皮层后，暴露出整个海马组织，玻璃分针剥离海马组织与大脑皮层及周围脑组织，取出海马组织，冰磷酸缓冲盐溶液（phosphate buffer saline，PBS）液

---

[1]彭云丽. 慢性应激诱发抑郁行为的炎性机制研究［D］. 上海：第二军医大学，2013.

冲洗，滤纸吸掉多余水分，称重后，于Trizol试剂中-80℃冻存备用。在剩余小鼠中再随机选取6只小鼠，进行脑在体固定，冰上取脑后于4%的多聚甲醛固定48h以上，石蜡包埋。

（二）中等强度有氧跑台运动方案

模型运动组小鼠参考贝德福德（Bedford）等[1]的训练方案进行改进，即在造模成功后按照10m/min、0°坡度，由第1天的10min，每天递增10min，共计6天后，开始正式训练，以10m/min，0°坡度，60min/d，6d/周，连续训练8周。运动训练时间均安排在上午9:00—11:30进行。训练期间无小鼠死亡。

（三）造模与干预效果评定

1. 神经行为学评定

最后一次运动训练结束当天，每组随机数字法选取10只小鼠进行糖水偏好试验和强迫悬尾的测定，用于评价小鼠快感缺失和绝望行为的程度。

2. 小鼠海马组织（Nissl）染色

石蜡包埋组织进行全自动切片机切片，厚度为5μm，严格按照Nissl染色的步骤进行海马组织的Nissl染色，每只染色片在电镜下随机选取5个视野观察拍照，观察细胞形态，用Image-Pro Plus 6.0软件分析尼氏体累积光密度值。

---

[1] Bedford T G, Tipton C M, Willson N C, et al. Maximum oxygen consumption of rats and its changes with various ex-perimental procedures [J]. Journal of Applied Physiology, 1979, 47（6）: 1278-1283.

（四）总RNA提取

1. 血液总RNA提取

抗凝管自心脏提取新鲜血液后，轻轻颠倒8~10次，按照1∶1加入PBS液稀释后，再取新的离心管按照稀释后的溶液1∶1加入白细胞分离液，低速离心20min。离心后，待吸管小心吸出弃去分离液上层约0.5cm的上清液部分后，再小心吸取分离液层，即白细胞层，置于另一新的离心管，加入2mL PBS液，混匀后室温2000rpm，离心10min，弃上清，加入1mL PBS液，移入EP管，混匀、室温4000rpm离心5min，得沉淀。移液器去除上清液，留下完整的管底白细胞团，涡旋或轻弹管壁将白细胞沉淀完全松散重悬，加入1mL Trizol至沉淀中，吹打及震荡管壁，直至沉淀明显溶解。滴加200μl氯仿，震荡15s，室温静置5min，4℃，12000rpm离心15min，吸取上层水相移入新的EP管[1]。加入预冷的异丙醇0.5mL沉淀总RNA，震荡混匀，室温或-20℃静置10min（最好过夜）。4℃ 12000rpm离心15min后弃上清。滴加75%乙醇（DEPC处理）1mL洗涤1~2次。4℃ 12000rpm离心10min后弃上清液保留沉淀物，倒置于干净的吸水纸上，空气自然干燥10min。加入20~40μL无核糖核酸酶（RNase-free）处理水溶解RNA。

2. 海马组织总RNA提取

取出已加入Trizol试剂的海马组织，于预先制冷的电动匀浆器冰上匀浆，充分裂解。室温静置10min后，滴加1/5体积的氯

---

[1]毛建丰，马永鹏，周仁超.结合系统发育与群体遗传学分析检验杂交是否存在的技术策略[J].生物多样性，2017，25（6）：577-599.

仿，快速震荡15s后4℃ 12000g离心15min。将上清层移至新的EP管滴加1/2体积异丙醇，充分混匀静置5min后4℃ 12000g离心15min后弃上清，再滴加1mL75%乙醇，快速震荡15s，4℃ 7500g离心5min后弃上清。自然干燥RNA沉淀，加入去RNase水溶解RNA，-80℃冻存备用。

3. 总RNA浓度/纯度测定

每样取2μL，经紫外分光光度计测定OD值，计算OD260/OD280的比值，比值1.8～2.0，表明样品纯度较高，无其他杂质污染。电泳检测：1%琼脂糖凝胶电泳检测其质量。

（五）mRNA测序文库建立与测序

所有测序样本，从超低温冰箱取出后，为防止样本反复冻融，用装有5~10kg干冰的泡沫盒密封运送至北京诺禾致源科技股份有限公司，进行测序。为避免RNA样品质检、建库、测序及最终数据获取等环节造成数据质量、数量上的影响，也为确保高质量数据的产出，以及测序数据的可靠性和准确性，严格把控样品检测、建库、测序等步骤[1]。用带有Oligo（dT）的磁珠通过A-T互补配对、mRNA的ploy A尾结合的方式对检验合格的样品进行富集。

（六）差异基因筛选

按照有氧运动组和模型组基因差异倍数（fold change，FC）

---

[1] 陈云飞. USP21负调控STING介导的Ⅰ型干扰素信号通路的激活功能及其机制的研究[D]. 上海：华东师范大学，2014.

来进行筛选，选择标准为$\log_2(FC) \geq 1$或$\log_2(FC) \leq -1$。

1. GO分析

作为基因功能国标标准分类体系的GO，是由基因本体联合会建立的数据库，主要对基因和蛋白质功能进行限定和描述。GO分为细胞组成（cellular component，CC）、生物过程（biological process，BP）和分子功能（molecular function，MF）三部分[1]。根据实验目的筛选差异基因，通过在GO中的分布状况分析差异基因，以阐明实验中样本差异在基因功能上的体现。按照超几何分布原理，计算挑选出的差异基因同GO分类中某几个特定分支的超几何分布关系，通过假设验证得出特定p值，判断其是否在该GO中富集[2]。

2. KEGG分析

通过Pathway将生物体内不同基因相互协调发挥其生物学功能进行显富集分析，可确定差异表达基因参与最主要信号转导或是生化代谢途径。KEGG有助于研究者通过基因组信息数据库系统分析，把基因及表达信息作为一个整体网络实施研究。Pathway应用超几何检验，以KEGG数据库中Pathway为单位，找出整个基因组差异表达基因中显著富集的Pathway[3]。

---

[1] 汤晓丽. Ⅱ型糖尿病组织基因表达谱构建、分析及相关病理机制探讨[D]. 南昌：南昌大学，2014.

[2] 孙智明，陈倩，李明华，等. 小鼠卡英酸颞叶癫痫慢性发作期的磷酸化蛋白组学研究[J]. 北京大学学报（医学版），2019，51（2）：197-205.

[3] 寿鋈，虎力，徐平，等. 基于转录组测序技术观察电针对2型糖尿病小鼠血浆外泌体circRNA表达的影响[J]. 上海针灸杂志，2019，28（5）：565-573.

第二节　抑郁小鼠造模及评价

一、神经行为学评定

糖水偏好试验是检测受试实验动作快感缺失的有效指标。所谓快感缺失是指对奖励刺激缺乏兴趣，常被用于评定包括抑郁症在内的情感障碍的重要表现形式[1][2]。从检测的结果（表2-1）来看，造模后的MG小鼠比CG组呈现十分显著性降低（$p<0.001$），但随着运动的实施，ME组小鼠糖水偏好指数有较大幅度的回升，提示有氧跑台运动可使抑郁小鼠快感缺失的症状得以逆转。强迫悬尾不动时间的检测结果也验证了糖水偏好试验的检测结果。ME组小鼠的强迫悬尾不动时间比CG组低，这提示有氧运动能有效减轻抑郁小鼠的绝望行为，这在前期的研究成果中也得以验证。

表2-1　各组小鼠神经行为学评定检测结果（$n=10$）

样本名称	糖水偏好指数（%）	强迫悬尾不动时间（s）
CG	0.65 ± 0.018	87.17 ± 6.07
MG	0.35 ± 0.031*	133.51 ± 4.50*
ME	0.53 ± 0.078#	76.10 ± 6.22##

注：与CG组相比，呈现非常显著性差异，*$p<0.01$；与MG组相比，呈现显著性差异，##$p<0.01$，#$p<0.05$。

---

[1] Bennett B D, Bushel P R. goSTAG: geneontology subtrees to tag and annotate genes within a set [J]. Source Code for Biology and Medicine, 2017, 12（1）: 6-9.

[2] Shiv, Verma, Sanjeev, et al. Differentially Expressed Genes and Molecular Pathways in an Autochthonous Mouse Prostate Cancer Model [J]. Frontiers in Genetics, 2019, 79（13）: 235-236.

二、Nissl染色

从对海马组织CA1区神经细胞尼氏体染色的结果来看，MG组小鼠海马神经细胞尼氏体染色变浅，神经细胞总数减少，出现明显的尼氏体核固缩，严重的还呈现出明显的空泡样病变，尼氏体累积光密度值明显降低（$p<0.05$）；与MG组相比，ME组神经细胞核固缩现象减少，神经细胞数目增多，染色清晰，分布趋于均匀，尼氏体累积光密度值明显增加（$p<0.05$），提示有氧运动能有效减轻抑郁小鼠的绝望行为呈现出较好的细胞修复现象（图2-1）。

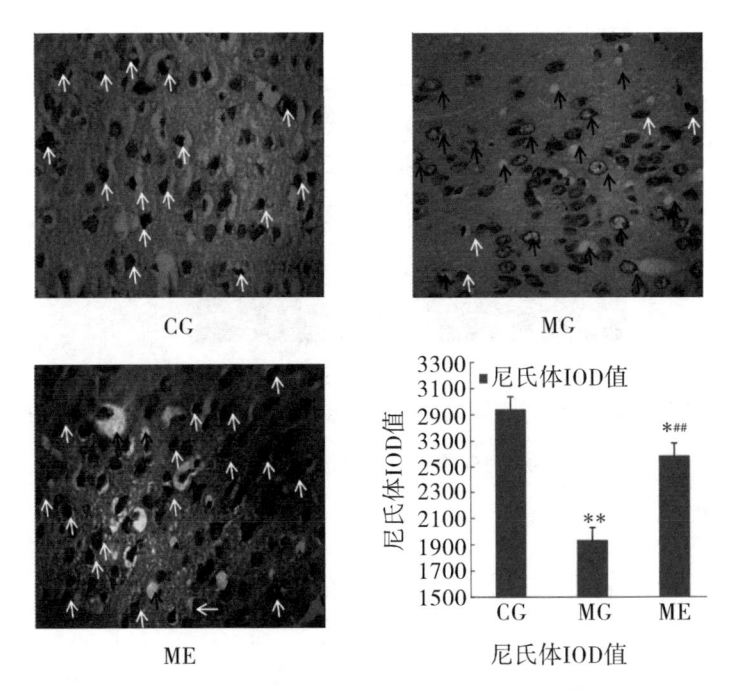

注：白色：正常尼氏体。黑色：核固缩或空泡样尼氏体。与CG组相比，**$p<0.01$，*$p<0.05$。与MG组相比，##$p<0.01$。

图2-1 每组小鼠海马组织Nissl染色结果（×400）

第三节 高通量测序结果

一、Total RNA的检测结果

Trizol法提取小鼠血液和海马组织样本中的Total RNA，经1%的琼脂糖凝胶电泳纯度检测，结果显示所有的样本均包括28S、18S和5S条带，其中28S和18S条带清晰，28S条带的亮度较18S条带明显，提示Total RNA完整性较好，可用于后续的实验研究（图2-2）。

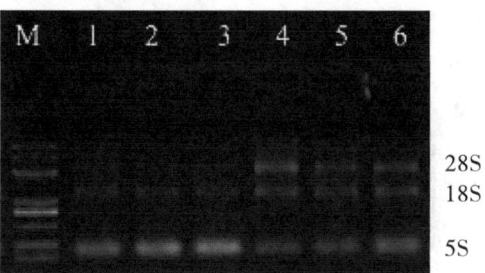

注：M：Trans 2K Plus；1：CG组小鼠海马；2：MG组小鼠海马；3：ME组小鼠海马；4：CG组小鼠血液；5：MG组小鼠血液；6：ME组小鼠血液。

图2-2 1%的琼脂糖凝胶电泳检测结果

二、转录组测序数据质量结果

6个样本的测序结果通过过滤后分别得到8.28G、8.04G、8.11G、9.15G、9.83G和7.38G的高质量序列（clean reads），且测序错误率均低于0.03%，碱基质量值Q20≥96.97%，Q30≥92.28%，完全符合预定测序要求，均可用于进一步的分析（表2-2）。

表2-2　各组小鼠血液与海马组织测序结果汇总

Sample name	Raw reads	clean reads	Clean bases (G)	Error rate (%)	Q20 (%)	Q30 (%)	GC (%)
CG-b	54521852	51392352	7.71	0.02	96.98	92.47	52.05
MG-b	44428086	43199016	6.48	0.02	96.97	92.48	52.83
ME-b	56019308	54364804	8.15	0.02	97.05	92.60	52.29
CG-h	56274144	55169330	8.28	0.03	97.17	92.60	50.88
MG-h	54556466	53581668	8.04	0.03	97.05	92.28	48.33
ME-h	55403418	54093488	8.11	0.03	97.31	92.85	49.25

注：CG-b：CG组小鼠血液样本；CG-h：CG组小鼠海马样本（下同）；Sample name，样品组别；Raw reads：统计每个组测序序列个数；Clean reads：过滤后的测序数据；Clean bases：高质量的reads碱基总数；Error rate：出错率；Q20、Q30：计算phred数值大于20、30的碱基占总碱基百分比；GC：计算碱基G和C数量总和占总碱基百分比。

三、测序错误率分布检测结果

由测序phred数值通过公式$Q_{phred}=-10\log_{10}(e)$转化获取每个碱基测序错误率，从测序结果来看，phred数值通过概率模型计算碱基识别（base calling）过程中获取的单碱基错误率分布结果符合样品测序的要求（图2-3）。

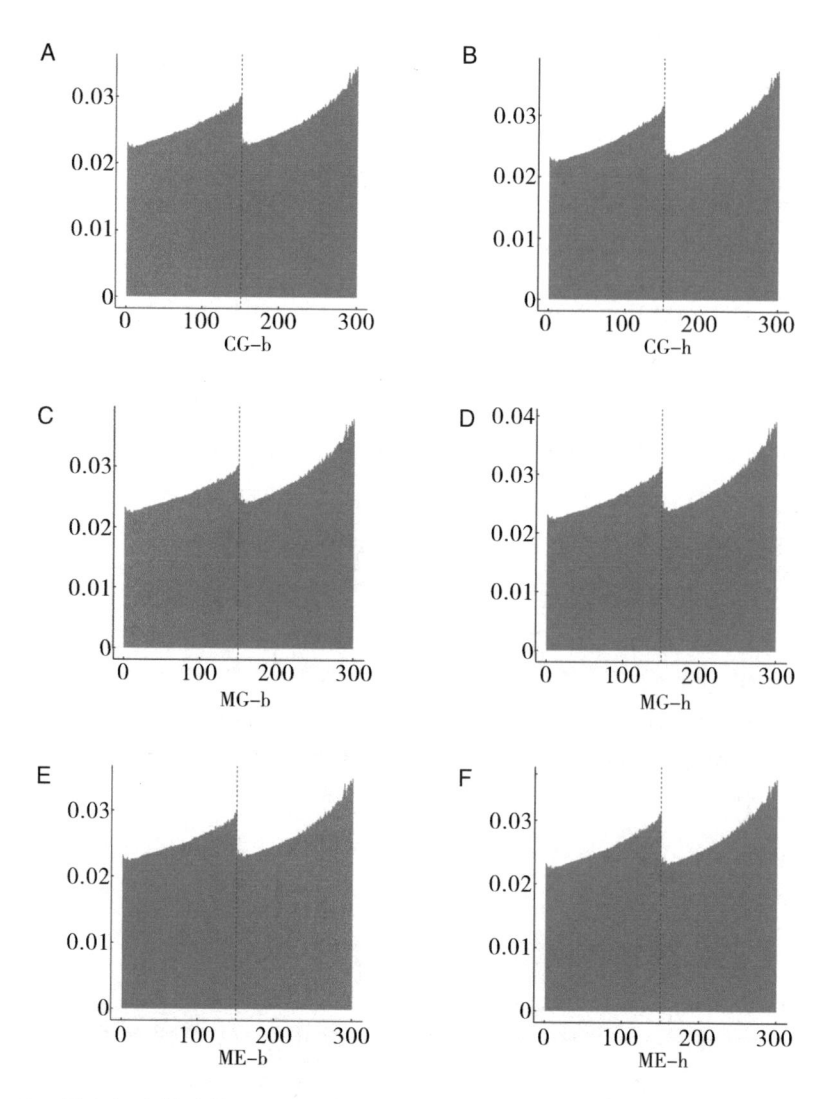

注：横坐标为沿读位置，纵坐标为错误率。CG-b：空的对照组血液组织，CG-h：空的对照组海马组织；MG-b：模型组血液组织，MG-h：模型组海马组织；ME-b：模型运动组血液组织，ME-h：模型运动组海马组织。

图2-3　mRNA测序错误率分布

四、A/T/G/C含量分布检测结果

因考虑测序或是建库是否会引起AT、GC分离现象避免影响后续的定量分析，采用碱基含量分布检查。从检查结果不难看出，illumina测序中，反转录成cDNA时6bp的随机引物会引起前几个位置核苷酸组成出现一定的偏好性，影响转录组测序的均一程度。理论上，普通文库中A和T碱基及G和C碱基含量在每个测序循环上应分别对等，整个测序过程基本稳定不变，但对于链特异性建库则会出现GC分离现象[1][2]。正如本实验样本的检查结果所示（图2-4），因随机引物扩增偏差导致illumina测序的每个沿读前6~7个碱基出现较大波动，但不影响后续的定量分析。

[1] Jiang Q H, Jin S L, Jiang Y S, et al. Alzheimer's Disease Variants with the Genome-Wide Significance are Significantly Enriched in Immune Pathways and Active in Immune Cells [J]. Molecular Neurobiology, 2017, 54（1）: 594-600.

[2] Foda B M, Singh U. Dimethylated H3K27 Is a Repressive Epigenetic Histone Mark in the Protist Entamoeba histolytica and Is Significantly Enriched in Genes Silenced via the RNAi Pathway [J]. Journal of Biological Chemistry, 2015, 290（34）: 21114-21130.

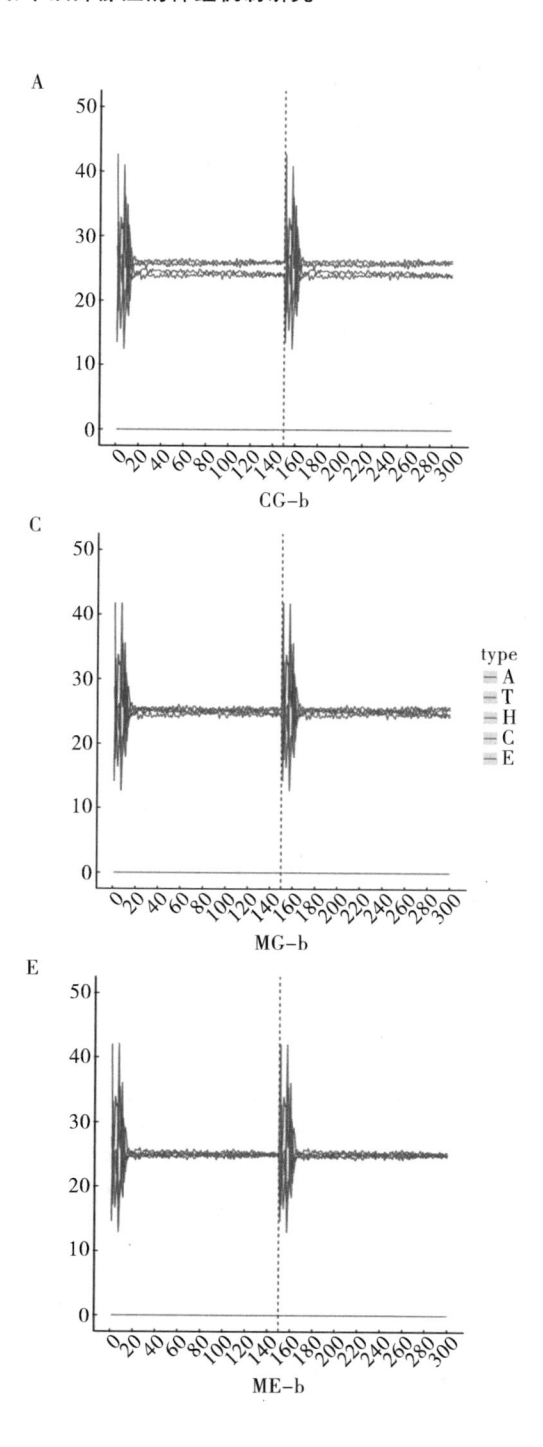

A

CG-b

C

type
— A
— T
— H
— C
— E

MG-b

E

ME-b

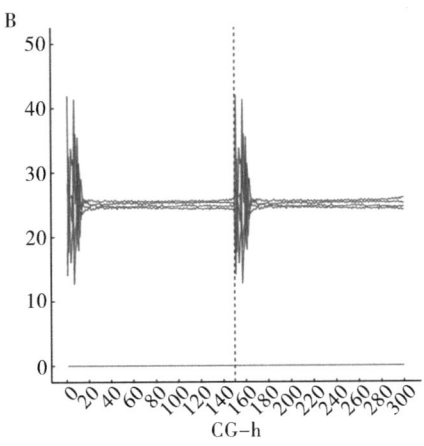

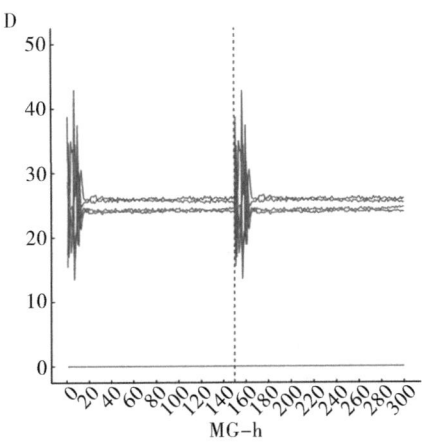

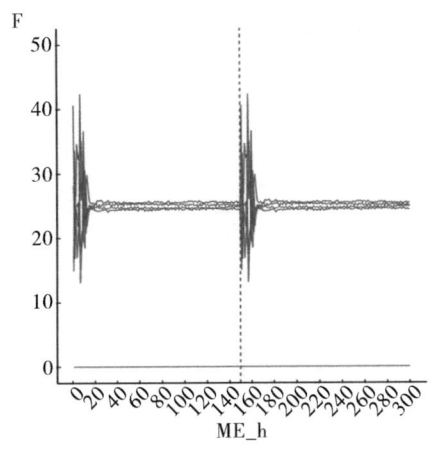

注：横坐标为沿读位置，纵坐标为碱基百分比。

CG-b：空白对照组血液组织，CG-h：空白对照组海马组织；MG-b：模型组血液组织，MG-h：模型组海马组织；ME-b：模型运动组血液组织，ME-h：模型运动组海马组织。

图2-4　各组小鼠血液与海马组织A/T/G/C含量分布检测结果

五、测序数据的比对分析

比对结果显示比对到小鼠的基因组的基因组单一位点（uniquely mapped）Reads超过76%，比对到小鼠的基因组上total mapped reads超过92%，比对到小鼠基因组多个位点（multiple mapped）reads低于17%（表2-3）。

表2-3 Reads与参考基因组比对情况统计

样本名称	MG-b	ME-b	CG-b
Total reads	43199016	54364804	51392352
Total mapped	40008070（92.61%）	50952958（93.72%）	47511310（92.45%）
Multiple mapped	6926572（16.03%）	9554099（17.57%）	7503251（14.6%）
Uniquely mapped	33081498（76.58%）	41398859（76.15%）	40008059（77.85%）
Reads map to "+"	16489176（38.17%）	20596973（37.89%）	19959663（38.84%）
Reads map to "−"	16592322（38.41%）	20801886（38.26%）	20048396（39.01%）
Non-splice reads	18350187（42.48%）	23623846（43.45%）	22651613（44.08%）
Splice reads	14731311（34.1%）	17775013（32.7%）	17356446（33.77%）

(续表)

样本名称	MG-h	ME-h	CG-h
Total reads	53581668	54093488	55169330
Total mapped	50580039（94.4%）	51488794（95.18%）	52296525（94.79%）
Multiple mapped	5790005（10.81%）	4190170（7.75%）	3696841（6.7%）
Uniquely mapped	44790034（83.59%）	47298624（87.44%）	48599684（88.09%）
Reads map to "+"	22388491（41.78%）	23622927（43.67%）	24276486（44%）
Reads map to "−"	22401543（41.81%）	23675697（43.77%）	24323198（44.09%）

注：Total reads：总序列经过测序数据过滤后的数量统计；Total mapped：能定位到基因组上的比对情况进行统计，按照mapped：在参考序列上有多个比对位置的测序序列统计；Uniquely mapped：唯一映射比对外显子reads含量最高，比值为"−"、"+"：测序序列比对到基因组上正链和负链的统计；Non-splice reads：整段比对到外显子的测序序列；Splice reads：分段比对到两个外显子上的测序序列。

与小鼠基因组total mapped reads比对，用QualiMap软件在基因组各部分的比对情况进行统计，按照外显子、内含子和基因间区进行区域定位。结果发现比对到外显子reads含量最高，比例为83%~96%；比对到内含子区域reads来源于可变剪切过程中发生的内含子滞留及pre-mRNA的残留导致，比例为1.6%~15%；而比对到基因间区reads多是由于基因组注释不完全，比例为1.2%~2.2%（图2-5）。

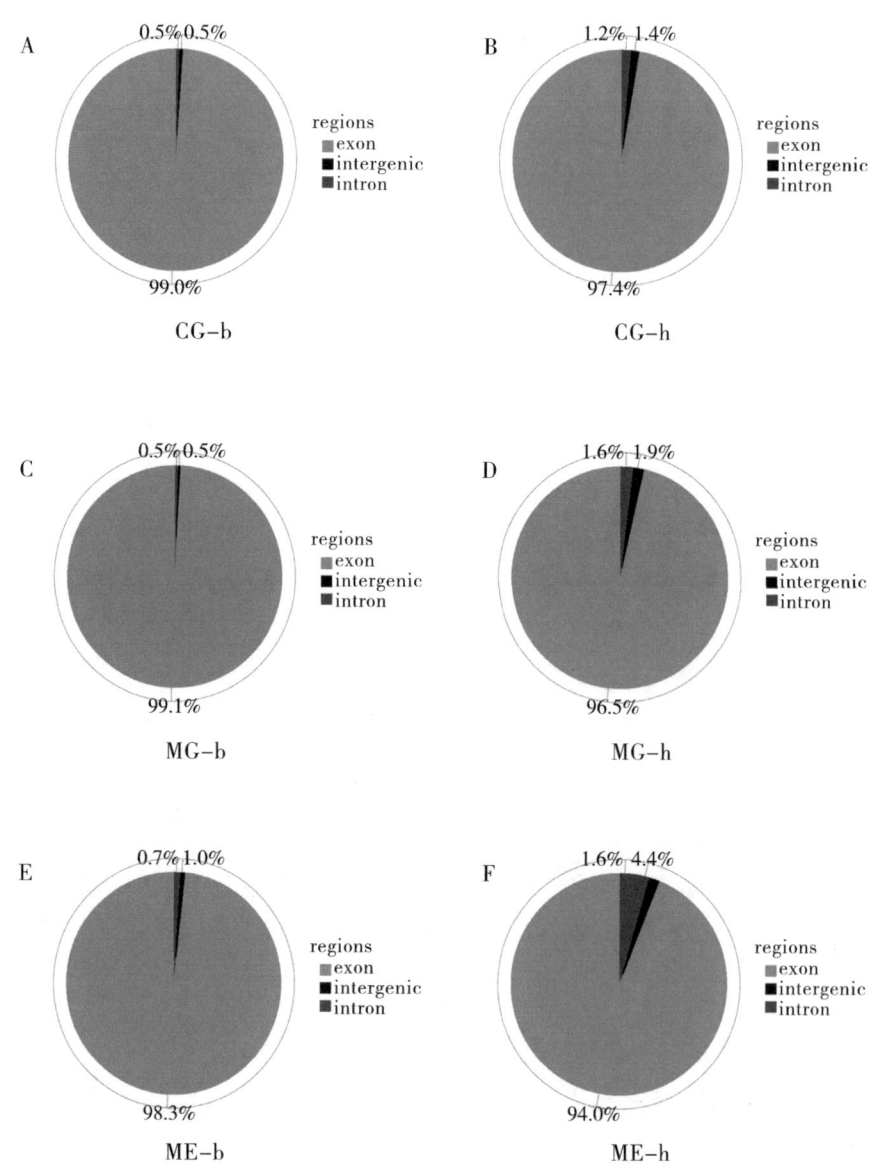

图2-5 各组小鼠血液与海马组织reads在参考基因不同区域的分布结果

六、差异表达基因筛选

为探究不同组别的不同样本转录组间的差异,我们针对不同组别小鼠的血液与海马组织间的差异表达基因筛选阈值按照q-value<0.05,|log$_2$(Fold Change)|>1为标准进行筛选,结果显示,在模型运动组与模型组血液间共鉴定出693个差异表达基因,在上调的166个基因中新基因有7个;下调的527个基因中新基因有12个[1][2]。ENSMUSG00000000204(Slfn4,Schlafen family||Schlafen,AAA domain)上调基因中上调倍数最高,位于11号染色体上,其表达相应干扰素α,并在Toll样受体激动剂激活期间被诱导,主要与炎症反应相关。在下调基因中,下调倍数最高的是ENSMUSG00000049775(Tmsb4x thy-mosin,beta 4,X chromosome),位于X染色体上,与细胞迁移直接相关。模型运动组与模型组海马组织间共鉴定390个差异表达基因,上调基因266个(含新基因1个),下调基因124个(含新基因1个)。在上调基因中,ENSMUSG00000027447(Cst3,Cystatin C)上调倍数最高,位于2号染色体上,其基因编码的蛋白质是参与神经变性和心血管过程的半胱氨酸蛋白酶抑制剂,可抑制β-淀粉样蛋白的聚集。在下调基因中,下调倍数最高的是ENSMUSG00000092341[Malat1,metastasis associated lung

---

[1] 屈红林,谢军,陈嘉勤,等.有氧运动激活BDNF/miR-195/Bcl-2信号通路轴抑制CUMS抑郁小鼠海马神经细胞凋亡[J].天津体育学院学报,2018,33(2):148-155.

[2] 杨风英,牛燕媚,刘彦辉,等.有氧运动对高脂膳食诱导的胰岛素抵抗小鼠骨骼肌细胞胰岛素受体底物1及其丝氨酸磷酸化活性的影响[J].中国运动医学杂志,2011,30(1):37-42.

adenocarcinoma transcript 1（non-coding RNA）], 位于19号染色体上, 其基因产生长的非编码RNA, 被切割成成熟的功能性转录物及小的细胞质RNA（mascRNA）, 成熟的转录物通过3'结构稳定并保留与细胞核内, 可调控基因的表达与增殖。

为评估各差异表达基因在不同组别小鼠的血液与海马组织中的整体分布, 我们以$\log_{10}$（p值）为纵坐标、$\log_2$（fold change）为横坐标构建差异表达基因火山图（图2-6）。

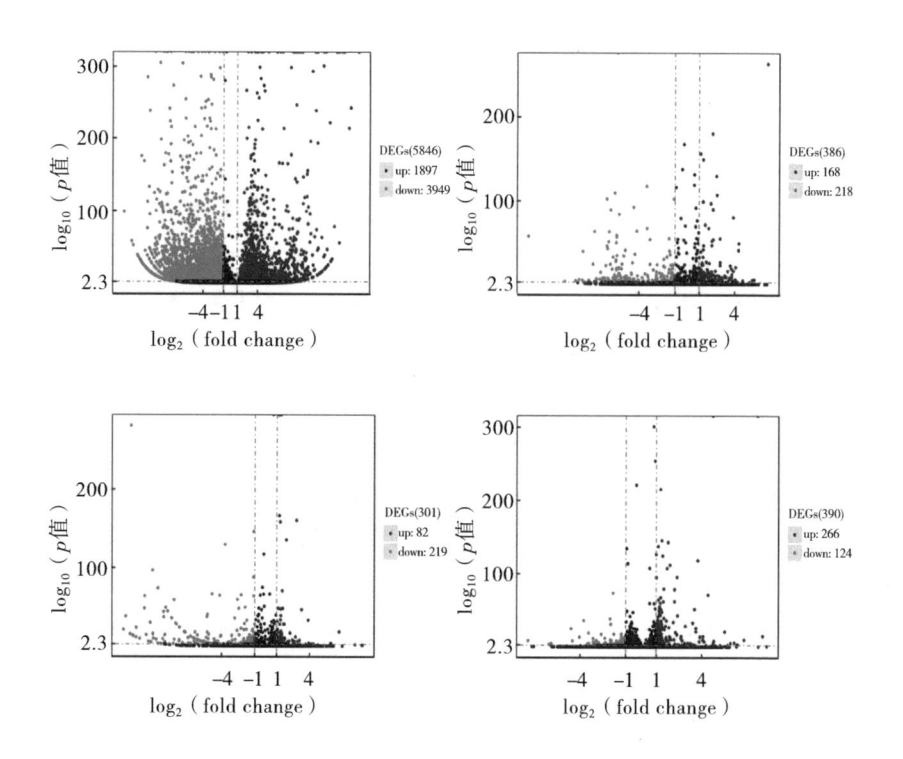

图2-6　各组小鼠学血液与海马组织差异基因火山图

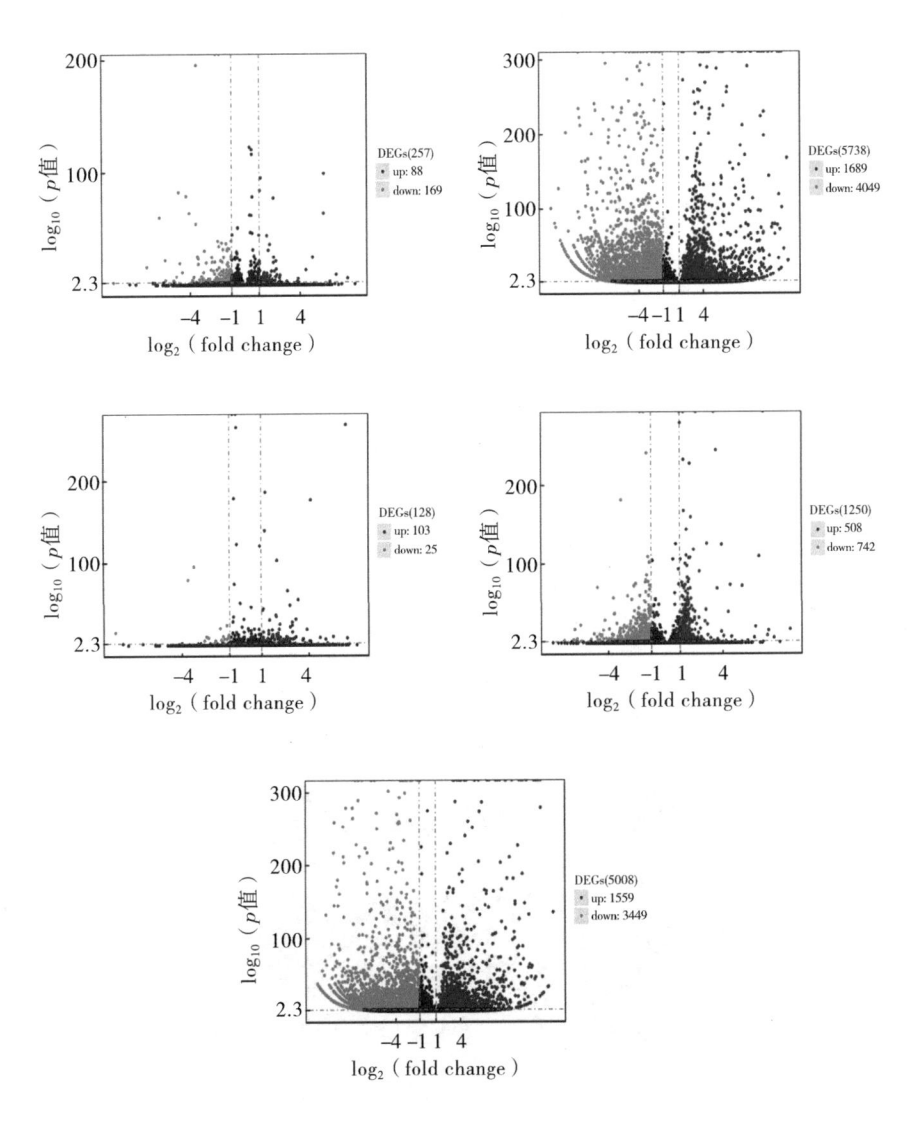

注：深点为上调，灰点为下调。

图2-6（续图）

考虑到表达模式类似的基因可能共同参与同一代谢过程、细胞通路或具有相似功能，测序通过将相同或相近表达模式的基因聚集成类，推测已知基因新功能与未知基因功能。本实验测序结果（图2-7）显示，在不同的处理条件下，同一cluster中的基因具有相似的表达水平和变化趋势。

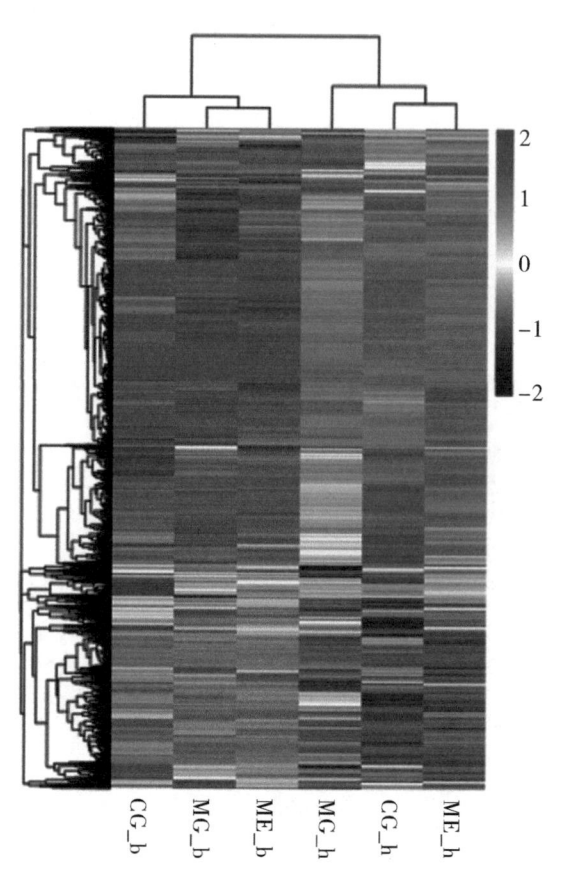

注：深色，高表达基因；浅色，低表达基因；由深到浅，表示$\log_{10}$（FPKM+1）从大到小。

图2-7　各组别小鼠血液与海马差异基因聚类分析

七、血液与海马组织mRNA的韦恩分析

我们对差异表达的基因在不同组织不同组别的情况进行了韦恩（Venn)分析，如图2-8所示共同表达的基因。Venn分析结果发现三组血液中共表达的基因9个，海马组织16个。更进一步的分析结果显示，在血液中表达的基因主要包括Slfn4（schlafen 4，Schlafen family‖Schlafen，AAA domain）、Mgst1（microsomal glutathione S-transferase 1）、Nsg2（neuron specific gene family member 2）、Irf4（interferon regulatory factor 4）、Ifitm1（interferon induced transmembrane protein 1）、Tspan17（tetraspanin 17）、Ipo11（importin 11）、Msrb1（methionine sulfoxide reductase B1），以及另外1个未知基因等。其中，Slfn4的基因表达响应干扰素α而上调，参与机体免疫调节；Mgst1可通过抑制Caspase-3、9等凋亡基因的表达，发挥抑制细胞凋亡和促进细胞增殖的作用；Ipo11是特异性转运蛋白分子，参与核转运过程；Msrb1参与氧化还原反应，保护细胞免受氧化损伤[1][2][3]。

---

[1] 梁振伟，饶书权，沈岩，等. 通过CRISPR/Cas9系统敲除人源PDE10A基因[J]. 基础医学与临床，2014，34（4）：439-443.

[2] 倪伟，高付凤，杨恒峰，等. 基于RNA-Seq技术苹果基因结构优化与新转录本预测[J]. 植物生理学报，2017，53（8）：1532-1538.

[3] 于学颖，郭芹芹，郝海生，等. 谷胱甘肽促进牛体外受精胚胎发育的转录组初探[J]. 畜牧兽医学报，2016，47（7）：1363-1372.

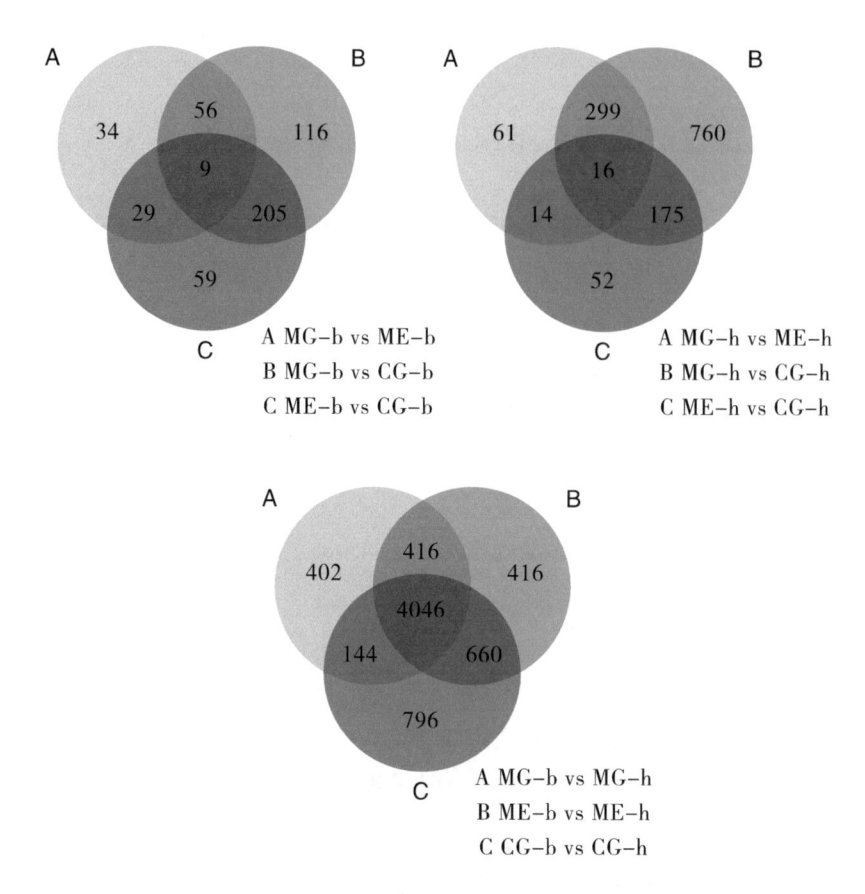

注：圆圈中的数字之和为该组合差异基因总数，交叠部分为组合之间共有的差异基因数。

A：CG-b、MG-b与ME-b；B：CG-h、MG-h与ME-h；C：各组小鼠血液与海马韦恩图。

图2-8　各组小鼠血液与海马组织差异基因的韦恩分析

在海马组织中表达的16个基因，包括Pde10a（phosphodiesterase 10A）、Ndufs5（NADH: ubiquinone oxidoreductase core subunit S5）、Rpl21（ribosomal protein L21，核糖体蛋白质）、Sipa1l1（Signal-induced proliferation-associated 1-like protein 1，与细胞增殖有关）、Tmsb4X（Thymosin beta-4 X）、CBS （cystathionine beta-synthase，胱硫醚β合酶）、Spink8（serine peptidase inhibitor, Kazal type 8）、Hbb-bs（hemoglobin, beta adult s chain）、Ttr（transthyretin）、Hba-a2（hemoglobin alpha, adult chain 2）、Hba-a1（hemoglobin alpha, adult chain 1）、Hbb-bt（hemoglobin, beta adult t chain）等，其中Ndufs5（与免疫有关）、Pde10a与神经系统疾病的发病密切相关；CBS是合成内源性H_2S的主要酶系，常在海马、小脑、皮质和脑干等高表达；Spink8可作为抑癌基因，主要与细胞增殖、凋亡及迁移能力相关[1][2]。

第四节 差异表达基因的GO分析

一、血液组织差异表达基因的GO分析

为更好地探究差异表达基因涉及的生物学过程，我们采用GOseq方法，对差异表达基因进行GO富集分析。通过富集分析，以ME组vs MG组血液组织中的差异表达基因为例，所有的差异表达基因中总共有634个基因被富集到7548条GO分析中，其中5733条富集到生物过程，716条富集到细胞组成，1099条富集到分子功能。按照富集分析统计学显著水平，p值<0.05进一步进行显著性分析，结果显著性差异表达基因被富集到2272个GO分析中，占所有分析的30.10%，其中1705条富集到生物过程，287

---

[1] 李欣，李小俊，陈晓丽，等.转录组数据分析与功能基因挖掘[J].畜牧兽医学报，2019，50（3）：474-484.

[2] 马春骥，张晓光，裴秀英，等.FSH体外干预小鼠卵巢后DGE表达谱的建立及初步分析[J].长春师范大学学报，2017，36（2）：59-64；90.

条富集到细胞组成，280条富集到分子功能。在显著性差异表达富集到相应条目的基因中，有484个下调基因，富集于2094条GO分析中，150个上调基因富集于179条GO分析中。其中在下调基因中，1562条富集到BP中，281条富集到CC中，250条富集到MF中；上调基因中，143条富集到BF中，6条富集到CC中，30条富集到MF中（表2-4）。

表2-4 ME-MG组血液组织GO富集分析的部分结果

GO accession	Description	Term type	p-Value	DEG_list
GO:0043230	细胞外细胞器	CC	2.52E-42	634
GO:1903561	细胞外囊泡	CC	6.20E-42	634
GO:0065010	细胞外膜结合的细胞器	CC	1.58E-41	634
GO:0070062	细胞外囊泡	CC	3.88E-41	634
GO:0031988	膜结合囊泡	CC	3.40E-39	634
GO:0031982	囊泡	CC	1.85E-38	634
GO:0005737	细胞质	CC	4.97E-28	634
GO:0044444	蛋白质部分	CC	5.76E-28	634
GO:0005515	蛋白质结合	MF	3.72E-26	634
GO:0044421	细胞外区域部分	CC	8.53E-26	634
GO:0002376	免疫系统过程	BP	5.16E-24	634
GO:0006950	应对压力	BP	2.42E-23	634
GO:0043227	膜结合细胞器	CC	2.11E-22	634
GO:0043226	细胞器	CC	6.58E-22	634
GO:0044424	细胞内部分	CC	3.51E-21	634
GO:0005622	细胞内的	CC	7.20E-21	634

（续表）

GO accession	Description	Term type	p-Value	DEG_list
GO:0005576	细胞外区域	CC	1.00E-20	634
GO:0007596	血液凝固	BP	1.26E-20	634
GO:0007599	止血	BP	1.87E-20	634
GO:0050817	凝固	BP	2.84E-20	634
GO:0042060	伤口愈合	BP	1.78E-19	634
GO:0001775	细胞激活	BP	2.25E-18	634

注：GO accession：GO数据库中唯一的标号信息；Description：GO功能的描述信息；Term type：该GO类别；p-Value：矫正后的p-Value，一般情况下，p-Value<0.05该功能为富集项；DEG-list：GO注释的差异基因数目。（下同）

二、海马组织差异表达基因的GO分析

海马组织差异表达基因的富集分析结果显示（以MEvsMG为例），所有的差异表达基因中共有333个基因被富集到977条GO terms中，其中639条富集到BP中，197条富集到CC中，141条富集到MF中。按照富集分析统计学显著水平，p-value<0.05进一步进行显著性分析，结果显示显著性差异表达基因被富集到403个GO terms中，在显著性差异表达富集到相应条目中的基因，有115个基因下调，显著富集于21条GO terms中，218个基因上调，显著富集于283条GO terms中。其中在下调的基因中，7条富集于BP，12条富集于CC，2条富集于MF；上调基因中，154条富集于BP，90条富集于CC，39条富集于MF（表2-5）。

表2-5 ME-MG组海马组织GO富集分析的部分结果

GO accession	Description	Term type	p-Value	DEG_list
GO:0005840	核糖体	CC	9.94E-56	333
GO:0003735	核糖体的结构成分	MF	1.01E-54	333
GO:0044391	核糖体亚基	CC	4.25E-52	333
GO:0022626	细胞质核糖体	CC	2.13E-51	333
GO:0044445	细胞质部分	CC	3.53E-45	333
GO:0044444	细胞质部分	CC	5.27E-41	333
GO:0005737	细胞质	CC	8.97E-40	333
GO:0005198	结构分子活性	MF	3.89E-37	333
GO:0030529	核糖核蛋白复合体	CC	1.27E-34	333
GO:0006412	翻译	BP	2.10E-34	333
GO:0043043	肽生物合成过程	BP	1.03E-33	333
GO:0044424	细胞内部分	CC	1.31E-32	333
GO:0043226	细胞器	CC	6.24E-32	333
GO:0043604	酰胺生物合成过程	BP	1.23E-31	333
GO:0006518	肽代谢过程	BP	1.93E-31	333
GO:0005622	细胞内的	CC	4.89E-31	333
GO:0032991	大分子复合物	CC	4.89E-31	333
GO:0022627	细胞质小核糖体亚基	CC	1.16E-30	333
GO:0015935	小核糖体亚基	CC	3.40E-30	333
GO:0043603	细胞酰胺代谢过程	BP	4.75E-29	333
GO:0043229	细胞内细胞器	CC	6.15E-29	333

（续表）

GO accession	Description	Term type	p-Value	DEG_list
GO:1901566	有机氮化合物生物合成过程	BP	1.73E-28	333
GO:1901564	有机氮化合物代谢过程	BP	4.73E-28	333
GO:0044429	线粒体部分	CC	7.86E-28	333
GO:0005743	线粒体内膜	CC	1.15E-26	333
GO:0005739	线粒体	CC	7.40E-26	333
GO:0098798	线粒体蛋白复合体	CC	7.91E-26	333

三、小鼠血液与海马组织GO显著富集结果对比分析

对比两种组织的GO分析，不难发现，在分子功能中，血液与海马组织的7个基因涉及β-淀粉样蛋白沉淀（GO：0001540，beta-amyloid binding），分别是Itm2b（integral membrane protein 2B，该基因与家族性痴呆、阿尔茨海默病等引起的淀粉样蛋白与前纤维细胞效应等密切相关）、Atp1a3（TPase，Na$^+$/K$^+$ transporting, alpha 3 polypeptide，主要负责建立和维持跨膜Na$^+$和K$^+$的电化学梯度，诱发兴奋性电位有关）、CST3（cystatin C）、ApoE（apolipoprotein E）、SCARB1（scavenger receptor class B, member 1，对抗动脉硬化）、MSR1（macrophage scavenger receptor 1）等，这些基因多与机体神经系统病变、血

管病变等相关[1][2][3]。在生物过程中，涉及运动的调控的GO terms（GO：0040012，regulation of locomotion）中包括10个上调基因与42个下调基因，上调基因分别是CCR7［chemokine（C-C motif）receptor 7，参与机体免疫］、DUSP10（dual specificity phosphatase 10，与细胞增殖与分化相关）、DDX58［DEAD（Asp-Glu-Ala-Asp） box polypeptide 58，参与免疫应答调节］、IL-1β（interleukin 1 beta）[4]、MCAM（melanoma cell adhesion molecule，参与炎症反应）、SDC4（syndecan 4，参与信号转导）、IFITM1（interferon induced transmembrane protein 1，参与免疫反应信号转导）[5]、S1PR1（sphingosine-1-phosphate receptor 1，参与免疫细胞调节与发育），其下调基因大多是参与机体免疫调节与信号转导通路等有关[6]。上调基因分别是CCR2［chemokine（C-C motif） receptor 2，可作为单核

[1] Wang P J, Lin S T, Liu S H, et al. Vasopressin-induced serine 269 phosphorylation reduces Sipa1l1 (signal-induced proliferation-associated 1 like 1)-mediated aquaporin-2 endocytosis [J]. Journal of Biological Chemistry, 2017, 292 (19): 7984-7993.

[2] Souchet B, Latour A, Gu Y, et al. Molecular rescue of DYRK1A overexpression in cystathionine beta synthase-deficient mouse brain by enriched environment combined with voluntary exercise [J]. Journal of Molecular Neuroscience, 2015, 55 (2): 318-323.

[3] 徐春阳, 杜爱林, 姜洪波, 等. 孕期饮用酒精对子代大鼠学习记忆及海马H_2S/CBS系统的影响 [J]. 中华行为医学与脑科学杂志, 2012, 21 (2): 129-131.

[4] 孙艳, 张华, 封青川, 等. Spink8基因对EC9706细胞增殖、凋亡及迁移能力的影响 [J]. 郑州大学学报（医学版）, 2016, 51 (5): 568-571.

[5] Mandal A K, Mount D B. Interaction Between ITM2B and GLUT9 Links Urate Transport to Neurodegenerative Disorders [J]. Frontiers in Physiology, 2019, 10 (10): 1-16.

[6] Han K H, Oh D Y, Lee S, et al. ATP1A3 mutations can cause progressive auditory neuropathy: a new gene of auditory synaptopathy [J]. Scientific Reports, 2017, 7 (1): 16504-16514.

细胞趋化蛋白-1受体参与炎症性疾病的炎症反应]、CEACAM1（carcinoembryonic antigen-related cell adhesion molecule 1，参与组织三维结构的分化和排列，血管生成，细胞凋亡，肿瘤抑制，转移以及先天和适应性免疫应答的调节中的作用）[1]、ApoE（apolipoprotein E，乳糜微粒的主要载脂蛋白，参与神经退行性疾病如阿尔茨海默病等的发病过程）、Angpt1（angiopoietin-1，参与血管发育和血管发生）、LGALS3（lectin, galactose-binding, soluble 3，参与细胞黏附，细胞活化与吸收，生长与分化，以及细胞周期与凋亡等）、GSN（gelsolin，该调节的肌动蛋白调节蛋白）[2]、RTN4（reticulon 4，中枢神经系统特异性神经突向外生长的抑制剂，可保护或恢复受损的神经元[3]，体育锻炼可促进其表达增高）、NFKBID（nuclear factor of kappa light polypeptide gene enhancer in B cells inhibitor, delta，参与机体免疫应激反应）等[4]。可见，上调基因大多参与神经系统的炎症性疾病，并与运动关系密切。

---

[1] Rose A M, Krishan A, Chakarova C F, et al. MSR1 repeats modulate gene expression and affect risk of breast and prostate cancer [J]. Annals of Oncology, 2018, 29 (5): 1292-1303.

[2] Sharma N, Benechet A P, Lefrançois L, et al. CD8 T Cells enter the splenic T cell zones independently of CCR7, but the subsequent expansion and trafficking patterns of effector T cells after infection are dysregulated in the absence of CCR7 migratory cues [J]. Journal of Immunology, 2015, 195 (11): 5227-5236.

[3] Xian H F, Yang S, Jin S H, et al. LRRC59 modulates type I interferon signaling by restraining the SQSTM1/p62-mediated autophagic degradation of pattern recognition receptor DDX58/RIG-I [J]. Autophagy, 2019, 15 (5): 1-12.

[4] Liang Y K, Zeng D, Xiao Y S, et al. MCAM/CD146 promotes tamoxifen resistance in breast cancer cells through induction of epithelial-mesenchymal transition, decreased ERα expression and AKT activation [J]. Cancer Letters, 2017, 386 (2): 65-76.

第五节 差异表达基因KEGG分析

一、小鼠血液差异表达基因KEGG富集分析结果

我们对各组小鼠血液和海马组织的所有差异表达基因进行KEGG通路分析，结果显示（以ME vs MG为例），共计199个基因富集到了14个KEGG通路上（表2-6），其中，26个基因富集到血小板活化（mmu04611：Platelet activation）；29个基因富集到吞噬（mmu04145：Phagosome），24个基因富集到帕金森病的发病机制（mmu05012：Parkinson's disease），26个基因富集到阿尔茨海默病发病机制（mmu05010：Alzheimer's disease），22个基因富集到氧化磷酸化过程（mmu00190：Oxidative phosphorylation），16个基因富集到ECM-受体相互作用（mmu04512：ECM-receptor interaction），15个基因富集到造血细胞谱系（mmu04640：Hematopoietic cell lineage），14个基因富集到心肌收缩（mmu04260：Cardiac muscle contraction），4个基因富集到长期抑郁病理改变（mmu04730：Long-term depression），6个基因富集到NF-κB信号通路（mmu04064：NF-kappa B signaling pathway），6个基因富集到Toll样受体信号通路（mmu04620：Toll-like receptor signaling pathway），6个基因富集到TRP通道的炎症介质调节（mmu04750：Inflammatory mediator regulation of TRP channels），3个基因富集到TGF-β信号通路（mmu04350：TGF-beta signaling pathway），2个基因富集到PPAR信号通路（mmu03320：PPAR signaling pathway）。其他KEGG富集通路

还包括5-羟色胺能突触（mmu04726：Serotonergic synapse）、胆碱能突触（mmu04725：Cholinergic synapse）、多巴胺能突触（mmu04728：Dopaminergic synapse）、雌激素（mmu04915：Estrogen）等富集通路的差异基因表达，虽不具显著性统计学意义，但基因表达的富集通路也具有一定的意义[1]。

表2-6　ME-MG血液组织KEGG富集分析的部分结果

ID	#Term	Count	Corrected p-Value	Background number
mmu04611	血小板激活	26	0.000366	131
mmu04145	吞噬体	29	0.000992	174
mmu05012	帕金森病	24	0.00513	147
mmu05010	阿尔茨海默病	26	0.006246	173
mmu00190	氧化磷酸化	22	0.006246	135
mmu04512	ECM-受体相互作用	16	0.014371	88
mmu04640	造血细胞系	15	0.02715	86
mmu04260	心肌收缩	14	0.027462	78
mmu04730	长期抑郁症	4	0.020111	61
mmu04620	Toll样受体信号通路	6	0.036513	101
mmu04064	NF-κB信号通路	6	0.034401	100
mmu04350	TGF-β信号通路	3	0.045455	82

---

[1] Jang E, Albadawi H, Watkins M T, et al. Syndecan-4 proteoliposomes enhance fibroblast growth factor-2（FGF-2）-induced proliferation, migration, and neovascularization of ischemic muscle [J]. Proceedings of the National Academy of Sciences, 2012, 109（5）: 1679-1684.

（续表）

ID	#Term	Count	Corrected p-Value	Background number
mmu04750	炎症介质对TRP通道的调节	6	0.040918	126
mmu03320	过氧化物酶体增殖物激活受体信号通路	2	0.049953	8 2

注：ID：KEGG数据库中通路唯一编号信息；#Term：KEGG通路的描述信息；Corrected p-value：矫正后的统计学显著水平；Background number：该通路下注释基因个数。（下同）

二、小鼠海马组织差异表达基因KEGG富集分析结果

海马组织中共有340个基因富集于16个KEGG通路，其中82个基因富集到核糖体（mmu03010：Ribosome），44个基因富集到氧化磷酸化（mmu00190：Oxidative phosphorylation），41个基因富集到帕金森病的发病机制（mmu05012：Parkinson's disease），41个基因富集到阿尔茨海默病的发病机制（mmu05010：Alzheimer's disease），58个基因富集到代谢途径（mmu01100：Metabolic pathways），3个基因富集到PPAR信号通路（mmu03320：PPAR signaling pathway），6个基因富集到cAMP信号通路（mmu04024：cAMP signaling pathway），3个基因富集到雌激素信号通路（mmu04915：Estrogen signaling pathway），5个基因富集到过氧化物酶体（mmu04146：Peroxisome），6个基因富集到吞噬（mmu04145：Phagosome），4个基因富集到谷氨酸能突触（mmu04724：Glutamatergic synapse），2个基因富集到胆碱能突触（mmu04725：Cholinergic synapse），

1个基因富集到5-羟色胺能突触（mmu04726：Serotonergic synapse），1个基因富集到多巴胺能突触（mmu04728：Dopaminergic synapse），1个基因富集到TRP通道的炎性反应调节（mmu04750：Inflammatory mediator regulation of TRP channels）[1][2]。其他富集的KEGG通路还包括Wnt信号通路（mmu04310：Wnt）、ECM-受体相互作用（mmu04512：ECM-receptor interaction）、趋化因子信号通路（mmu04062：Chemokine）、MAPK信号通路（mmu04010：MAPK）、PI3K-Akt信号通路（mmu04151：PI3K-Akt）等，虽然未达到p-value<0.05的显著性统计学意义，但信号通路相关基因差异表达显著（表2-7）。

表2-7 ME-MG海马组织KEGG富集分析的部分结果

ID	#Term	Count	Corrected p-Value	Background number
mmu03010	核糖体	82	8.73E-69	145
mmu00190	氧化磷酸化	44	2.39E-28	135
mmu05012	帕金森病	41	2.39E-24	147
mmu05016	亨廷顿病	42	2.43E-22	182
mmu05010	阿尔茨海默病	41	2.85E-22	173
mmu01100	代谢途径	58	0.001334852	1256
mmu03320	过氧化物酶体增殖物激活受体信号通路	3	0.001621862	82
mmu04024	CAMP信号通路	6	0.025272763	198

---

[1] Syed S N, Raue R, Weigert A, et al. Macrophage S1PR1 signaling alters angiogenesis and lymphangiogenesis during skin Inflammation [J]. Cells, 2019, 8(8)：785-803.

[2] Chiba T, Inoko H, Kimura M, et al. Role of nuclear IκBs in inflammation regulation [J]. BioMolecular Concepts. 2013, 4(2)：187-196.

(续表)

ID	#Term	Count	Corrected p-Value	Background number
mmu04915	雌激素信号通路	3	0.035217264	98
mmu04146	过氧化物酶体	5	0.037664138	81
mmu04145	吞噬体	6	0.038743052	174
mmu04724	谷氨酸能突触	4	0.039128744	114
mmu04725	胆碱能突触	2	0.041287435	113
mmu04726	血清素能突触	1	0.044128744	133
mmu04728	多巴胺能突触	1	0.049128744	133
mmu04750	炎症介质对TRP通道的调节	1	0.049328744	126

三、小鼠血液与海马组织KEGG显著富集结果对比分析

对比两种组织KEGG通路分析，结果显示，在氧化磷酸化、帕金森病和阿尔茨海默病的发病过程、吞噬、多巴胺能突触、TRP通道的炎性反应调节等关联性较强。对比其差异表达基因有所区别。从对比分析结果来看，KEGG显著富集的通路与神经元退行性病变、炎症等有关[1]。

此外，为便于查看差异基因在通路中的分布情况，我们遵照黑色代表上调基因的KO节点、灰色代表下调基因的KO节点、浅

---

[1] Boniakowski A E, Kimball A S, Joshi A, et al. Macrophage chemokine receptor CCR2 plays a crucial role in macrophage recruitment and regulated inflammation in wound healing [J]. European Journal of Immunology, 2018, 48（9）: 1445-1455.

色包含上下调的基因KO节点，将差异基因标注到通路图中。部分显著富集的KEGG Pathway代谢通路见图2-9。

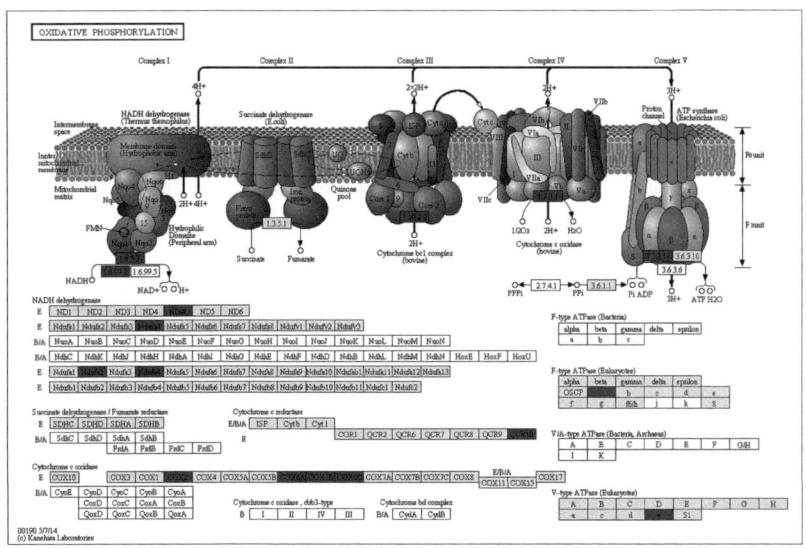

A 血液组织氧化磷酸化KEGG通路

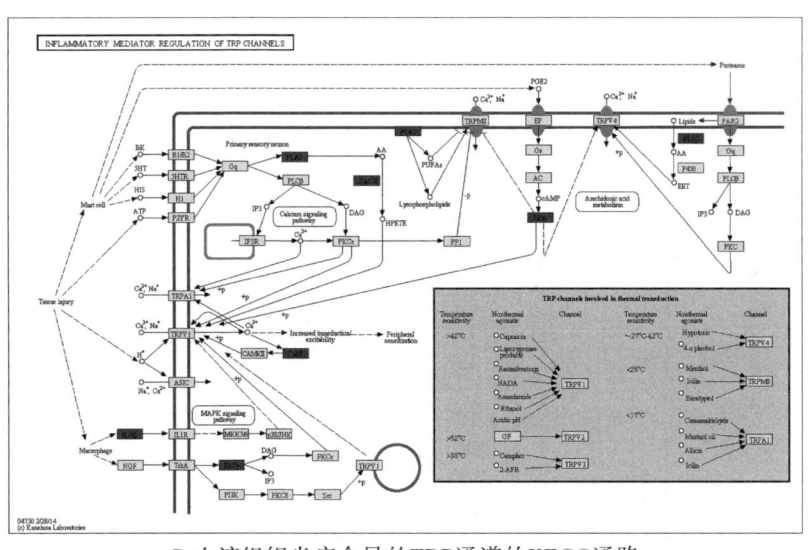

B 血液组织炎症介导的TRP通道的KEGG通路

图2-9　各组小鼠血液与海马组织显著富集的KEGG部分信号通路

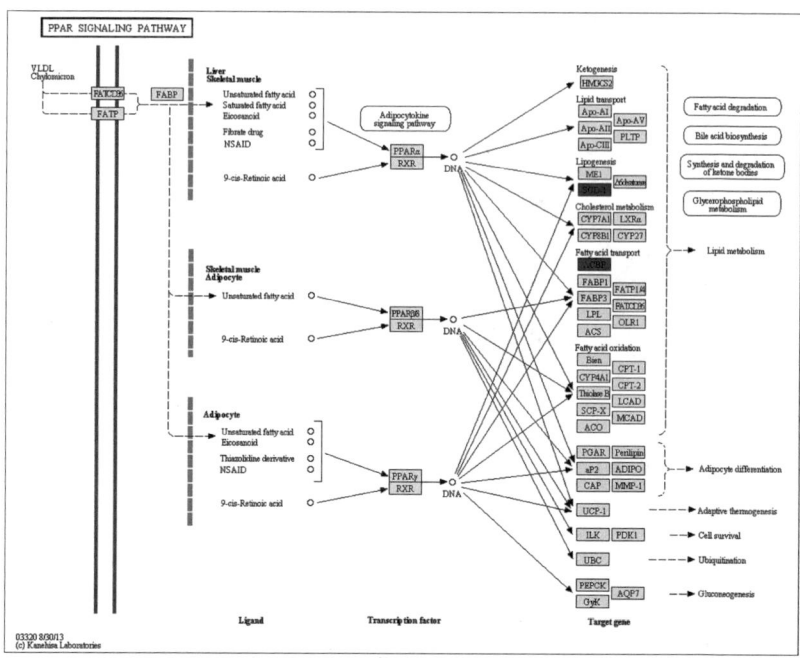

C 血液组织PPAR信号通路的KEGG通路

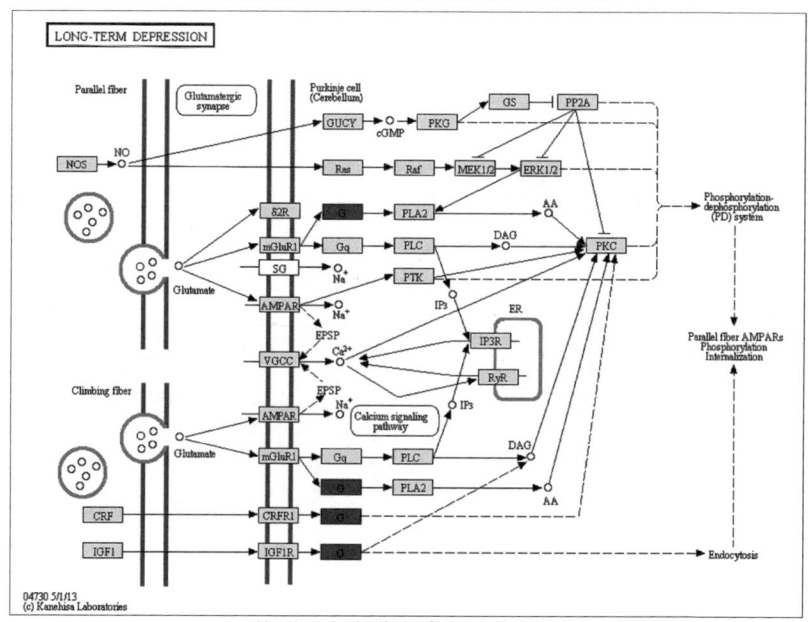

D 海马组织长期抑郁的KEGG通路

图2-9（续图）

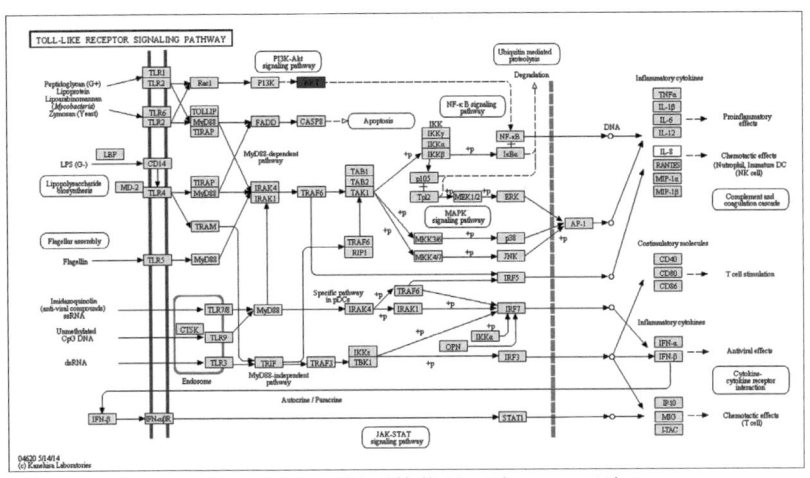

第二部分　基因测序与运动介导抑郁小鼠的作用机制 | 73

E 海马组织Toll样受体信号通路KEGG通路

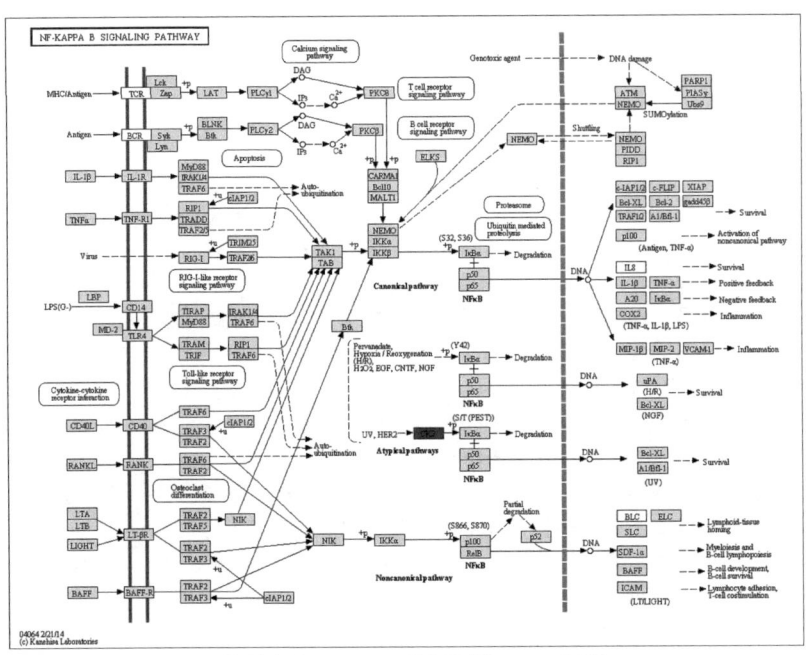

F 海马组织NF-κB信号通路KEGG通路

注：黑色表示上调基因的KO节点，灰色表示下调基因的KO节点，浅色包含上下调的基因KO节点。

图2-9（续图）

综上所述,高通量测序技术及其生物信息学的发展对临床疾病和动植物病变的诊断与康复治疗产生了深远的影响。在肯定测序技术优势的同时,人与动物急慢性疾病的研究仍不够成熟,尤其是在靶向调控关系的预测和实验验证方面存在诸多挑战[1][2]。本实验采用CUMS抑郁造模成效显著,运动干预后的康复效果突出。实验测序样本错误率、碱基含量、差异表达基因筛选结果可靠,预测分析其靶基因位点,KEGG和GO分析结果验证了显著富集的差异表达基因主要与长期抑郁、抑郁炎症、细胞凋亡与自噬及其相关信号通路关系密切,确定了炎症、凋亡与自噬诱发小鼠抑郁的病理机制[3][4],证实了血液与海马组织高通量测序结果显著富集的高度一致性,为临床上采用血液检测结果反映海马组织疾病及其干预效果提供了借鉴[5][6]。同时,由于实验研究测序选择的实验组别仅限于空白鼠、模型鼠和运动干预鼠,

---

[1] Suda T, Tatsumi T, Nishio A, et al. CEACAM1 Is associated with the suppression of natural killer cell function in patients with chronic hepatitis C [J]. Hepatology Communications, 2018, 2 (10): 1247-1258.

[2] 董晶晶, 吉维忠, 吴世政. 人类载脂蛋白E基因结构和代谢与神经系统疾病 [J]. 中华老年心脑血管病杂志, 2017, 19 (5): 559-560.

[3] Ataíde R, Murillo O, Dombrowski J G, et al. Malaria in pregnancy interacts with and alters the angiogenic profiles of the placenta [J]. PLOS Neglected Tropical Diseases, 2015, 9 (6): e0003824.

[4] 曹玉, 张红梅, 贾飞飞, 等. 5-FU对人胃癌细胞系p53β表达影响生物学意义探讨 [J]. 中华肿瘤防治杂志, 2014, 21 (5): 352-355.

[5] Sozmen E G, Rosenzweig S, Liorente I L, et al. Nogo receptor blockade overcomes remyelination failure after white matter stroke and stimulates functional recovery in aged mice [J]. Proceedings of the National Academy of Sciences, 2016, 113 (5): E8453-8462.

[6] 李会兵, 俞凯, 张安玲, 等. 人脑胶质瘤中IKKε的表达及其意义 [J]. 中国神经精神疾病杂志, 2012, 38 (6): 321-324.

且实验设计方法上并未采取基因干扰或基因敲减等技术[1]，因此，缺乏具体信号通路诱导作用机制的深入探讨，但为后续的实验研究拓宽了思路，奠定了良好的实验基础。

[1] 屈红林，谢军，陈嘉勤，等. 有氧运动通过TLR4/miR-223/NLRP3信号通路轴介导CUMS抑郁小鼠海马炎症反应[J]. 体育科学，2019，39（2）：39-50.

第三章 miRNAs高通量测序分析有氧运动干预抑郁小鼠海马损伤的作用机制研究

本研究通过对CUMS抑郁造模,利用高通量测序技术结合生物信息学分析方法对有氧运动干预抑郁小鼠海马组织miRNAs进行鉴定与分析,旨在探讨有氧运动介导抑郁小鼠海马组织miRNAs的差异表达,为抑郁症病理改变及其有氧运动的干预作用机制提供实验依据。

测序的miRNAs数据质量、碱基测序错误率、样品间基因表达水平相关性,以及物种参考基因序列比对成功率等均符合实验要求[1]。以有氧运动干预和抑郁造模为参考因素,通过RNA-seq技术鉴定出863个miRNAs成熟体,对应677个前体miRNAs,对比不同组别小鼠海马组织miRNAs测序的结果显示,高丰度的miRNAs主要参与靶向调控长期抑郁、海马炎症、细胞凋亡与自噬、CBS调控等密切相关[2][3]。有氧运动干预的抑郁小鼠海马

---

[1] Mohr A, Mott J. Overview of micro RNA biology [J]. Seminars in Liver Disease, 2015, 35 (1): 3-11.

[2] He Y, Yang C, Kirkmire C M, et al. Regulation of opioid tolerance by let-7 family microRNA targeting the μ opioid receptor [J]. Journal of Neuroscience, 2010, 30 (30): 10251-10258.

[3] Silvia B, Gerhard S. microRNA: tiny regulators of synapse function in development and disease [J]. Journal of Cellular and Molecular Medicine, 2008, 12 (5a): 1466-1476.

组织GO与KEGG富集分析也主要集中于炎症、细胞凋亡与自噬、钙代谢以及胆碱能突触神经营养因子等信号通路的差异表达。

第一节 实验研究对象与方法

一、实验动物与处理

实验选取SPF级健康雄性8周龄C57BL/6小鼠42只作为实验研究对象，标准B级齿啮类动物干燥饲料喂养，由湖南斯莱克景达实验动物有限公司提供。自由饮食，分笼饲养，6只/笼，室温25±1℃，湿度50±10%，自然昼夜节律光照。适应性喂养1周后，随机数字法分为空白对照组（Control group，CG）12只、造模组（MG）15只、模型运动组（Model + Exercise group，ME）15只。

二、CUSM抑郁小鼠造模与运动方案

1. CUMS抑郁造模

实验针对MG和ME组小鼠，借助彭云丽[1]采用CUMS抑郁造模方法进行改良，即采取改变光照性质、禁食、禁水、潮湿垫料、倾斜鼠笼、束缚、水平震荡等13种慢性应激性刺激因素，按照在线随机数字法生成器生成随机造模方案，并根据相邻时间避

---

[1] 彭云丽. 慢性应激诱发抑郁行为的炎性机制研究[D]. 上海：第二军医大学，2013.

开同一刺激的原则，对造模方案进行微调，最后确定CUMS抑郁造模的刺激方案[1]。

2. 运动方案

运动组小鼠参考相关文献，在适应性训练1周后，按照0坡度、10m/min、60min/d、6d/周的中等运动强度进行跑台训练，为期8周[2]。

三、CUMS抑郁造模与有氧运动干预效果评定

1. 神经行为学评定

实验结束当天，每组小鼠采取随机数字法选取10只小鼠进行敞箱试验，用以评价小鼠的学习记忆和空间探索能力。

2. 海马组织5-HT与BDNF mRNA检测

所有小鼠海马组织按照采用常规Trizol法提取Total RNA，按照反转录试剂盒逆转录成才DNA及mRNA RT-PCR试剂盒进行PCR反应[3][4]。相关引物由生物工程（上海）股份有限公司合成，内参为GAPDH，引物序列见表3-1。

---

[1] 曹美群, 陈德珩, 张春虎, 等. 抑郁模型大鼠海马内特异性microRNAs的筛选以及柴胡疏肝散的干预作用[J]. 中国中药杂志, 2013, 38（10）: 1585-1589.

[2] Bedfored T G, Tipton C M, Willson N C, et al. Maximum oxygen consumption of rats and its changes with various ex-perimental procedures[J]. Journal of Applied Physiology. 1979, 47（6）: 1278-1283.

[3] 屈红林, 谢军, 陈嘉勤, 等. 有氧运动激活BDNF/miR-195/Bcl-2信号通路轴抑制CUMS抑郁小鼠海马神经细胞凋亡[J]. 天津体育学院学报, 2018, 33（2）: 148-155.

[4] 屈红林, 谢军, 陈嘉勤, 等. 有氧运动通过TLR4/miR-223/NLRP3信号通路轴介导CUMS抑郁小鼠海马炎症反应[J]. 体育科学, 2019, 39（2）: 39-50.

表3-1　小鼠5-HT与BDNF引物序列

基因	正义链引物（5'-3'）	反义链引物（5'-3'）
5-HT	GACCATCTTCATTGTGCGGC	GTTTCCCATGGCTGAGCAGT
BDNF	ACGAGACCAAGTGTAATCCC	TATCCTTATGAATCGCCAGC
GAPDH	AATCTCCACTTTGCCACTGC	GTTTCCTCGTCCCGTAGACA

四、小鼠样本收集与处理

1%戊巴比妥钠腹腔麻醉，自心脏取血处死后的小鼠冰上剥离头部皮肤，暴露颅骨，自枕骨大孔处用眼科镊轻轻撬开颅骨，向前揭开大脑左右皮层，充分暴露海马组织，用玻璃分针轻轻剥离海马与周围脑组织的黏连，取出海马，冰PBS冲洗，滤纸吸掉多余水分，称重后于Trizol中-80℃冻存备用。

五、小鼠海马组织总RNA提取及其纯度检验

1. 小鼠海马组织总RNA提取

取出冻存的含有海马组织的Trizol试剂管，于冰上电动匀浆器匀浆，充分裂解后，滴加1/5体积的氯仿，快速振荡15s，4℃ 12000g离心15min。上清液转移至洁净的EP管加入1/2体积的异丙醇，充分混匀后静置5min，4℃ 12000g离心15min，弃上清滴加75%乙醇1mL，快速振荡15s，4℃ 7500g离心5min，弃上清后，无菌环境中自然干燥RNA沉淀后，滴加去RNase水溶解RNA，-80℃冻存备用[1]。

---

[1] 熊明华，曹焰晖，杨芮，等.一种改良的可直接用于PCR扩增的土壤DNA提取方法[J].基因组学与应用生物学，2018，38（4）：1643-1648.

2. 小鼠海马总RNA浓度/纯度测定

取小鼠海马组织总RNA 1μL，于超微量紫外分光光度计检测A260、A280的OD值及RNA浓度。1.7＜A260/A280＜2.0，RNA浓度为0.9μg/μL。甲醛变性琼脂糖凝胶电泳可观察到有清晰的26S、18S条带，无降解，肉眼观察可见26S条带亮度是18S的1~2倍。

六、有氧运动干预CUMS抑郁小鼠海马组织miRNA测序

1. 小鼠海马组织miRNAs文库构建

以总RNA为起始样品，利用Small RNA的5'及3'端的特殊结构，将Small RNA两端加以接头，反转录合成cDNA，PAGE胶电泳分离目标DNA片段，PCR扩增，进行Small RNA Sample Pre Kit文库构建。

2. 小鼠海马组织miRNAs文库质检

用Qubit 2.0定量，按1ng/μL比例稀释文库，文库的插入片段长度用Agilent 2100进行检测，Q-PCR方法准确定量文库的有效浓度（文库有效浓度＞2nM）。

3. 小鼠海马组织miRNAs测序

HiSeq/MiSeq测序前，按照有效浓度及目标下机数据量的需求进行不同文库的汇集。

4. 小鼠海马组织miRNAs差异基因筛选与GO、KEGG分析

按照有氧运动组和模型组基因差异倍数（fold Change，FC）来进行筛选，选择标准为$\log_2$（FC）$\geqslant 1$或$\log_2$（FC）$\leqslant -1$。

试验采用GOseq软件利用Wallenius non-central hypergeometric midistribution方法，以小鼠基因组为背景对照，通过对基因长度的偏好性按照个体概率进行估计，计算GO term差异富集概率。GO注释功能富集的差异表达基因按生物学功能进行GO富集分析。

KEGG通过系统分析基因功能、基因组信息公共数据库，提供显著性富集的代谢途径分析预测的靶基因相关KEGG信号通路注释，对富集的GO注释和KEGG信号通路注释进行统计分析，筛选显著富集差异并具有统计学意义的GO功能注释与KEGG信号通路。

七、数理统计法

所有试验数据采用SPSS 20.0统计软件包进行处理，符合正态分布的数据采用单因素方差分析，组间进行T检验，显著性选择$p<0.05$。所有试验数据以均数±标准差（$\bar{x} \pm SD$）表示。

第二节 抑郁造模与干预效果评定结果与分析

敞箱实验用于评定小鼠在陌生环境中的自主行为和探究行为，更能直观反映出小鼠运动功能的改变。研究发现，与对照

组相比，为期28天的CUMS造模成功小鼠不能自行恢复自主探索行为，但为期8周的系统的中等强度的有氧运动可增加其自主探索能力和运动功能（表3-2）。RT-PCR的检测结果也显示，MG组小鼠海马组织5-*HT*、*BDNF* mRNA表达明显下调，呈非常显著性差异（$p<0.01$），有氧运动能够显著上调5-*HT*与*BDNF* mRNA的表达[1]。作为CUMS抑郁模型经典生化指标的神经递质5-HT的下调是单胺类神经递质假说的主要依据，相类似BDNF的显著下调是神经营养因子抑郁学说的主要观点[2]。由此可见，本实验CUMS抑郁造模的效果明显。同样的实验结果也发现，有氧运动可以增加5-HT的含量，上调BDNF的表达，发挥抗抑郁作用。

表3-2 有氧运动干预CUMS抑郁小鼠效果评价统计表

组别	CG	MG	ME
竖立次数（次）	30.40 ± 5.06	20.80 ± 4.10**	33.40 ± 4.90##
修饰次数（次）	60.60 ± 11.31	49.30 ± 13.22*	70.90 ± 12.44##
运动时间（s）	223.30 ± 16.69	196.20 ± 24.67*	212.70 ± 19.25#
5- HT（mRNA/GAPDH）	2.12 ± 0.83	1.25 ± 0.57**	2.24 ± 0.55##
6- BDNF（mRNA/GAPDH）	1.14 ± 0.23	0.51 ± 0.17**	1.58 ± 0.35*##

注：*$p<0.05$，**$p<0.01$，vs CG；#$p<0.05$，##$p<0.01$，vs MG。

---

[1] 邓震. 骨髓间充质干细胞通过miR-29c抑制前列腺癌细胞的功能及机制研究［D］. 上海：第二军医大学，2014.

[2] 潘孝明，梁兴国. 全基因组扩增技术原理及研究进展［J］. 生物技术通报，2014（12）：47-54.

第三节 miRNAs测序数据质量与分析

一、有氧运动干预CUMS抑郁小鼠海马组织miRNA测序数据质量结果

3组小鼠海马样本的miRNA测序序列个数与测序序列长度的结果分别为0.6G、0.55G和0.6G的高质量序列（Bases），同时，3组样本的出现错误率均低于0.01%，且Phred数值大于20和30的碱基占总体碱基的质量值Q20≥98.18%，Q30≥96.50%，测序结果均符合预定测序要求，可用于下一步分析（表3-3）。

表3-3 miRNA数据产出质量结果

Sample name	Clean reads	Clean Bases (G)	Error rate (%)	Q20 (%)	Q30 (%)	GC (%)
CG	12000000	0.600	0.01	98.18	96.56	49.46
MG	11004874	0.550	0.01	98.21	96.50	49.79
ME	12000000	0.600	0.01	98.35	96.81	50.24

注：Sample：样本；Clean reads：严格质量控制并剔除低质量序列的高质量测序数据；Clean Bases：过滤后得到的测序量；Error rate：差错率。

二、有氧运动干预CUMS抑郁小鼠海马组织高通量测序错误率分布检测

从每个碱基测序错误率的检测结果来看，虽然前几个碱基的位置、测序错误发生率较高，经分析发现这可能与RNA-seq

建库过程中反转录需要的随机引物碱基与RNA模板的不完全结果有一定的关系。但总体来看，每个碱基位置的测序错误率都低于0.5%，且除前几个碱基位置以外的其他碱基的miRNAs测序的错误率较低，均低于0.01%，符合高通量碱基测序错误率的基本要求（图3-1）。

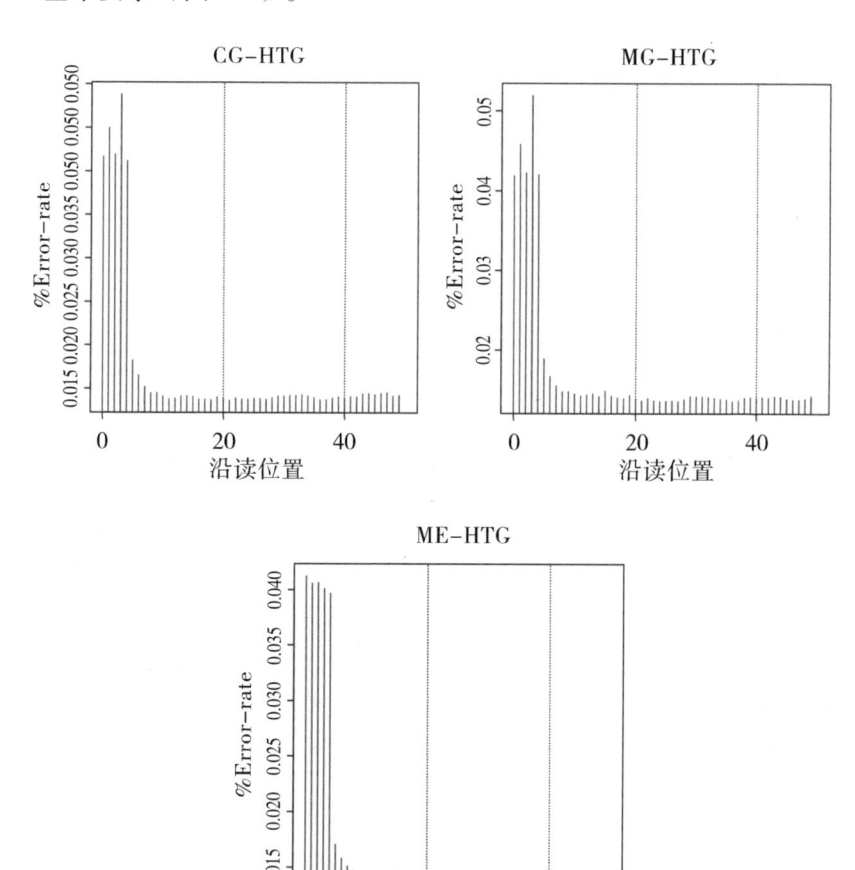

图3-1 各组小鼠海马miRNA测序错误率分布

三、有氧运动干预CUMS抑郁小鼠海马组织miRNAs长度筛选结果与分析

从miRNAs长度筛选的结果不难看出（表3-4、图3-2），各组小鼠海马组织miRNAs的长度区间分布在18~25nt，针对18~25nt范围内的miRNAs进行长度分布区间峰值的统计分析可以判断miRNAs显著富集的种类集中在21~22nt[1]。

表3-4　三组小鼠海马组织miRNAs种类与数量筛选情况统计表

Sample	Total reads	Total bases（bp）	Uniq reads	Uniq Bases（bp）
CG-h	11401115	282237657	1162553	29334040
MG-h	10573663	271972832	1028457	26399900
ME-h	11438618	303441721	1094027	29460150

注：Sample：样本；Total reads：有效测序数据的总条数；Total bases（bp）：碱基总数；Uniq reads：唯一比对到参考基因组序列；Uniq Bases（bp）：唯一比对到参考基因组的碱基。

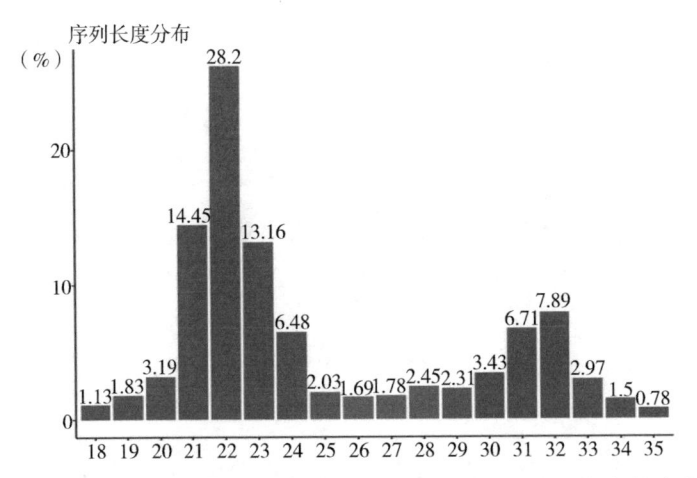

图3-2　各组小鼠海马组织所得total miRNAs片段的长度分布统计

---

[1] 龚昌雄,张钦,黄嘉诚,等. HAND2对脑微血管发育阶段周细胞增殖和迁移的影响[J]. 免疫学杂志,2019,35(3):200-206.

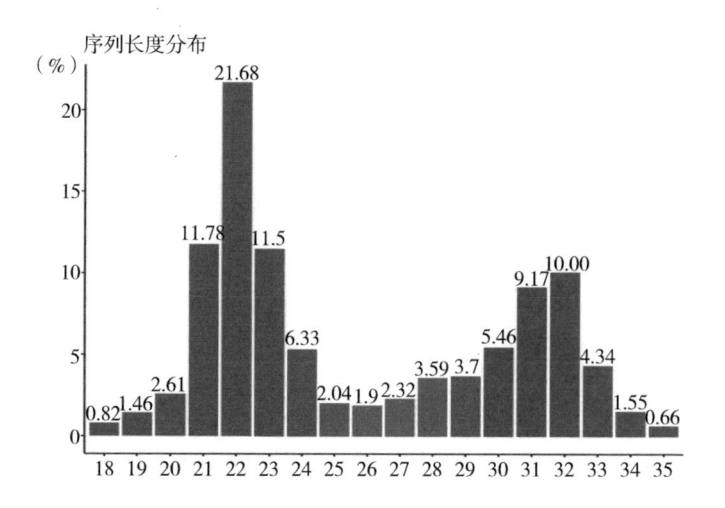

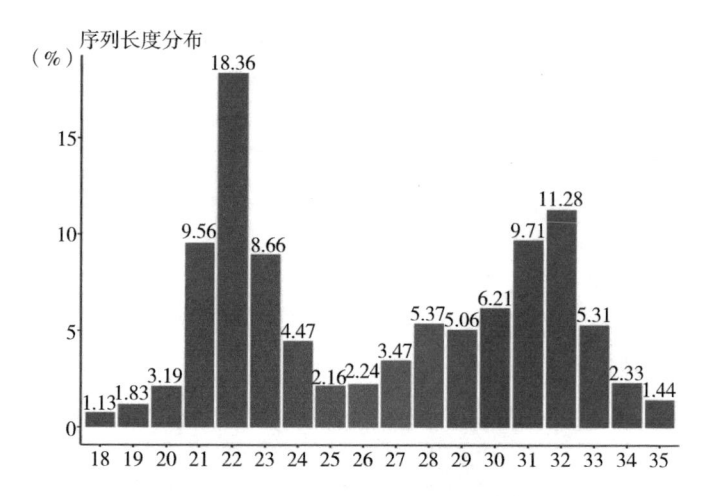

图3-2（续图）

从本实验检测的结果来看，各组小鼠海马组织miRNAs间的相关性整体水平均在0.9以上，从不同小鼠组别海马组织间的相关性系数来看，基本符合后续实验分析的要求。

四、有氧运动干预CUMS抑郁小鼠海马组织miRNAs参考基因重复比对结果分析

为进一步了解有氧运动干预前后各组小鼠海马组织测序所得的miRNAs，我们按照抑郁小鼠重复序列转座子注释信息，依据参考序列进行重复序列的预测，并将miRNAs与重复序列进行比对，从比对结果来看（表3-5、图3-3），发现各组样本的比对成功率为83.38%~86.62%，其中56.36%~61.18%的序列可有效匹配到同物种的参考基因序列相同方向，24.52%~27.02%序列比对到同物种参考序列相反方向。

表3-5 各组小鼠海马组织的miRNAs与参考基因重复对比信息

Sample	Total sRNA	Mapped sRNA	"+" Mapped sRNA	"-" Mapped sRNA
CG_H	11401115（100.00%）	9876104（86.62%）	6974900（61.18%）	2901204（25.45%）
MG_H	10573662（100.00%）	8891195（84.09%）	6298270（59.57%）	2592925（24.52%）
ME_H	11438618（100.00%）	9537546（83.38%）	6446908（56.36%）	3090638（27.02%）

注：Sample：样本；Total sRNA：总的小RNA；Mapped sRNA：映射到参考序列上的小RNA；"+"Mapped sRNA：映射到参考序列上的正链小RNA；"-"Mapped sRNA：映射到参考序列上的负链小RNA。

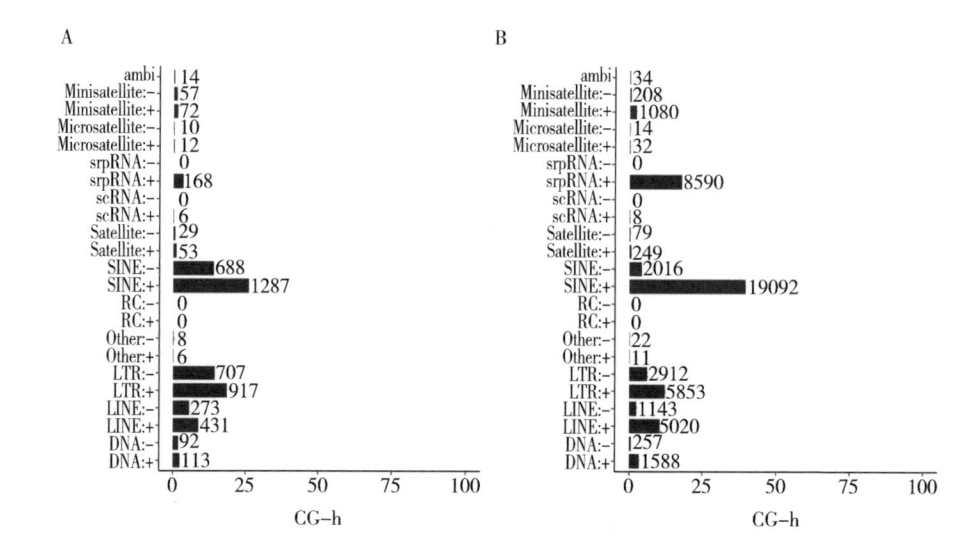

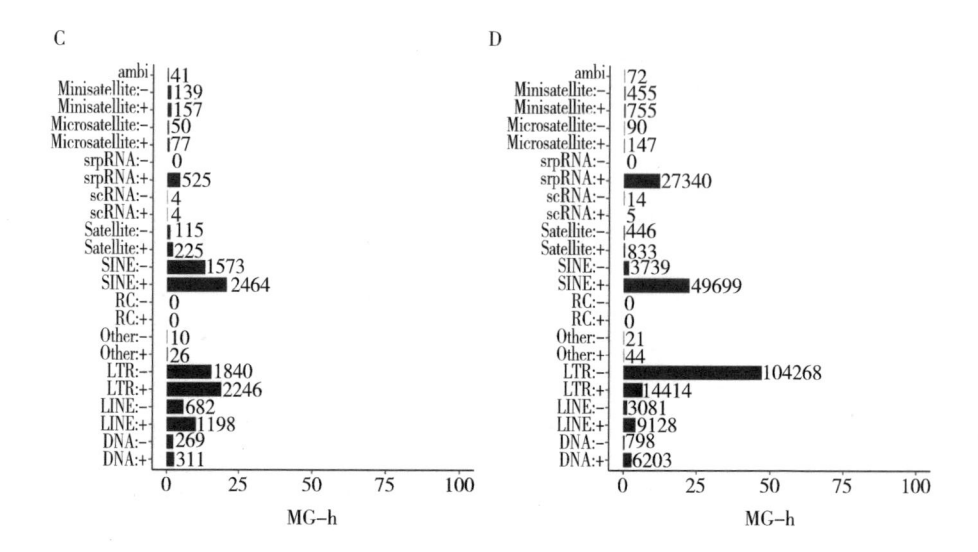

图3-3　各组小鼠海马组织Uniq repeat reads与Total repeat reads分类统计图

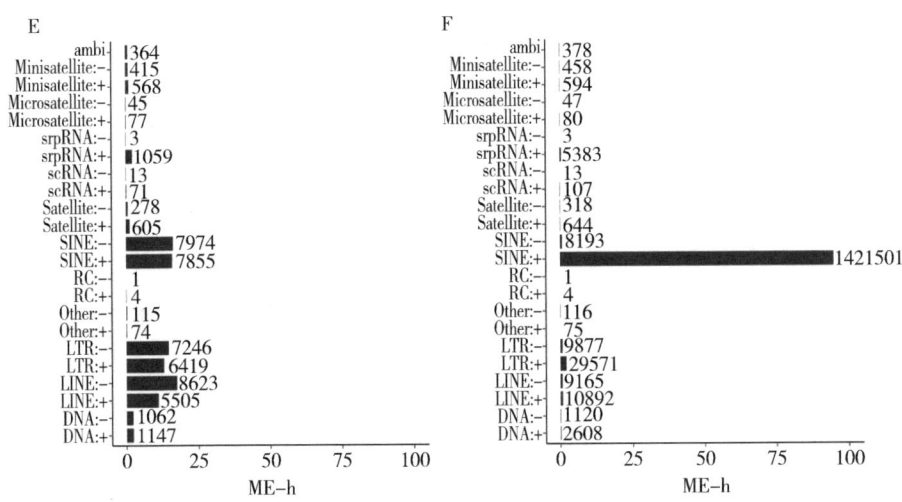

```
E
ambi      |364
Minisatellite:-  |415
Minisatellite:+  |568
Microsatellite:- |45
Microsatellite:+ |77
srpRNA:-   |3
srpRNA:+   ▮1059
scRNA:-    |3
scRNA:+    |71
Satellite:- |278
Satellite:+ |605
SINE:-     ▮7974
SINE:+     ▮7855
RC:-       1
RC:+       |4
Other:-    |115
Other:+    |74
LTR:-      ▮7246
LTR:+      ▮6419
LINE:-     ▮8623
LINE:+     ▮5505
DNA:-      ▮1062
DNA:+      ▮1147
           0  25  50  75  100
                 ME-h

F
ambi       |378
Minisatellite:-  |458
Minisatellite:+  |594
Microsatellite:- |47
Microsatellite:+ |80
srpRNA:-   |3
srpRNA:+   |5383
scRNA:-    |3
scRNA:+    |107
Satellite:- |318
Satellite:+ |644
SINE:-     |8193
SINE:+     ▮1421501
RC:-       1
RC:+       |4
Other:-    |116
Other:+    |75
LTR:-      |9877
LTR:+      |29571
LINE:-     |9165
LINE:+     |10892
DNA:-      |1120
DNA:+      |2608
           0  25  50  75  100
                 ME-h
```

注：A_CG组：海马组织miRNAs种类重复序列；B_CE组：海马组织miRNAs总重复次数；C_MG组海马组织miRNAs种类重复序列；D_MG组：海马组织miRNAs总重复次数；E_ME-FFFG：海马组织miRNAs种类重复序列；F_ME-HTG：海马组织miRNAs总重复次数。

图3-3（续图）

五、有氧运动干预CUMS抑郁小鼠海马组织miRNAs分类注释统计分析

为更好地了解所测得的sRNA，我们整合mirDeep2、miREvo等的预测软件进行新sRNAs分析的同时，还与miRBase20.0、mapped miRNAs、GeneBank和Rfam等数据库比对，结果显示，测序所获得的结果除miRNAs外，还包括其他类型的非编码RNA，而比对上的已知miRNAs的种类仅占0.66%~0.71%，有趣的是能比对上的miRNAs数量，CG组占40.47%，MG组占33.73%，ME组占27.44%，说明测序所获得的序列主要是miRNAs[1]。利用mirDeep2与miREvo软件比对剩余序列作为新miRNAs预测时，结

---

[1] 丘立富. 早期糖尿病肾脏病气阴两虚血瘀证分布特点及其证候诊断规范研究[D]. 北京：北京中医药大学，2016.

果显示无论是种类还是数量比对率均相对较高（图3-4），最后仅有0.01%的sRNA没有得到注释[1]。

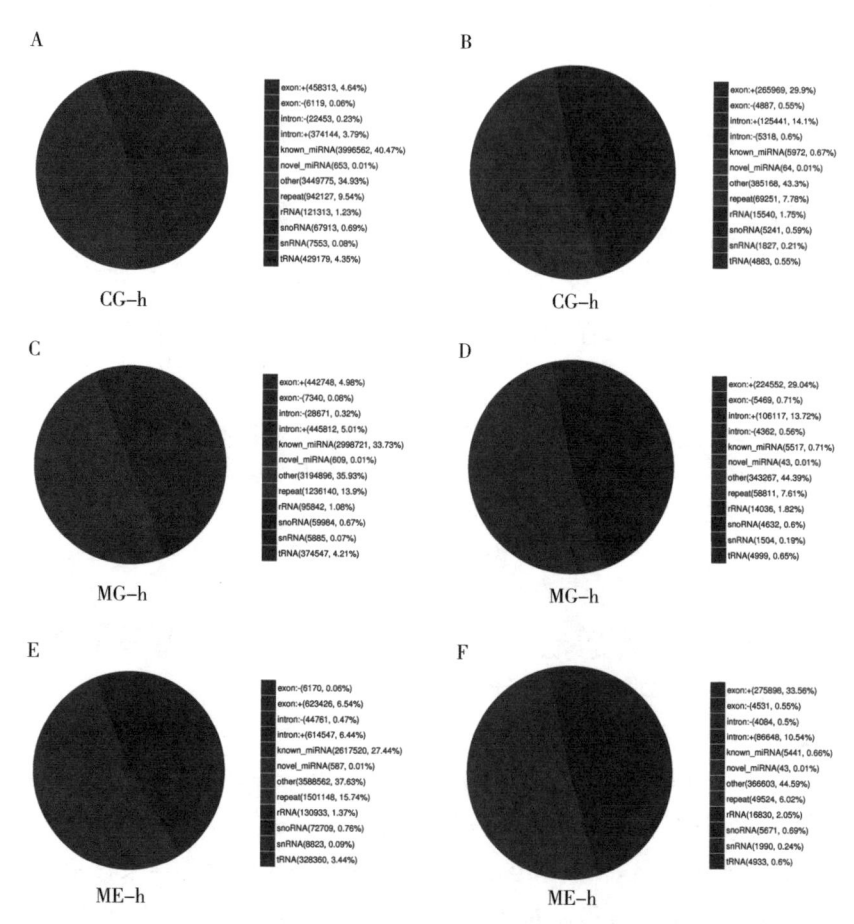

图3-4　各组小鼠海马组织sRNA种类与数量统计图

注：A_CG组：海马组织总数量；B_CG组：海马组织种类；C_MG组：海马组织总数量；D_MG组：海马组织种类；E_ME组：海马组织总数量；E_ME组：海马组织种类。

---

[1] Young M D, Wakefield M J, Smyth G K, et al. Gene ontology analysis for RNA-seq: accounting for selection bias [J]. Genome Biology, 2010, 11 (2): 1-12.

六、有氧运动干预CUMS抑郁小鼠海马组织的已知miRNA分析与新miRNAs预测

将上述miRNAs与miRBase 20.0中小鼠参考基因组数据库比对发现，3组小鼠海马组织样本得到匹配上的miRNAs成熟体包括匹配上的已知miRNAs的二级结构共计863个，对应677个miRNAs前体[1]。前体发育为成熟体过程中的miRNAs由Dicer酶切完成，由于酶切位点的特异性，造就了miRNAs成熟体序列首位碱基的偏向性，不同长度miRNAs的首位碱基分布不同，偏向性亦不完全相同（图3-5）。

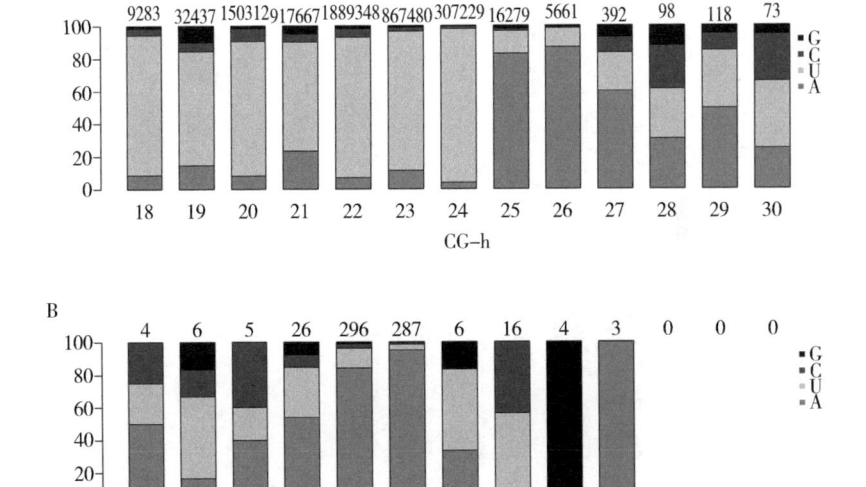

图3-5 已知miRNAs与新miRNAs首位碱基偏好性分析

---

[1] 唐志元. 双基因敲除（H2-Ab1+H2-Eb1）小鼠的繁育、鉴定及其变应性鼻炎模型的研究［D］. 乌鲁木齐：新疆医科大学，2018.

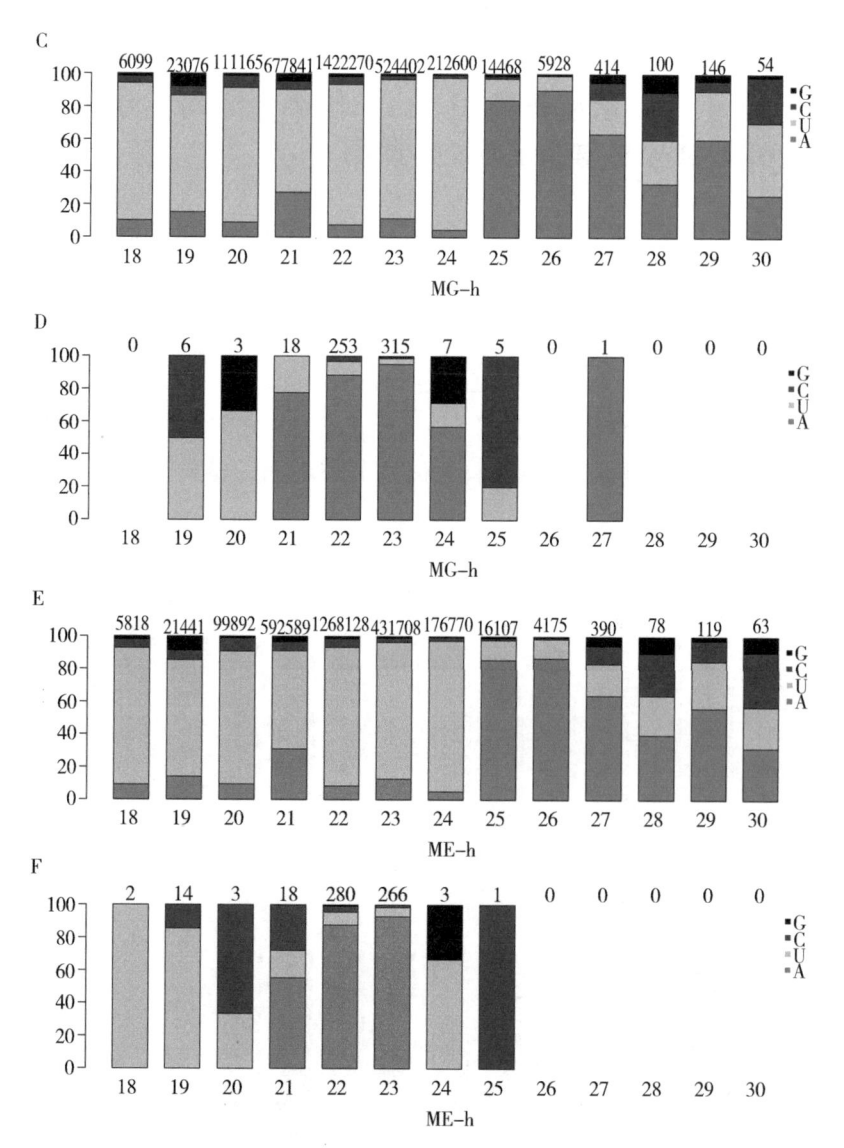

注：A_CG：已知miRNAs首位碱基偏好性分析；B_CG：未知miRNAs首位碱基偏好性分析；C_MG：已知miRNAs首位碱基偏好性分析；D_MG：未知miRNAs首位碱基偏好性分析；E_ME：首位碱基偏好性分析；F_ME：未知miRNAs首位碱基偏好性分析。

图3-5（续图）

miRNAs前体的标志性发夹结构能够用来预测新的miRNAs，我们整合miRDeep2与miREvo预测软件分析新的miRNAs，发现3组小鼠海马文库中预测到23个成熟体，对应28个前体序列。同样，对新miRNAs的首位碱基偏好性分析的结果显示与已知miRNAs偏好性相似，说明了Novel miRNAs预测结果的准确性与可靠性。

有氧运动干预CUMS抑郁小鼠海马组织样本miRNAs测序错误率均低于0.01%，总miRNAs长度分布区间峰值主要富集的种类集中在21~22nt，样品miRNA间的相关性整体水平在0.9以上，与参考序列、重复序列的比对成功率为83.38%~86.62%，对于新miRNAs预测的种类与数量比对率也较高，相关测序结果符合实验分析的要求[1]。

第四节　有氧运动干预CUMS抑郁小鼠海马组织差异表达miRNA分析

一、miRNA差异表达筛选

对差异miRNA筛选采用火山图推断其差异整体分布情况，一般默认差异miRNA的筛选条件为padj＜0.05。图3-6为miRNA差异筛选图。

---

[1] Motohiro O, Ruri O, Kouju F. Vortioxetine subchronically activates serotonergic transmission via desensitization of serotonin 5-HT1A receptor with 5-HT3 receptor inhibition in rats [J]. European Journal of Nuclear Medicine and Molecular imaging, 2019, 20 (24): 6245.

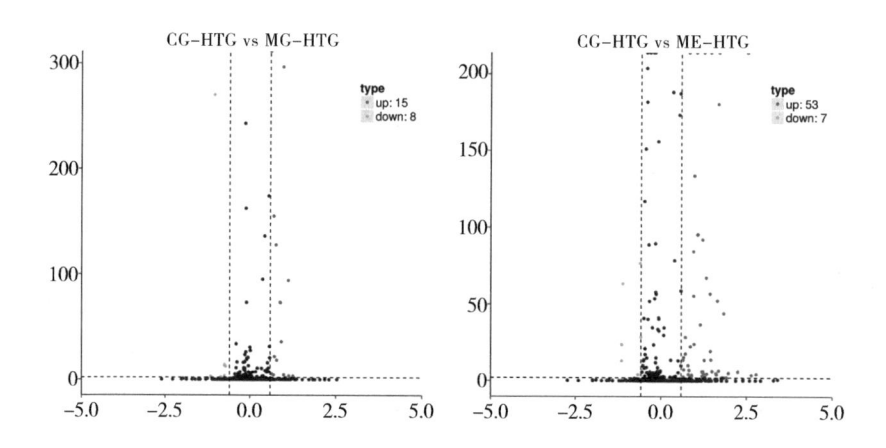

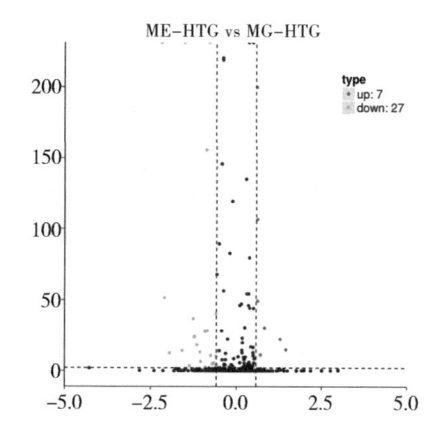

图3-6　各组别小鼠海马组织差异miRNA火山图

从差异miRNA聚类分析结果可以看出，不同组别间的聚类分析差异表达的miRNA有9个。由此可以判断有氧运动和抑郁造模诱发的差异miRNA表达量的聚类模式（图3-7）。

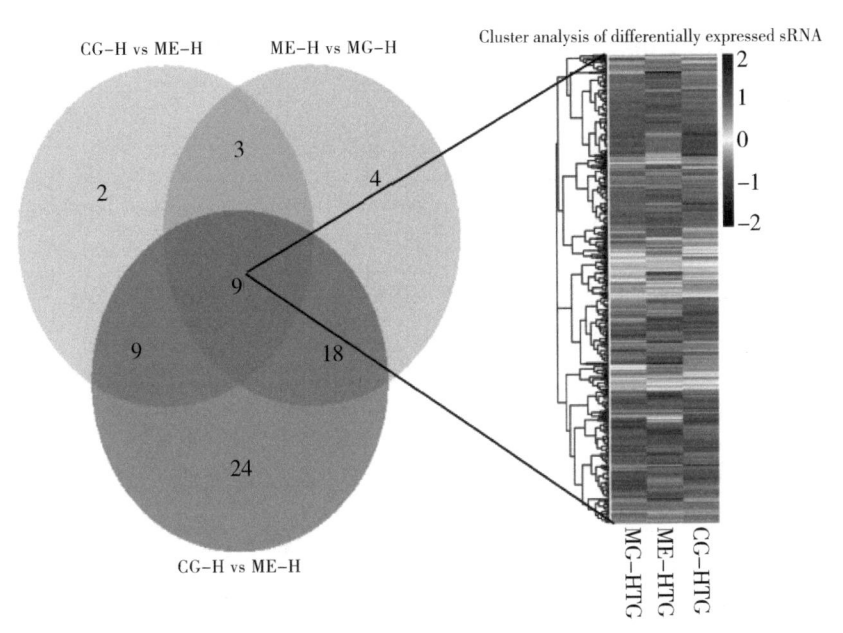

注：整体层次聚类分析图，以$\log_{10}$（TPM+1）值进行聚类，深色表示高表达miRNA，浅色表示低表达miRNA。Venn图中圆圈代表各比较组合，圆圈中的数字之和代表miRNA总个数，交叠的部分表示组合间共表达差异miRNA个数。

图3-7 各组小鼠海马组织样本的差异miRNAs分析图

本实验针对测序结果中miRNA在有氧运动干预前后的CUMS抑郁小鼠海马组织中差异表达的情况制作了Venn图。实验结果显示有氧运动与CUMS抑郁小鼠、空白对照组小鼠海马组织中有9个差异表达miRNAs。进一步的分析结果显示，在海马组织中差异表达的9个miRNAs主要包括mmu-miR-10a-5p、mmu-miR-136-5p、mmu-miR-142a-3p、mmu-miR-24-2-5p、mmu-miR-3063-5p（mmu-miR-3063）、mmu-miR-3071-3p、mmu-miR-

3074-2-3p、mmu-miR-335-5p、mmu-miR-451a。海马组织中mmu-miR-3063的Position 63-69对应CBS3'UTR（表3-6）。

表3-6　mmu-miR-3063的Position 63-69对应CBS3'UTR

Gene	Predicated consequential pairing of target region (top) and miRNA (bottom)
Position 63-69 of CBS 3' UTR	5'　...GAGACACCUACCAGCUUCCUCAC...
	｜｜｜｜｜｜
mmu-miR-3063	3'　CCGCUCUCUAGUCCUAAGGAGU

注：Gene：基因；Predicated consequential pairing of target region (top) and miRNA (bottom)：miRNA与其靶基因（上部）的配对过程（顶部）。

二、海马组织差异表达miRNA的GO分析结果

海马组织miRNA差异表达基因的富集分析结果显示（以ME vs MG为例），所有的差异表达基因中共有21680个基因富集到2152条GO terms中，其中1628条富集到BP中，251条富集到CC中，273条富集到MF中，具有显著性水平的富集GO terms有463条，其中BP 325条，CC 74条，MF 64条，按照p-Value<0.05进一步进行显著性分析，具有显著性表达的共有3条，其中CC 2条，BP 1条。表3-7为MG-ME海马组织miRNA富集结果。

表3-7　ME-MG海马组织miRNA GO富集分析的结果

GO accession	Description	Term_type	pValue	Bg_list
GO：0044444	细胞质部分	CC	0.25558	21680
GO：0005737	细胞质	CC	0.25663	21680

(续表)

GO accession	Description	Term_type	pValue	Bg_list
GO：0019216	脂质代谢过程的调节	BP	0.49224	21680

注：GO accession：Gene Ontology数据库中唯一的标号信息；Description：Gene Ontology功能的描述信息；Term-type：该GO的类别（cellular_component，细胞组分；biological_process，生物学过程；molecular_function，分子功能）；pValue：校正后的P-Value；Bg-list：GO注释的背景（所有）基因的数目。

三、海马组织miRNA差异表达的KEGG分析

海马组织中共有25个基因分别显著富集到19个KEGG通路，其中2个基因富集到cAMP信号通路（mmu04024：cAMP signaling pathway），2个基因富集到Ras信号通路（mmu04014：Ras signaling pathway），3个基因富集到钙信号通路（mmu04020：Calcium signaling pathway），3个基因富集到Rap1信号通路（mmu04015：Rap1 signaling pathway），其余信号通路均有1个基因富集，主要包括cGMP-PKG信号通路（mmu04022：cGMP-PKG signaling pathway）、Toll样受体信号通路（mmu04620：Toll-like receptor signaling pathway）、NF-κB信号通路（mmu04064：NF-kappa B signaling pathway）、雌激素信号通路（mmu04915：Estrogen signaling pathway）、胆碱能突触（mmu04725：Cholinergic synapse）、mTOR信号通路（mmu04150：mTOR signaling pathway）、GnRH信号通路（mmu04912：GnRH signaling pathway）、MAPK信

号通路（mmu04152：AMPK signaling pathway）、阿尔茨海默病发病机理（mmu05010：Alzheimer's disease）、多巴胺能突触（mmu04728：Dopaminergic synapse）、调节自噬（mmu04140：Regulation of autophagy）、TRP通道的炎性反应调节（mmu04750：Inflammatory mediator regulation of TRP channels）、PI3K-Akt信号通路（mmu04151：PI3K-Akt signaling pathway）等[1][2][3]。其他还包括亨延顿氏病、趋化因子信号通路[4]、神经活性配体-受体相互作用等通路[5]，虽P-Value＞0.05，但也有较显著的差异表达。表3-8展示了各组小鼠海马组织的miRNA差异表达显著富集的KEGG通路。

表3-8 ME-MG海马组织miRNA显著差异KEGG通路分析结果

ID	#Term	Count	P-Value	Background number
mmu04024	cAMP 信号通路	2	0.019283	198
mmu04150	mTOR 信号通路	1	0.025956	61
mmu04014	Ras 信号通路	2	0.026146	229

---

[1] Vanicek T, Kranz G S, Vyssoki B, et al. Acute and subsequent continuation electroconvulsive therapy elevates serum BDNF levels in patients with major depression [J]. Brain Stimulation, 2019, 12（4）: 1041-1050.

[2] Jiang L, Schlesinger F, Davis C A, et al. Synthetic spike-in standards for RNA-seq experiments [J]. Genome Research, 2011, 21（9）: 1543-1551.

[3] Erlich Y, Mitra P P. Alta-Cyclic: a self-optimizing base caller for next-generation sequencing [J]. Nature Methods, 2008, 5（8）: 679-682.

[4] 郭茜茜. 钩藤碱和异钩藤碱生物合成路径的研究 [D]. 哈尔滨：东北农业大学，2014: 33-36.

[5] 蔡晓力. JAK3选择性抑制剂的3D-QSAR、分子对接和分子动力学模拟研究 [D]. 广州：广东药科大学，2018.

(续表)

ID	#Term	Count	P-Value	Background number
mmu04912	GnRH 信号通路	1	0.03065	89
mmu04727	GABA能突触	1	0.03065	89
mmu04620	Toll 样受体信号通路	1	0.034075	101
mmu04064	NF-kappa B 信号通路	1	0.034352	100
mmu04915	雌激素信号通路	1	0.035872	98
mmu04725	胆碱能突触	1	0.037894	113
mmu04020	钙信号通路	3	0.040563	181
mmu04015	Rap1 信号通路	3	0.040628	214
mmu04022	cGMP-PKG 信号通路	1	0.040735	170
mmu04722	神经营养因子信号通路	1	0.041239	123
mmu05010	阿尔茨海默病	1	0.045463	173
mmu04728	多巴胺能突触	1	0.045564	133
mmu04140	自噬的调节	1	0.045747	40
mmu04152	AMPK 信号通路	1	0.045953	129
mmu04750	炎症介质对TRP通道的调节	1	0.048641	126
mmu04151	PI3K-Akt 信号通路	1	0.048829	351

对比有氧运动干预前后的CUMS抑郁小鼠海马组织miRNAs KEGG通路的结果显示[1]，miRNA差异表达富集通路表现在调节自噬、钙信号通路、胆碱能突触、神经营养因子信号通路、趋化

[1] 周媛媛，龚未，肖景发，等. 小鼠乳腺发育的转录组学研究——怀孕哺乳周期乳腺的关键调控基因 [J]. 中国科学：生命科学，2014，44（3）：291-307.

因子信号通路及其神经细胞凋亡、自噬等相关通路[1][2]。依据差异基因在KEGG通路中的分布情况，将差异基因miRNA标注到通路图中，其中小方框代表蛋白，黑色代表候选靶基因对应的蛋白（图3-8~图3-10）。

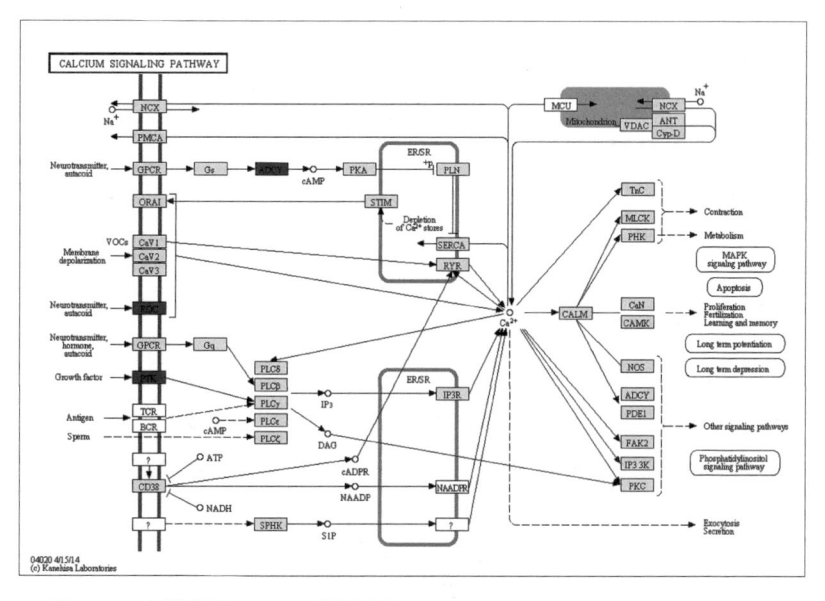

图3-8 小鼠海马miRNA差异表达Calcium signaling pathway KEGG富集通路分析图

---

[1] Friedlander M R, Mackowiak S D, Li N, et al. MiRDeep2 accurately identifies known and hundreds of novel microRNA genes in seven animal clades [J]. Nucleic Acids Research, 2012, 40 (1): 37-52.

[2] Wen M, Shen Y, Shi S, et al. MiREvo: An integrative microRNA evolutionary analysis platform for next-generation sequencing experiments [J]. BMC Bioinformatics, 2012, 13 (1): 140.

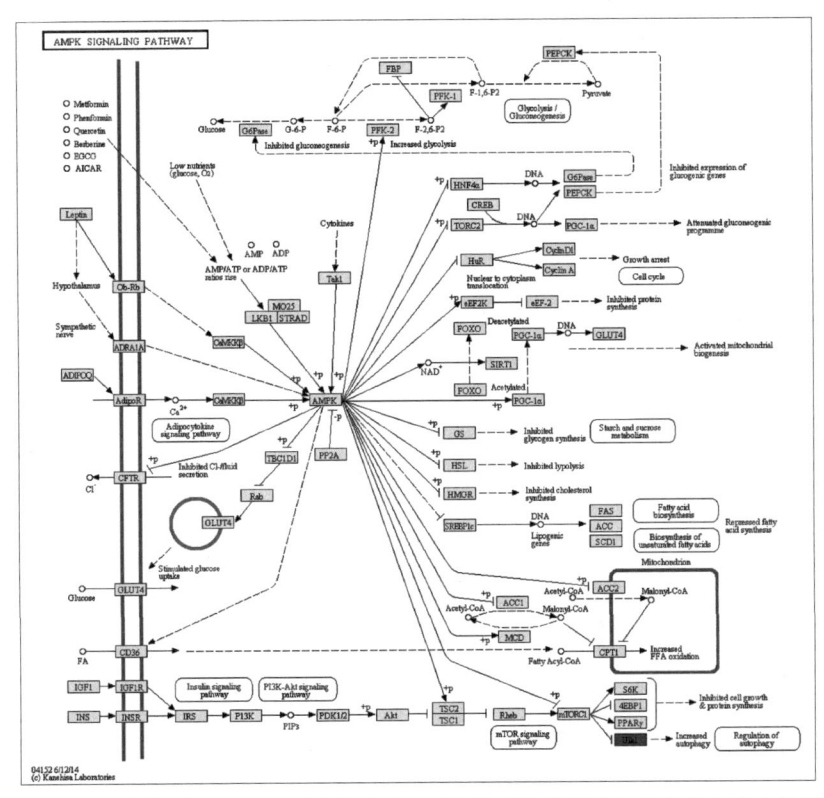

图3-9 小鼠海马miRNA差异表达调控AMPK信号通路的KEGG富集通路分析图

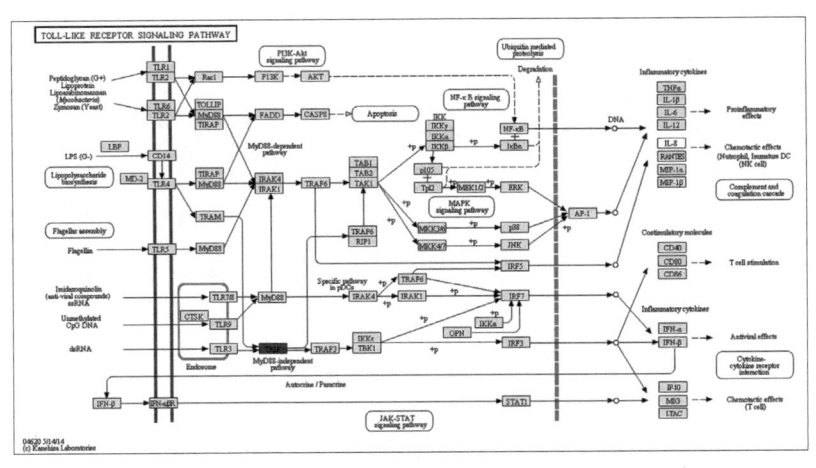

图3-10 小鼠海马miRNA差异表达Toll样受体信号KEGG富集通路分析图

通过RNA-seq技术获得有氧运动干预前后CUMS抑郁小鼠海马组织的miRNAs表达谱，在3个组别小鼠文库中共鉴定出863个miRNAs成熟体，对应677个前体miRNAs[1]。高丰度miRNAs主要与有氧运动干预的CUMS抑郁小鼠的长期抑郁、炎症反应、海马神经细胞凋亡和自噬，以及CBS调控等密切相关[2][3]。基于海马miRNAs差异表达基因与DEMs表达数据库的分析结果，GO与KEGG分析的结果主要富集于炎性信号通路、细胞凋亡与自噬信号通路、钙代谢信号通路，以及胆碱能突触、神经营养因子等通路。

---

[1] 刘咸筠. HIV-1 Vpr蛋白以非依赖CRL4（DCAF1）泛素连接酶途径抑制CMV启动子活性的研究[D].吉林：吉林大学，2015：52-56.

[2] 吴添舒. 碲化镉（CdTe）量子点对大鼠海马体的毒性效应及作用机制研究[D].南京：东南大学，2017.

[3] 寿崟，虎力，徐平，等.基于转录组测序技术观察电针对2型糖尿病小鼠血浆外泌体circRNA表达的影响[J].上海针灸杂志，2019（5）：565-573.

第三部分

有氧运动介导抑郁海马炎症反应

第四章 有氧运动通过NF-κB、TNF-α/IDO/5-HT信号通路干预小鼠海马神经炎症的机制研究

抑郁症是临床上常见的一种以思维缓慢、兴趣缺失、记忆力减退以及显著而持久的心境低落等为主要特征的伴随精神障碍和生理疾病的慢性复发性精神情感类脑疾病,患者社会功能低下,严重者会丧失生活工作能力,甚至出现自杀观念和行为,严重危害人类的身心健康,给社会和家庭带来极重的负担[1]。截至目前,有关抑郁症的发病机制尚不十分清楚,虽然有学者提出一些假说,如单胺类神经递质分泌减少及突触传递效能减弱、细胞因子炎症学说、下丘脑—垂体—肾上腺轴(HPA轴)功能紊乱[2][3]、应激性环境与遗传因素相互作用致使神经内分泌失调,以及突触传递与突触可塑性异常和大脑皮层与边缘系统结构

---

[1] Du J, Zhu M, Bao H K, et al. The role of nutrients in protecting mitochondrial function and neurotransmitter signaling: implications for the treatment of depression, PTSD, and Suicidal Behaviors [J]. Critical Reviews in Food Science and Nutrition, 2016, 56 (15): 2560-2578.

[2] Slavich G M, Irwin M R. From stress to inflammation and major depressive disorder: A Social signal transduction theory of depression [J]. Psychological Bulletin, 2014, 140 (3): 774.

[3] Du Xin, Pang T Y. Is Dysregulation of the HPA-Axis a core pathophysiology mediating co-morbid depression in neurodegenerative diseases? [J]. Frontiers in Psychiatry, 2015, 6 (32): 32.

功能环路异常等,但这些抑郁症发病的假说难以从根本上解释抑郁症的发病机制[1]。近年来的研究发现,抗抑郁药可通过激活调节神经可塑性的胞内信号转导途径实现抗抑郁的病理改变。随着研究的深入,越来越多的证据揭示,神经免疫系统与炎性细胞因子参与了抑郁样症状的产生[2][3][4]。

海马作为大脑中神经连接环路较为丰富的区域之一,其功能常与记忆、信息储存相关,近年来的研究还发现它还参与情感和认知活动的调控,尤其是在抑郁症的发病过程中发挥重要作用[5][6]。因此,近年来抑郁症发病机制的诸多研究指向了海马组织的变化,如海马体积减小、神经元衰亡或丢失,以及突触发生和神经发生的减少等[7]。现有的抗抑郁药几乎均是靶向

---

[1] 刘聪,韩金红,王长虹.海马神经元突触可塑性在抑郁症发病机制中的研究[J].中华行为医学与脑科学杂志,2015,24(5):423-428.

[2] Kuhn M, Hőger N, Feige B, et al. Fear extinction as a model for synaptic plasticity in major depressive disorder [J]. PloS One, 2014, 9 (12): e115280.

[3] Udaya K, Medel JS, Redwine HM, et al. Effects of selective serotonin and norepinephrine reuptake inhibitors on depressive- and impulsive-like behaviors and on monoamine transmission in experimental temporal lobe epilepsy [J]. Epilepsia, 2016, 57 (3): 506-515.

[4] PW Andrews, A Bharwani, KR Lee, et al. Is serotonin an upper or a downer? The evolution of the serotonergic system and its role in depression and the antidepressant response [J]. Neuroscience & Biobehavioral Reviews, 2015 (51): 164-188.

[5] 屈红林,谢军,陈嘉勤,等.有氧运动通过TLR4/miR-223/NLRP3信号通路轴介导CUMS抑郁小鼠海马炎症反应[J].体育科学,2019,39(2):39-50.

[6] Mao H F, Xie J, Chen J Q, et al. Aerobic exercise combined with huwentoxin-I mitigates chronic cerebral ischemia injury [J]. Neural Regeneration Research, 2017, 12 (4): 596-602.

[7] 屈红林,谢军,陈嘉勤,等.有氧运动激活BDNF/miR-195/Bcl-2信号通路轴抑制CUMS抑郁小鼠海马神经细胞凋亡[J].天津体育学院学报,2018,33(2):148-155.

增强神经递质5-羟色胺（5-hydroxytryptamine，5-HT）和去甲肾上腺素（norepinephrine，NE或NA）系统功能，但疗效并不显著，如乌达亚（Udaya）等的研究结果显示抗抑郁药5-HT再摄取抑制剂类药物能缓解海马神经元萎缩，增加海马CA1区域齿状回的树突棘密度，诱导海马神经元新生，提高神经再生能力[1]。但大多数的抗抑郁药并非得益于药物的直接药理效应，更多的见于大脑试图重建的代偿反应，且时程较长。另外，抗抑郁药停药后实际上是将患者置于更糟糕的状况之中[2][3]。我们前期研究成果表明，有氧运动一方面能促进对慢性脑缺血的修复作用，显示其在提高脑缺血小鼠神经递质的传递方面作用显著；另一方面，对于抑郁小鼠海马组织神经营养因子BDNF的上调具有较好的促进作用。抑郁症的病理过程与海马组织炎症和神经递质间有着怎么样的关系？他们之间又发挥着什么样的协调关系？有氧运动在抗抑郁的过程中扮演着怎样的角色？这是本研究拟要解决的问题。本实验采用了慢性应激性刺激小鼠进行抑郁造模，实施有氧运动干预，并检测干预前后有关色氨酸代谢产物犬尿氨酸（kynurenine，KYN）含量及代谢途径限速酶IDO与其相关蛋白和细胞因子的变化，以明确有氧运动在对抗慢性应激性刺激诱导炎症相关的抗抑郁作用及机制。

通过研究有氧运动的抗慢性应激性抑郁海马炎症及对色氨酸、犬尿氨酸通路关键代谢酶吲哚胺2，3过氧化酶

---

[1] 唐芳，张蕴琨. 补充支链氨基酸对运动能力影响的研究进展[J]. 南京体育学院学报（自然科学版），2012，11（2）：150-192.

[2] Tao J, Cui Y, Duan Y, et al. Puerarin attenuates locomotor and cognitive deficits as well as hippocampal neuronal injury through the PI3K/Akt1/GSK-3β signaling pathway in an in vivo model of cerebral ischemia[J]. Oncotarget, 2017, 8 (63): 106283-106295.

[3] 刘景景，李玉兰，杨峰，等. L-665，708对丙泊酚麻醉大鼠海马磷酸化Tau蛋白表达及认知功能的影响[J]. 临床麻醉学杂志，2014，30（5）：494-498.

（indoleamine-2，3-dioxygenase，IDO）及炎症相关NF-κB、TNF-α/IDO/5-HT信号通路的影响[1][2]，针对13种慢性应激刺激，采用随机数字法，每日1~2种刺激因素进行28天的小鼠抑郁造模，Noldus EthoVision XT 9系统采集分析小鼠强迫游泳、强迫悬尾不动时间，IDO、NF-κB、TNF-α、5-HT和多巴胺（dopamine，DA）试剂盒检测实验小鼠海马组织中相关因子含量，Nissl染色观察小鼠海马Nissl体形态及数量，HE染色观察海马神经细胞的病理学改变，实时荧光定量PCR验证海马组织中IDO、NF-κB、TNF-α、5-HT的mRNA表达，Western blot判定蛋白表达水平。结果发现，慢性应激性刺激4周后，模型组小鼠强迫游泳和强迫悬尾的不动时间明显延长（$p<0.05$），尼氏体核固缩并伴有空泡样病变，神经元细胞减少且排列紊乱，海马组织单胺类神经递质5-HT与DA含量减少，色氨酸代谢产物犬尿氨酸含量增加，IDO、NF-κB、TNF-α生物活性增高，IDO、NF-κB、TNF-α mRNA表达上调，而5-HT mRNA表达下调（$p<0.01$）。说明有氧运动能缩短小鼠不动时间，改善尼氏体核固缩与空泡样病变，增加海马神经元数量，增加5-HT与DA含量的同时，降低KYN含量，抑制IDO、NF-κB、TNF-α的活性，下调IDO、NF-κB、TNF-α mRNA的表达，上调5-HT mRNA的表达[3]。由此可见，有氧运动对慢性应激性抑郁症小

[1] Perić I, Costina V, Stanisavljević A, et al. Proteomic characterization of hippocampus of chronically socially isolated rats treated with fluoxetine: Depression-like behaviour and fluoxetine mechanism of action [J]. Neuropharmacology, 2018, 135: 268-283.

[2] 张树玲，李雪，袁琼嘉，等. 衰老过程中有氧运动干预对海马突触可塑性及PDE-4基因表达的影响[J]. 中国运动医学杂志，2017，36(10)：875-881.

[3] Agudelo L Z, Femenía T, Orhan F, et al. Skeletal muscle PGC-1α1 modulates kynurenine metabolism and mediates resilience to stress-induced depression [J]. Cell, 2014, 159(1): 33-45.

鼠具有抗抑郁效果,这一作用与抑制炎性因子诱导的IDO激活有关,其作用可能通过抑制NF-κB、TNF-α等炎性因子的表达,降低IDO活性,减少色氨酸等的代谢产物KYN的含量,增加5-HT合成,促进和改善海马认知功能障碍,发挥潜在的抗炎、抗抑郁作用,且这一作用机制可能与NF-κB/TNF-α/IDO/5-HT信号通路的作用有关[1][2]。

第一节 实验材料与方法

一、实验材料、试剂、仪器

实验选用健康、雄性SPF级别的昆明小鼠(Kunming mice,KM)(动物合格证号NO.43004700032222,动物生产许可证号SCXK湘2016-0002)作为研究对象,60只,8周龄,体重(25±3)g,由湖南省景达实验动物中心提供。ELISA试剂盒(Cusabio, Houston, USA)、TAKARa提取试剂盒(Takara Bio, USA)、RT-PCR试剂盒(Takara Bio, USA)、苏木素(Gill, Saint-Bio, China)、甲苯胺蓝(Sigma-Aldrich, China)、BCA试剂盒(Abcam, China)、Q-5000超微量分光光度计(Quawell, USA)、7500荧光定量PCR仪(BIORAD,

---

[1] Cervenka I, Agudelo L Z, Ruas J L. Tryptophan's metabolites in exercise, inflammation, and mental health [J]. Science, 2017, 357 (9794): 1-8.

[2] Takada A, Shimizu F, Takao T, et al. Measurement of tryptophan metabolites in healthy old men and patients of type 2 diabetes mellitus (T2DM) [J]. Food and Nutrition Sciences, 2018, 9 (10): 1206-1220.

USA)、倒置显微镜(XSP-8F,广西梧州中康贸易有限公司)、全自动酶标仪(RT6000,深圳雷杜生命科学股份有限公司)。

二、实验方法

1. 实验动物及处理

(1) 实验动物分组

所有实验动物适应性饲养1周后,按照随机数字法进行分组,分为空白对照组(Control Group, CG)、模型对照组(Model Group, MG)和模型运动组(Model Exercise Group, ME),每组20只。除空白对照组正常饲养外,模型组小鼠均进行慢性应激性刺激造模。

(2) 慢性应激性抑郁症造模(Chronic unpredictable mild stress, CUMS)

方法:针对模型组小鼠实施包括昼夜调整、白噪音、禁食、禁水、倾斜鼠笼、潮湿垫料、束缚、水平震荡等在内的13种慢性应激性刺激,按照随机数字法确定刺激方案,为防止小鼠出现适应刺激现象,确保相邻的时间实施不同的刺激,总造模时间为4周。

(3) 运动方案

针对运动组小鼠在进行适应性跑台运动后,均采取0坡度, 10m/min, 60min/d, 6d/周的中等强度进行为期8周的跑台运动训练。

2. 神经行为学评定

运动训练结束后,每组随机数字法选取8只小鼠,进行强迫游泳（forced swim test，FST）、强迫悬尾（tail suspension test，TST）神经行为学评定。

3. 小鼠及样本处理

神经行为学评定结束后，针对每组神经行为学评定的8只小鼠，戊巴比妥钠（剂量：50mg/kg体重）腹腔注射麻醉后，心脏取血处死，冰上断头剥离头皮及毛发，自枕骨大孔沿矢状缝撬开颅骨，玻璃分针拨开大脑皮层，暴露海马，分离海马与周围的脑组织，取出海马，眼科剪自双侧海马中间一分为二，左侧海马组织用于ELISA检测，右侧海马组织进行总RNA提取。

每组随机数字法选取6只小鼠，戊巴比妥钠腹腔注射麻醉后，迅速开胸，自心脏进行脑在体固定，固定时先以4℃冰生理盐水快速灌注，直至右心耳流出清亮液体，再以4%的多聚甲醛灌注，直至小鼠肝脏完全变白变硬，四肢和躯干僵直。冰上断头剥离头皮及毛发，自枕骨大孔沿矢状缝撬开颅骨，眼科剪从颅底部分离大脑与颅底组织连接，取出脑组织，4%多聚甲醛固定48h以上，用于Nissl染色和HE染色。

每组随机选取6只小鼠，按照上述方法剥离海马组织，−80℃冰箱冻存，用于Western blot检测蛋白含量。

4. Nissl染色观察小鼠海马神经元尼氏体改变

脑在体固定后的小鼠脑组织，502胶水固定后，酒精脱水、二甲苯透明，于石蜡包埋盒包埋，全自动切片机上切片，厚度为5μm，切好后的脑片（海马组织所在的脑片）进行脱蜡、脱水处理后，于45℃的甲苯胺蓝溶液中染色30min，蒸馏水冲洗3次后，梯度酒精脱水、特殊分色液中分色，二甲苯透明，中性树胶封片，显微镜随机选取5个视野观察尼氏体形态及染色阳性神经细胞数。

5. HE染色观察小鼠海马神经元形态学改变

脑在体固定和包埋、切片、脱蜡、脱水等（过程同前）处理后，苏木素染色，自来水冲洗后，镜下1%盐酸酒精分化，碳酸锂反蓝，伊红染色，梯度酒精脱水、二甲苯透明后，中性树胶封片，镜下观察与拍照。

6. 酶联免疫吸附法（enzyme-linked immunosorbent assay，ELISA）

解冻后的左侧海马组织，电动匀浆机冰上匀浆后，低温离心机2500r/min离心15min，取上清，严格按照酶联免疫吸附试剂盒说明书进行标准品的稀释、加样，并依次完成温育、洗涤、加酶、显色、终止反应等过程，酶标仪调零后在450nm波长处依序测量各组小鼠海马组织中IDO、NF-κB、TNF-α、5-HT和多巴胺等的OD值，并通过标准曲线计算样品中各因子的浓度。

7. RT-PCR

分离右侧海马组织，Trizol中冰上电动匀浆机匀浆，充分裂解，严格按照两步法抽提海马总RNA。即用TAKARa提取试剂盒提取脑海马组织总RNA，Q-5000超微量分光光度计测定小鼠海马组织总RNA浓度及质量。RT Primer Mix高效合成cDNA试剂盒选择Oligo dT Primer进行反转录，SYBR PCR Mixture进行扩增，实验操作严格按照产品说明书进行。7500荧光定量PCR仪，按照$2^{-\Delta\Delta ct}$方法进行数据的相对定量分析。相关引物由上海生物工程有限公司设计（表4-1）。

表4-1　小鼠相关因子mRNA引物设计一览表

Gene	Primer sequence（5'-3'）	The length（bp）
IDO	F GAGAGTACATGCCTCCAGCC R TGACAAACTCACGGACTGGG	75bp
NF-κB	F ATCATCGAACAGCCGAAGCA R TGATGGTGGGGTGTGTCTTG	118bp
TNF-α	F TTAGAAAGGGGATTATGGCTCA R ACTCTCCCTTTGCAGAACTCAG	235bp
5-HT	F GACCATCTTCATTGTGCGGC R GTTTCCCATGGCTGAGCAGT	184bp
GAPDH	F CATGGCCTTCCGTGTTCCTA R CCTGCTTCACCACCTTCTTGAT	104bp

注：Gene：基因；Primer sequence：引物序列；The length：序列长度。

8. 蛋白印迹（Western blot）

测试前，将海马组织取出剪碎、碾磨、裂解、提取蛋白，采用BCA试剂盒测定蛋白浓度。用Western blot方法检测小鼠海马的IDO、NF-κB、TNF-α的蛋白表达。用5%的SDS-聚丙烯酰胺凝胶电泳（SDS-PAGE）进行制胶、电泳、转模，3%的脱脂牛奶TBST室温封闭1h后，加比例为1：1000的一抗稀释液，TBST洗涤4次，4℃孵育过夜。二抗采用兔抗鼠按照1：8000比例稀释液，室温孵育1h，TBST洗涤5次。用ECL（enhanced chemiluminescence）显影液显色，凝胶成像系统进行胶片的曝光和成像。检测结果以IDO/β-actin、NF-κB/β-actin、TNF-α/β-actin灰度比值进行比较。

9. 统计学处理

实验测试数据均以平均值±标准差（$\bar{x} \pm SD$）表示，用统计软件SPSS 22.0分析，多个样本均数比较采用单因素方差分析，方差齐者进行LSD法的组间比较，方差不齐者用Dunnett's T3法进行组间比较。$p<0.05$呈显著性差异，$p<0.01$呈非常显著性差异。

第二节　有氧运动干预抑郁小鼠的作用效果分析

一、有氧运动对CUMS抑郁小鼠神经行为学的影响

从神经行为学评定结果（表4-2）可以看出：与空白对照组相比，模型组小鼠强迫游泳和强迫悬尾不动时间明显延长，呈非常显著性差异（$p<0.01$）；与模型组相比，经过8周的有氧运动训练后，模型运动组小鼠的强迫游泳和强迫悬尾不动时间呈非常显著性缩短（$p<0.01$）。提示系统规律的有氧运动能显著降低抑郁小鼠的绝望行为。

表4-2　各组CUMS抑郁小鼠神经行为学评定结果比较（$\bar{x} \pm SD$）

组别	n	强迫游泳不动时间	强迫悬尾不动时间
CG	8	64.58 ± 11.58	87.17 ± 6.07
MG	8	132.81 ± 5.30*	133.51 ± 4.5*
ME	8	84.26 ± 5.43#	76.10 ± 6.22#

注：*$p<0.01$，vs CG；#$p<0.01$，vs MG。

抑郁症发病机理比较复杂，本研究采用CUMS方法建立小鼠抑郁模型，并探究有氧运动干预抑郁小鼠的抗炎效果。FST和TST是评价小鼠抑郁行为的有效监测指标，其中FST是通过检测小鼠在强迫游泳过程中的不动时间，TST是通过检测小鼠在强迫悬尾的不动时间，反映小鼠的绝望抑郁状态。本研究结果显示，模型组小鼠相比于对照组而言，强迫游泳和强迫悬尾不动时间均显著延长，提示慢性应激诱导小鼠出现焦虑、绝望等抑郁样行为。这种变化在之后的8周时间并未出现明显的改变，说明仅靠自身难以使造模成功的小鼠修复其抑郁状态，这一结果与多数专家学者所证实的慢性应激性刺激造模方法可引起抑郁小鼠不可逆性的损害相一致[1][2]。与模型组相比，模型运动组小鼠在造模后的神经行为学评分与模型组相差较小，但随着时间的推移，模型运动组小鼠的神经行为学评分得到较大幅度的改善[3]。这提示，有氧运动能有助于抑郁小鼠神经行为机能的恢复。从海马组织炎性细胞因子的活性来看，模型组小鼠的海马组织炎性因子活性明显高于对照组，IDO和NF-κB呈现显

---

[1] Pettersson-Klein A T, Izadi M, Ferreira D M S, et al. Small molecule PGC-1α1 protein stabilizers induce adipocyte Ucp1 expression and uncoupled mitochondrial respiration [J]. Molecular Metabolism, 2018, 9: 28-42.

[2] Peng H, Wang Q Q, Lou T Q, et al. Myokine mediated muscle-kidney crosstalk suppresses metabolic reprogramming and fibrosis in damaged kidneys [J]. Nature Communication, 2017, 8 (1): 1493.

[3] Maes M, Leonard B E, Myint A M, et al. The new "5-HT" hypothesis of depression: cell-mediated immune activation induces indoleamine 2, 3-dioxygenase, which leads to lower plasma tryptophan and an increased synthesis of detrimental tryptophan catabolites (TRYCATs), both of which contribute to the onset of depression [J]. Progress in Neuropsychopharmacology & Biological Psychiatry, 2011, 35 (3): 702-721.

著性差异，TNF-α呈现非常显著性差异，提示模型组小鼠因慢性应激性刺激诱发行为学改变之外[1]，还引起小鼠海马组织的炎性细胞因子活性的增加，加重其炎症反应。同样，相比于模型组小鼠来看，运动组小鼠海马组织炎性细胞因子的活性呈现显著下降，提示有氧运动能有效降低抑郁小鼠海马组织炎性细胞因子的活性[2]，起到明显的抗炎效果，这与3组小鼠神经行为学评定结果一致。

二、有氧运动对CUMS抑郁小鼠海马神经细胞结构的影响

从对比对照组小鼠Nissl染色的结果来看，模型组小鼠海马神经元尼氏体染色变浅，核固缩严重并伴有神经细胞的空泡样改变，数量减少甚至消失；HE染色结果也显示，模型组小鼠海马神经元除数目减少、核内空泡样明显外，且排列紊乱，连接松散。经连续8周的有氧运动干预后，模型运动组小鼠海马神经元尼氏体核固缩得到较好改善，空泡样神经元减少，尼氏体数量增加并趋于饱满；HE染色显示，虽然仍存在神经元排列不整齐，但相比模型组小鼠得到较大改善，且神经元连接趋于紧密（图4-1）。

---

[1] 马柯，张洪秀，王广燕，等. TNF-α在抑郁症中的作用和机制研究[J]. 生命科学，2015，27（5）：574-581.
[2] 周静洋，鲁艺，徐向青，等. 天丝饮的抗抑郁作用及其对IDO的调节[J]. 北京中医药大学学报，2015，38（3）：182-185.

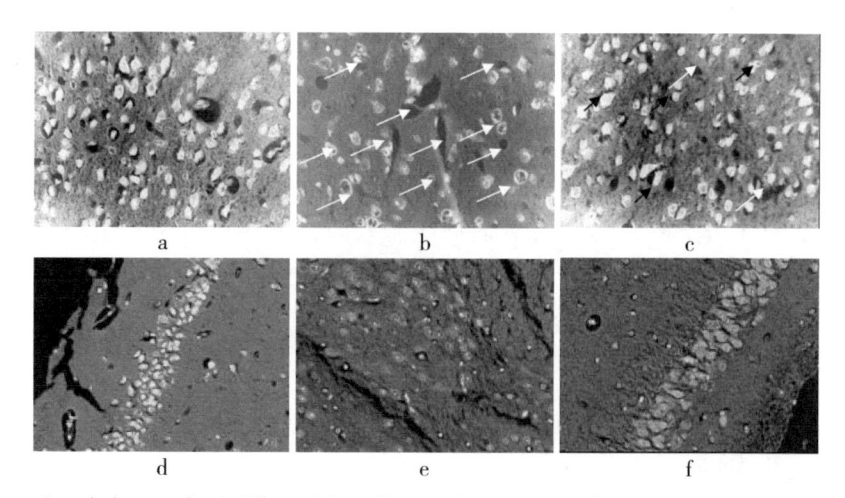

注：白色，正常尼氏体；黑色，核固缩或空泡样尼氏体；a. CG组Nissl染色结果；b. MG组Nissl染色结果；c. ME组Nissl染色结果；d. CG组Nissl染色结果；e. MG组Nissl染色结果；f. ME组Nissl染色结果。

图4-1　各组小鼠海马神经元Nissl染色与HE染色结果（×400）

海马神经元尼氏体的功能是产生神经递质相关的蛋白质和酶类，以及神经活动时的某些成分更新，尤其是神经元在兴奋传导过程中所消耗的某些蛋白质等物质主要由尼氏体合成新的蛋白质予以补充。正常生理情况下，尼氏体大而数量多，神经细胞合成蛋白质的功能较强，但在神经细胞受损时，尼氏体的数量会锐减甚至消失。从海马组织Nissl染色和HE染色的结果来看，模型组小鼠的海马神经元尼氏体核固缩严重甚至消失，神经元数目减少，核内空泡样病变严重，细胞间隙增大，排列疏松不整齐，这与佩里奇（Perić）等[1]的研究结果较为相似。而有

---

[1] Perić I, Costina V, Stanisavljević A, et al. Proteomic characterization of hippocampus of chronically socially isolated rats treated with fluoxetine: Depression-like behaviour and fluoxetine mechanism of action [J]. Neuropharmacology, 2018, 135: 268-283.

氧运动有助于抑郁小鼠海马神经元尼氏体空泡样神经元的修复，增加尼氏体数量，促进神经元排列更加整齐，这可能与有氧运动可修复海马神经元的形态结构，维持突触的可塑性，进而改善脑功能等有关。

第三节　有氧运动干预抑郁小鼠神经递质的影响

本研究有三个新的发现：一是，慢性应激性刺激造模方法能够有效诱导小鼠强迫游泳和强迫悬尾不动时间显著延长，绝望行为表现突出，海马组织单胺类神经递质含量显著减少，并伴有海马神经细胞元尼氏体核固缩及空泡样病理改变，而系统的有氧运动能够有效改善抑郁小鼠的绝望行为，增加海马组织单胺类神经递质含量，修复和改善海马神经元尼氏体的病理改变；二是，炎性细胞因子TNF-α与IFN-γ高表达重复激活并诱导IDO的活化，其又促使色氨酸分解代谢的犬尿氨酸通路的代谢产物犬尿氨酸增加，游离色氨酸浓度下降甚至耗竭，低浓度的游离色氨酸难以透过血脑屏障，造成脑内合成5-HT的前体物质色氨酸含量不足，直接影响5-HT的合成与释放，其病理改变影响了抑郁症的发展与转归，这中间可能与NF-κB、TNF-α/IDO/5-HT通路的调控作用有关；三是，有氧运动拮抗抑郁炎症，下调炎性细胞因子的表达，进而降低IDO活性，减少脑内犬尿氨酸通路代谢产物犬尿氨酸的含量，增加游离色氨酸的浓度，使之能够更多地通过血脑屏障进入脑内合成5-HT，减缓和改善海马神经元认知功能障碍的发生与发展，作为运动抗抑郁作用的潜在机制。这些发现提示有氧运动在预防和逆转抑郁症中具有潜在的临床应用价值。

一、有氧运动对CUMS抑郁小鼠海马组织单胺类神经递质含量的影响

由图4-2的测试结果不难看出,对照组小鼠海马组织内5-HT的含量较高,抑郁后小鼠海马组织内5-HT与DA的含量显著减少,与空白对照组相比呈非常显著性差异和显著性差异,经系统的有氧运动训练后,小鼠海马组织内5-HT和DA的含量显著增高。实验表明,有氧运动能显著增加抑郁小鼠海马组织内单胺类神经递质的含量。

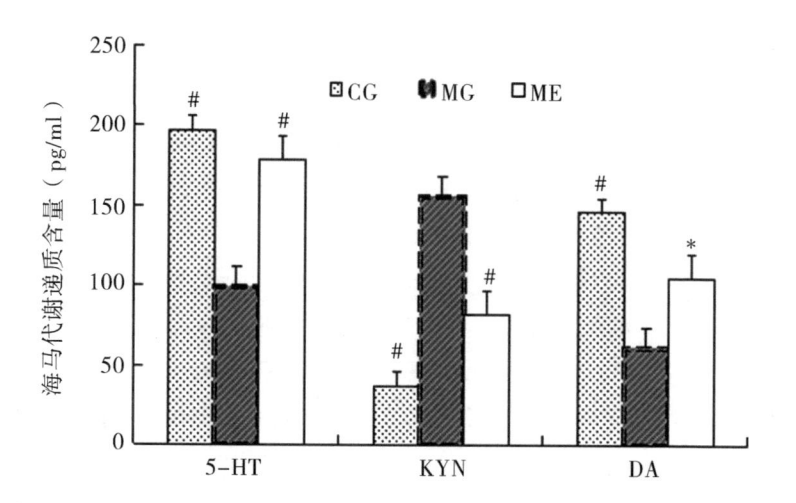

注:#$p<0.01$,*$p<0.05$,VS MG。

图4-2 有氧运动对CUMS抑郁小鼠海马组织单胺类神经递质与犬尿氨酸含量的影响

二、有氧运动对CUMS抑郁小鼠海马组织IDO和KYN含量的影响

由表4-3和图4-2的检测结果来看,抑郁小鼠海马组织内IDO和KYN明显升高,并具有非常显著性统计学意义,而有氧运动能有效下调海马组织内的IDO与KYN的含量,且运动对二者的干预作用具有高度的一致性。这可能与运动促使支链氨基酸供能增加,释放的游离脂肪酸浓度上升,竞争性结合白蛋白结合位点,使游离色氨酸增多,干扰色氨酸代谢过程降低其代谢产物KYN的含量有一定的关系。

表4-3 有氧运动对CUMS抑郁小鼠海马组织IDO因子活性的影响（n=8）

组别	IDO（pg/mL）
CG	872.95 ± 97.87*
MG	1318.27 ± 108.30
ME	901.83 ± 75.43*

注:#$p<0.01$,*$p<0.05$,VS MG。

"单胺类神经递质假说"认为突触间隙的5-HT及NE水平下降是诱导抑郁症发病的重要原因,而"细胞因子学说"认为免疫应激、炎症反应及细胞因子活化与释放增多等是抑郁症发病的重要诱因,这两种机制之间是否存在依附关系？

大量研究表明,抑郁症患者脑脊液中5-羟吲哚乙酸水平较低,耗竭体内色氨酸可导致抑郁症患者病症复发,恢复正常饮食后,抑郁症状得以缓解。IDO过度激活导致色氨酸更多地代谢

为KYN，大量耗竭色氨酸影响5-HT的生成与代谢。在研究中，我们发现有氧运动调控了CUMS抑郁小鼠海马组织中的炎症，这是有氧运动抗炎作用的重要体现。我们还发现，NF-κB、TNF-α、IDO等炎性因子及5-HT神经递质在CUMS抑郁小鼠海马组织表达显著差异，此外，NF-κB、TNF-α等免疫炎性细胞因子可以激活诱导IDO活化，活化的IDO又使色氨酸分解代谢的KYN通路的代谢产物增加，影响5-HT的合成与释放。KYN是人体必需氨基酸色氨酸的代谢产物之一，其可以自由通过血脑屏障，参与多种神经精神疾病、肾功能衰竭、白内障及各种慢性、恶性疾病的病理过程。当机体受到过度压力时，色氨酸分解的KYN代谢通路被激活，KYN水平升高便可诱发抑郁症状。众所周知，运动后机体骨骼肌利用脂肪和支链氨基酸供能增加，致使血液中支链氨基酸浓度下降，游离脂肪酸浓度上升，同时，系统的有氧运动还有助于通过肌肉、肠道菌群等代谢活动清理KYN等代谢产物，进而影响色氨酸在体内的代谢状态，增加游离色氨酸的浓度，而高浓度的游离色氨酸具备较强的竞争力，能够通过血脑屏障进入脑中[1]。由于5-HT不能透过血脑屏障，一方面，需经氧化脱核后转变为5-HT，增加5-HT在脑内的含量；另一方面，透过血脑屏障的游离色氨酸可合成脑内5-HT，促使脑内5-HT的含量增加[2][3]。此外，运动能够提高骨骼肌细胞内PGC-1α1

[1] 伏箫燕, 李海燕, 崔婷, 等. CUS致大鼠抑郁行为涉及TNF-α及IDO-HAAO通路激活[J]. 中国药理学通报, 2016, 32(5): 620-625.

[2] Liu R L, Qu H L, Xie J, et al. H2S-mediated aerobic exercise antagonizes the hippocampal inflammatory response in CUMS-depressed mice[J]. Journal of Affective Disorders, 2021, 283(3): 410-419.

[3] Hashmi A M, Butt Z, Umair M. Is depression an inflammatory condition? A review of available evidence[J]. Journal of the Pakistan Medical Association, 2013, 63(7): 899-906.

基因的表达量，而PGC-1α1可有效调控KYN代谢的关键酶犬尿氨酸氨基转氨酶（Kynurenic aminotransferase，KAT）活性，KAT能诱发抑郁的KYN转化为犬尿喹啉酸，降低KYN的浓度，抵抗大脑压力诱发的抑郁症状改变，因此，有氧运动能够有效应对压力和抑郁症状的耐受力已被专家学者所论证（图4-3）。临床研究结果显示，抑郁症患者脑内5-HT含量显著降低，由5-HT所调控的情感、警觉、记忆、食欲、睡眠与觉醒状态功能出现不同程度的失衡[1]。而运动所诱导的5-HT增强了机体上述功能状态的调整，可能与有氧运动干预抑郁症的作用有一定的关系。这些

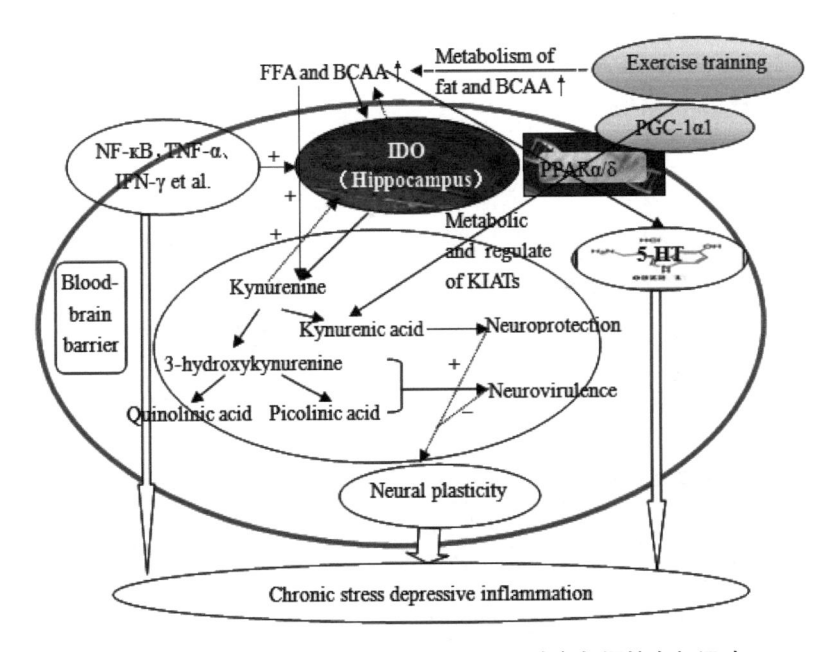

图4-3　NF-κB、TNF-α/IDO/5-HT通路参与调控有氧运动拮抗抑郁炎症作用机制图

[1] Zunszain P A, Hepgul N, Pariante C M. Inflammation and depression [J]. Current Topics in Behavioral Neurosciences, 2013, 14: 135-151.

数据表明，海马组织的炎症可能是抑郁症进展的重要因素。但在这一过程中，有氧运动能显著抑制CUMS诱导的抑郁小鼠病理性海马组织的炎性因子的表达。

第四节　有氧运动干预抑郁小鼠海马组织 NF-κB，TNF-α/IDO/5-HT通路的作用机制

一、有氧运动对CUMS抑郁小鼠海马组织炎性因子活性的影响

与对照组相比，模型组小鼠海马组织中炎性因子IDO、NF-κB、TNF-α的活性显著增高，$p<0.01$，有氧运动干预后小鼠海马组织的炎性因子活性得到显著抑制，与模型组相比，$p<0.01$。这提示有氧运动能够在一定程度上起到明显的抗炎效果（表4-4）。

表4-4　有氧运动对CUMS抑郁小鼠海马组织炎性因子活性的影响（$n=8$）

组别	NF-κB（pg/mL）	TNF-α（pg/mL）
CG	5.92 ± 0.63[*]	0.29 ± 0.02[#]
MG	9.68 ± 1.12	0.80 ± 0.07
ME	6.01 ± 0.85[*]	0.38 ± 0.06[#]

注：#$p<0.01$，VS CG，*$p<0.05$，VS MG。

二、有氧运动对CUMS抑郁小鼠海马组织IDO、NF-κB、TNF-α和5-HT mRNA表达的影响

与空白对照组相比,慢性应激性刺激可以增加小鼠海马组织炎性因子IDO、NF-κB、TNF-α mRNA的表达,降低5-HT mRNA的表达,呈非常显著性差异,$p<0.01$;有氧运动能够抑制IDO、NF-κB和TNF-α mRNA的表达,增强5-HT mRNA表达,与模型组相比呈非常显著性差异,$p<0.01$(表4-5)。

表4-5 有氧运动对CUMS抑郁小鼠海马组织IDO、NF-κB、TNF-α和5-HT mRNA表达的影响($n=8$)

组别	IDO mRNA	NF-κB mRNA	TNF-α mRNA	5-HT mRNA
CG	0.99 ± 0.20[#]	0.82 ± 0.09[#]	0.33 ± 0.03[#]	2.37 ± 0.76[#]
MG	3.63 ± 0.32	2.77 ± 0.28	1.06 ± 0.06	0.91 ± 0.45
ME	1.29 ± 0.30[#]	1.54 ± 0.25[#]	0.41 ± 0.04[#*]	2.87 ± 0.90[#*]

注:#$p<0.01$ VS MG,*$p<0.05$,VS CG。

三、有氧运动干预CUMS抑郁小鼠海马组织IDO、NF-κB、TNF-α蛋白含量的变化

与对照组小鼠海马组织的IDO、NF-κB和TNF-α蛋白水平表达相比,模型组小鼠海马组织中的IDO、NF-κB和TNF-α蛋白含量均显著升高,$p<0.05$(图4-4),提示采用慢性应激性刺激能够使小鼠产生抑郁行为的同时,炎性因子IDO、NF-κB与TNF-α等表达明显升高,说明其炎症反应较为严重。相比于模

型组抑郁小鼠而言，运动干预组小鼠NF-κB与TNF-α的蛋白表达显著减少，具有统计学意义（$p<0.05$），但IDO的蛋白表达水平较模型组虽有下降，但差异不显著，这提示在一定程度上有氧运动有助于抑郁小鼠炎性降低。此外，对比空白对照组抑郁小鼠来看，运动干预组小鼠的炎性相关的蛋白表达除TNF-α低于对照组外，其他蛋白因子表达水平均高于对照组[1]，虽然不呈显著性差异，但在一定程度上也预示CUMS抑郁小鼠进行系统的有氧运动后其炎性反应下降。

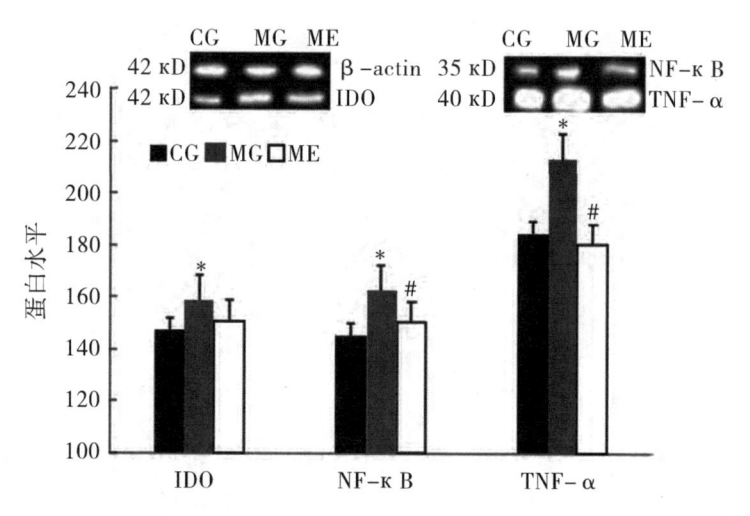

注：* $p<0.05$，VS CG，# $p<0.05$，VS CG。

图4-4　有氧运动干预CUMS抑郁小鼠海马组织Western blot蛋白含量检测结果统计表（$n=6$）

[1] Murrough J W, Iacoviello B, Neumeister A, et al. Cognitive dysfunction in depression: neurocircuitry and new therapeutic strategies [J]. Neurobiology of Learning and Memory, 2011, 96（4）：553-563.

迄今为止,多种抑郁症的发病机制研究都涉及抑郁症的致病因子与IDO的调节关系密切,IDO成为枢纽性因素。梅斯（Maes）等[1]认为因免疫激活诱导IDO活化致5-HT合成的前体物质色氨酸耗竭,致使5-HT合成不足,再加上下游毒性代谢产物的增加均参与了抑郁症的发生。IDO是细胞内的含亚铁血红素的酶,在催化色氨酸沿犬尿氨酸代谢途径中发挥限速酶的作用,同时它还是一种由TNF-α、IFN-γ等炎性因子中的一种或几种细胞因子通过激活炎症信号通路来激活的酶。TNF-α是能够直接杀伤肿瘤细胞对正常细胞无明显毒性的细胞因子,具有免疫调节、介导炎症反应等功能。已有的研究发现,TNF-α在抑郁症的发生与发病过程中发挥着重要作用[2]。TNF-α代谢失调被认为与多种急慢性疾病的发生、发展与转归关系密切,尤其在抑郁症的病理过程中直接参与免疫病理反应,并成为机体免疫-炎症协调的信号网络调控中枢[3][4]。炎性细胞因子除通过扩散、主动转运、病理性渗透等方式透过血脑屏障传导炎性信号外,还可由星形胶质细胞与小胶质细胞分泌产生,而这两类细胞正是IDO的存在场所,炎性细胞因子便可通过诱导巨噬细胞、小胶质细胞等免疫细

---

[1] Maes M, Leonard B E, Myint A M, et al. The new "5-HT" hypothesis of depression: cell-mediated immune activation induces indoleamine 2, 3-dioxygenase, which leads to lower plasma tryptophan and an increased synthesis of detrimental tryptophan catabolites (TRYCATs), both of which contribute to the onset of depression [J]. Progress in Neuropsychopharmacology & Biological Psychiatry, 2011, 35 (3): 702-721.

[2] 伏箫燕,李海燕,崔婷,等. CUS致大鼠抑郁行为涉及TNF-α及IDO-HAAO通路激活[J]. 中国药理学通报, 2016, 32 (5): 620-625.

[3] Mathers CD, Loncar D. Projections of global mortality and burden of disease from 2002 to 2030 [J]. Plos Medicine, 2006, 3 (11): 442.

[4] Lopez A D, Mathers C D. Measuring the global burden of disease and epidemiological transitions: 2002-2030 [J]. Annals of Tropical Medicine and Parasitology. 2006, 100 (5-6): 481-499.

胞中的IDO的转录过程参与抑郁样病理改变[1][2][3][4]。当机体处于正常生理状态时，IDO呈现较低表达水平，但由于免疫激活、感染或炎症反应时[5]，炎性细胞因子TNF-α、NF-κB等释放增多时，可诱导IDO过度激活或上调IDO显著表达[6][7]，同时会催化色氨酸朝犬尿氨酸代谢途径发展[8][9]，使得合成5-HT的前体物质色氨酸耗竭，影响5-HT的生成[10]，进而加重

[1] Lee P H, Perlis R H, Jung J Y, et al. Multi-locus genome-wide association analysis supports the role of glutamatergic synaptic transmission in the etiology of major depressive disorder [J]. Translation Psychiatry, 2012, 2 (11): 184.

[2] Small S A, Schobel S A, Buxton R B, et al. A pathophysiological framework of hippocampal dysfunction in ageing and disease [J]. Nature Reviews Neuroscience, 2011, 12 (10): 352-368.

[3] Nifosi F, Toffanin T, Follador H, et al. Reduced right posterior hippocampal volume in women with recurrent familial pure depressive disorder [J]. Psychiatry Research, 2010, 184 (1): 23-28.

[4] Varea E, Guirado R, Gilabert-Juan J, et al. Expression of PSA-NCAM and synaptic proteins in the amygdale of psychiatric disorder patients [J]. Journal of Psychiatric Research, 2012, 46 (2): 189-197.

[5] Bambico F R, Belzung C. Novel insights into depression and antidepressants: s synergy between synaptogenesis and neurogenesis? [J]. Current Topics in Behavioral Neurosciences, 2013, 15: 243-291.

[6] 陈伟, 陈嘉勤, 毛海峰, 等. 有氧运动和黑果枸杞多糖对慢性脑缺血小鼠的干预及Notch通路相关因子的组织差异表达 [J]. 中国动脉硬化杂志, 2017, 25 (8): 783-790.

[7] 姚莉红, 成翔, 张蕾, 等. 慢性应激性刺激对大鼠行为的影响——抑郁症模型的建立 [J]. 南通大学学报（医学版）, 2013, 33 (1): 35-37.

[8] 伊力努尔·买买提明, 依明尕哈甫, 麦合苏木·艾克木, 等. 异常黑胆质成熟剂对慢性应激性抑郁大鼠海马FGF2和VEGF表达的影响 [J]. 新疆医科大学学报, 2017, 40 (3): 399-404.

[9] 黄仕美. 海洛因依赖死者额叶及大鼠额叶和海马CA1区形态学改变及机制研究 [D]. 贵阳: 贵阳医学院, 2013.

[10] 卓烨烨. PDE4抑制剂咯利普兰对阿尔茨海默病的抗氧化作用 [D]. 广州: 南方医科大学, 2011.

抑郁症，但采用IDO拮抗剂1-MT可显著抑制小鼠抑郁样行为。如本研究结果显示，与对照组小鼠相比，模型组小鼠海马组织IDO、NF-κB和TNF-α mRNA表达显著增强，提示CUMS诱导的小鼠抑郁样行为与脑内免疫激活及炎性细胞因子释放有密切关系[1][2]，且从IDO的高表达结果来看，此过程可能与IDO诱导的色氨酸耗竭，影响色氨酸-犬尿氨酸代谢途径产生的神经细胞毒性物质有关[3][4]，这一结果可以在5-HT mRNA的基因表达结果得到验证。与模型组相比，模型运动组小鼠的炎性细胞mRNA的表达显著降低，且与对照组小鼠差异不显著，同样的结果也显示，5-HT mRNA的表达较模型组显著升高，且高于对照组，这可能与有氧运动可诱导皮质醇下降有关[5][6][7]。因皮

[1] 徐爱军，刘昊，刘英，等. 抑郁症大鼠海马体积异常的形态学探讨[J]. 中风与神经疾病杂志，2014，31（2）：118-120.

[2] 王睿，费洪新，王琪，等. 补阳还五汤对慢性不可预知性温和应激抑郁模型小鼠行为及脑海马CA3区病理形态学影响[J]. 中国实验方剂学杂志，2017（1）：158-162.

[3] Vvan P H M, Korf J, Puite J. 5-Hydroxyindoleacetic acid levels in the cerebrospinal fluid of depressive patients treated with probenecid[J]. Nature, 1970, 225（5239）：1259-1260.

[4] Delgado P L, Charney D S, Price L H, et al. Serotonin function and the mechanism of antidepressant action: Reversal of antidepressant-induced remission by rapid depletion of plasma tryptophan[J]. Archives of General Psychiatry, 1990, 47（5）：411-418.

[5] Coppen A, Rowsell A R, Turner P, et al. 5-Hydroxytryptamine（5-HT）in the whole-blood of patients with depressive illness[J]. Postgraduate medical journal, 1976, 52（605）：156-158.

[6] Oxenkrug G F. Metabolic syndrome, age-associated neuroendocrine disorders, and dysregulation of tryptophan—kynurenine metabolism[J]. Annals of the New York Academy of Sciences, 2010, 1199（1）：1-14.

[7] Liu Y N, Peng Y L, Liu L, et al. TNF-α mediates stress-induced depression by upregulating indoleamine 2, 3-dioxygenasein a mouse model of unpredictable chronic mild stress[J]. European Cytokine Network, 2015, 26（1）：15-25.

质醇过高会破坏中枢神经核团的递质降解,增高的皮质醇引起血中色氨酸和酪氨酸降解[1][2][3],影响游离色氨酸透过血脑屏障,进而导致中枢的5-HT合成减少[4][5]。从对三组小鼠的蛋白质印迹检测结果来看,模型组小鼠的炎性细胞因子IDO、NF-κB、TNF-α的蛋白表达显著升高[6],而有氧运动组小鼠的蛋白表达含量降低,这一结果与炎性细胞因子的RT-PCR验证结果有高度的相似性[7][8]。

[1] Von Bubnoff D, Bieber T. The indoleamine 2, 3-dioxygenase (IDO) pathway controls allergy [J]. Allergy, 2012, 67 (6): 718-725.

[2] Gong C Y, Li Z, Wang H M, et al. Targeting the kynurenine pathway as a potential strategy to prevent and treat Alzheimer's disease [J]. Medical Hypotheses, 2011, 77 (3): 383-385.

[3] Swardfager W, Lanctôt K, Rothenburg L, et al. Ameta analysis of cytokines in Alzheimer's disease [J]. Biological Psychiatry, 2010, 68 (10): 930.

[4] Krügel U, Fischer J, Radicke S, et al. Antidepressant effects of TNF-α blockade in an animal model of depression [J]. Journal of Psychiatric Research, 2013, 47 (5): 611-616.

[5] Corona A W, Skendelas J, Norden D, et al. Indoleamine 2, 3-dioxygenase inhibition attenuates lipopolysaecharide induced persistent microglial activation and depressive- like complications in fractalkine receptor [CX (3) CR1] - deficient mice [J]. Brain Behavior, and Immunity, (in press), 2012, 26 (1): 26.

[6] O'Connor J C, André C, Wang Y, et al. Interferon-γ and Tumor Necrosis Factor-α Mediate the Upregulation of Indoleamine 2, 3-Dioxygenase and the Induction of Depressive-Like Behavior in Mice in Response to Bacillus Calmette-Guérin [J]. The Journal of Neuroscience the Official Journal of the Society for Neuroscience, 2009, 29 (13), 4200-4209.

[7] Hepgul N, Mondelli V, Pariante C M. Psychological and biological mechanisms of cytokine induced depression [J]. Epidemiologia e Psichiatria Sociale, 2010, 19 (2): 98-102.

[8] Krogh J, Nordentoft M, Mohammad-Nezhad M, et al. Growth hormone, prolactin and cortisol response to exercise in patients with depression [J]. Journal of Affective Disorders, 2010, 125 (1-3): 189-197.

由此可见，8周的有氧运动能够有效地抑制慢性应激性抑郁小鼠海马组织炎性细胞因子的表达，起到明显的抗抑郁效果[1]。这一作用机制可能与有氧运动参与调控炎性细胞因子诱导的IDO干预色氨酸-犬尿氨酸代谢途径影响5-HT的表达有关。[2][3]，即以NF-κB，TNF-α/IDO/5-HT通路的作用发挥拮抗抑郁小鼠海马神经炎症反应，减缓和改善抑郁小鼠海马神经认知障碍。

[1] 李永超，彭亮，王高华，等. 炎性因子、皮质醇、5-羟色胺与抑郁严重程度关系的初步研究 [J]. 国际精神病学杂志，2015，42（6）：4-7.

[2] Jarcho M R, Slavich G M, Tylova-Stein H, et al. Dysregulated diurnal cortisol pattern is associated with glucocorticoid resistance in women with major depressive disorder [J]. Brain Behavior and Immunity, 2012, 26: S3.

[3] 李秋利，关尚一，张少生. 有氧运动对抑郁女大学生抑郁状态、单胺递质的影响 [J]. 西安体育学院学报，2009，26（1）：121-124；128.

第五章 有氧运动调控TLR4/miR-223/NLRP3信号通路轴介导抑郁小鼠海马炎症反应

本研究探讨有氧运动激活慢性不可预见性应激（CUMS）抑郁小鼠海马TLR4/miR-223/NLRP3信号通路改善海马功能的作用。实验选用8周龄雄性C57BL/6小鼠60只，随机数字法分为空白对照组（CG）、抑郁模型组（MG）、采取模型运动组（ME）、TLR4抑制剂组（TG）和TLR4抑制剂+运动组（TE），每组12只。除空白对照组外的其他小鼠均进行为期28天的慢性应激性抑郁造模。造模后进行神经行为学评定，造模成功的ME、TE组小鼠适应性运动1周后进行为期8周的中等强度跑台运动，抑制剂组进行为期4周的TAK-242的腹腔注射。训练8周后当日评定各组小鼠的神经行为学改变，次日取样，ELISA法测定血清IL（Interleukin，IL）-1β和IL-10含量，尼氏染色检测海马尼氏体形态，海马组织进行mRNA和miRNA的高通量测序及关联分析，免疫组化法测定TLR4、IL-1β、IL-10和NF-κB蛋白阳性表达区域面积，RT-PCR检测海马NLRP3、TLR4、IL-1β、IL-10、NF-κB和miR-223的表达，western blot检测海马TLR4、IL-10和IL-1β蛋白定性表达[1][2]。结果发现，CUMS抑郁小鼠神经行为学功能显著下降，血液IL-1β含量明显增多，海马尼氏体核固缩严重。8周的有氧运动能够有效改善CUMS抑郁小鼠海马功能，降低血清IL-1β含量，显著减少海马组织尼氏体核固缩，降低小鼠的绝望行为，增加求生欲望。miRNA与mRNA高通量测序及关联分析结果显示miR-223与NLRP3存在靶向调控作用，且受运动干预的影响。ME组小鼠NLRP3、TLR4、IL-1β、NF-κB等炎症相关因子的表达下调，抗炎因子IL-10表达增强，miR-223的表达增强。抑郁小鼠TLR4被抑制后，下游转录子NF-κB表达降低，miR-223表达增强，NLRP3蛋白表达降低，炎性作用下降。TE组小鼠也观察到一致的抗炎症效果。由此可见，有氧运动可显著降低CUMS抑郁小鼠海马TLR4表达，激活TLR4/miR-223/NLRP3通路轴，改善抑郁小鼠海马功能。有氧运动通过降低TLR4的激活、诱导炎性因子IL-1β与NF-κB的低表达、调控miR-223高表达，拮抗抑郁小鼠海马组织炎症作用。miR-223又进一步致使其靶向基因NLRP3蛋白减少，抑制炎性因子IL-1β等的释放，减轻抑郁小鼠海马炎症，促进损伤的海马组织修复[3]。有氧运动与运动替代物可能干预miR-223的高表达并对海马组织免受炎性损伤具有保护效应，为靶向治疗脑神经系统疾病患者与筛选运动康复手段提供新思路。

[1] 屈红林，陈惠宇. 运动引起应激与应激性疾病的研究进展[J]. 中国康复医学杂志，2008，23（8）：768-770.

[2] 屈红林，谢军，陈嘉勤，等. 有氧运动激活BDNF/miR-195/Bcl-2信号通路轴抑制CUMS抑郁小鼠海马神经细胞凋亡[J]. 天津体育学院学报，2018，33（2）：148-155.

[3] 陈伟，陈嘉勤，毛海峰，等. 有氧运动和黑果枸杞多糖对慢性脑缺血小鼠的干预及Notch通路相关因子的组织差异表达[J]. 中国动脉硬化杂志，2017，25（8）：783-790.

第一节　抑郁症及其海马炎症反应的miRNAs信号调控轴

一、抑郁炎症反应

抑郁症是一种与脑内海马调控情绪与心境障碍密切相关的炎症性疾病，表现为长时间的情绪低落和典型的"三高三低"特点（即高患病率、高致残率、高复发率和低检出率、低就诊率、低治愈率），严重者可导致自杀或扩大性自杀，已成为21世纪人类的主要"杀手"和困扰全球最为严重的健康问题。前期研究发现，海马组织炎症作用在抑郁症的进程中起至关重要的作用[1][2][3]。核苷酸结合寡聚化结构域样受体蛋白3（Nucleotide-binding oligomerization domain like protein 3，NLRP3）炎性小体是介导人体固有免疫的重要蛋白，也是炎性小体组成的核心成分，在许多疾病的炎症反应过程中发挥重要作用[4][5]。NLRP3可通过识别相关分子模式，结合配体被激

---

[1] 郭音，罗赤苗，陈嘉勤，等. NF-κB信号通路在小鼠阻塞性黄疸及运动与黑果枸杞多糖干预中的差异表达［J］. 中国体育科技，2017，53（4）：119-124；137.

[2] 洪灯，齐亚灵，张彦慧，等. 简单易操作的大鼠CUMS抑郁模型的构建方法［J］. 中国卫生产业，2011，8（24）：3-4.

[3] 李红叶. 有氧运动对MI后大鼠心肌组织抑炎因子的影响及调控研究［D］. 扬州：扬州大学，2017.

[4] 刘雯，郭文洁，徐强，等. NLRP3炎症小体调控机制研究进展［J］. 药学学报，2016，51（10）：1505-1512.

[5] 吴雨卉，孙经武，池天鹤. NLRP3/IL-1β信号通路在大鼠动脉粥样硬化中的炎症机制研究［J］. 心脏杂志，2018，30（2）：141-145.

活，诱导NLRP3炎性小体的组装，促使pro-caspase1蛋白发生自身蛋白水解，切割成具有生物活性的半胱氨酸天冬酰胺特异蛋白酶-1，促使下游的IL-1β和IL-18前体成熟，生成具有生物活性的IL-1β和IL-18，分泌至胞外，发挥炎性效应，参与多种炎症疾病的发病过程[1]。TLR4参与抑郁症的炎症过程，已经得到证实，其可通过增加NLRP3和Pro-IL-1β的表达诱发炎性体[2]。然而，TLR4/NLRP3在海马组织中的作用及其与抑郁症的潜在关系是否参与抑郁症的发病过程仍未得到充分的证实。

二、miRNAs及其参与抑郁炎症反应的靶向调控机制

miRNAs是内源基因编码长度约为18~24个核苷酸的非编码单链小RNA，主要在转录后基因表达的调控中发挥重要作用，被称为细胞过程的"主要调节因子"[3][4]。现已有多种miRNAs在抑郁症的研究中显示出生物标志物的多潜能性，其

---

[1] 张涛，熊旭东. 核苷酸结合寡聚化结构域样受体蛋白3炎性体的调控机制[J]. 医学综述，2015，21（2）：199-201.

[2] 夏晓爽. TLR4诱导自噬与动脉粥样硬化斑块稳定性的关系以及干预治疗的研究[D]. 天津：天津医科大学，2016.

[3] Sun W, Julie L Y, Huang H D, et al. microRNA: a master regulator of cellular processes for bioengineering systems [J]. Annual Review Biomedical Engineering, 2010, 12（1）: 1‑27.

[4] 魏永宝，杨金瑞，尹焯，等. miR-223生物学功能及在肿瘤中作用[J].创伤与急诊电子杂志，2016，4（3）：166-184；151.

中miR-223就是最主要的miRNAs之一[1][2][3]。尽管TLR信号传导调控miRNAs已经得到很好的证实，NLRP3可由TLR诱导，但miRNAs是否参与NLR蛋白及其炎性体的调控过程？哈内克劳斯（Haneklaus）等的研究发现miR-223的过表达可通过靶向NLRP3的3'-非翻译区（UTR）的保守结合位点病毒阻止NLRP3表达，转化为降低NLRP3炎性小体活性，限制炎性体激活，抑制炎性体中IL-1β等的产生[4][5]；杨（Yang）等的研究也验证了miR-223可下调NLRP3，并通过Caspase-1和IL-1β抑制炎症反应，改善脑神经功能，并提出miR-223有可能成为一种降低炎症反应的新靶点[6]；鲍恩芬德（Bauernfeind）等考虑到miR-223作为NLRP3炎性小体信息转录控制的关键调节因子，将miR-223作为控制NLRP3炎

[1] Wang J, Bai X J, Song Q, et al. miR-223 inhibits lipid deposition and inflammation by suppressing Toll-like receptor4 signaling in macrophages [J]. International Journal of Molecular Sciences, 2015, 16: 24965-24982.

[2] Wang X, Huang W, Yang Y, et al. Loss of MiR-223 Duplex (5p and 3p) Aggravates Myocardial Depression and Mortality in Polymicrobial Sepsis [J]. Biochimica et Biophysica Acta, 2014, 1842 (5): 701-711.

[3] Neudecker V, Haneklaus M, Jensen O, et al. Myeloid-derived miR-223 regulates intestinal inflammation via repression of the NLRP3 inflammasome [J]. The Journal of Experimental Medicine, 2017, 214 (6): 1737-1752.

[4] Haneklaus M, Gerlic M, Kurowska-stolarska M, et al. Cutting Edge: miR-223 and EBV miR-BART15 Regulate the NLRP3 Inflammasome and IL-1β Production [J]. Journal of Immunology, 2012, 189 (8): 3795-3799.

[5] Xu Y J, Sheng H, Bao Q Y, et al. NLRP3 inflammasome activation mediates estrogen deficiency-induced depression- and anxiety-like behavior and hippocamp-al inflammation in mice [J]. Brain Behavior & Immunity. 2016, 56: 175-186.

[6] Yang Z, Zhong L, Xian R, et al. MicroRNA-223 regulates inflammation and brain injury via feedback to NLRP3 inflammasome after intracerebral hemorrhage [J]. Molecular Immunology, 2015, 65 (2): 267-276.

性小体活性的重要"变阻器"[1]。王（Wang）等的研究也显示，miR-223除了调控NLRP3等炎性相关靶点因子外，还靶向作用于NF-κB激活剂、TNF-a受体及配体以及干扰素调节因子（IRF4）等，靶向调节炎症反应[2]。卡姆库尔特（Camkurt）等对50名抑郁症患者和41名健康人的研究显示miR-223在抑郁症患者外周血中的表达显著高于健康人，呈显著性差异[3]。以上研究虽然报道了miR-223通过下调NLRP3参与炎症调控，抑制炎性因子的差异表达，在多数炎症疾病中发挥作用，但针对该调控机制在抑郁症患者方面的研究报道并不多见，尤其是在海马组织细胞中，通过什么样的途径调节NLRP3的表达，以及经miR-223调控后的稳定性等知之甚少。

三、有氧运动改善抑郁炎症

适当的有氧运动能够改善机体的抗炎能力，其功能涉及多种病理生理过程，如改善胰岛素抵抗、减轻动脉粥样硬化、降低心肌组织抑炎因子、改善代谢综合征炎症反应、抗骨性关节炎、促进阻塞性黄疸致肝损伤修复等。值得注意的是，近期的研究表明，有氧运动在各种神经退行性疾病，包括老年痴呆（含阿尔茨

---

[1] Bauernfeind F, Rieger A, Schildberg F A, et al. NLRP3 inflammasome activity is negatively controlled bymiR-223 [J]. Journal of Immunology, 2012, 189 (8): 4175-4181.

[2] Wang X M, Li X W, Wu Y H, et al. Upregulation of miR-223 abrogates NLRP3 inflammasome-mediated pyroptosis to attenuate oxidized low-density lipoprotein (ox-LDL) -induced cell death in human vascular endothelial cells (ECs) [J]. In Vitro Cellular & Developmental Biology-Animal, 2020, 56 (8): 670-679.

[3] Camkurt M A, Güneş S, Coşkun S, et al. Peripheral Signatures of Psychiatric Disorders: MicroRNAs [J]. Clinical Psychopharmacology & Neuroscience, 2017, 15 (4): 313-319.

海默病)、帕金森病、慢性脑缺血、大鼠海马Aβ沉淀、脑卒中等起着重要的抗炎效果。杜杰等证明间歇和连续的有氧运动可在一定程度上抑制IKKβ/NF-κB炎症通路的转导,调节炎性因子的分泌,改善机体炎症反应;周期性、中低强度的有氧运动有助于降低糖尿病患者炎性因子Chemerin水平[1][2]。戈含笑等[3]的研究发现,有氧运动可通过调节血清皮质酮的表达降低海马内前炎性因子的释放,还可激活CREB、BDNF及ERK等信号蛋白的表达,提高神经营养作用,保护神经免受损伤,增加神经可塑性和神经发生来发挥抗抑郁作用。董秀娟等[4]研究提示中等强度的系统跑台运动训练可通过下调miR-483对IGF2表达增强的调控作用,有效促进海马神经元的存活,改善学习记忆功能。近期的一项研究表明,游泳运动通过诱导炎症/IDO通路的激活,抑制脑内的炎症反应改善抑郁症状。偌德曼艾日克(Radomaizik)等[5]的研究发现运动不仅会刺激中性粒细胞中的基因表达,还会通过miRNA调节蛋白质翻译和细胞功能影响细胞的稳态过程,尤其是运动会诱导miR-223的表达水平增加,并负调节祖细胞增殖与粒细胞分化等过程,发挥抗炎作用。虽然这些研究表明,有氧运动可能通过调节海马组织中的炎性信号通道的抗炎和(或)促

[1] 杜杰.有氧运动通过抑制干仗IKKβ/NF-κB信号通路改善胰岛素抵抗小鼠炎症反应[J].中国体育科技,2017,53(6):101-107.
[2] 高丕明,罗小兵,虞亚明,等.女性膝骨关节炎患者有氧运动能力研究[J].中国运动医学杂志,2015,34(11):1094-1097.
[3] 戈含笑,魏宏文,张有志,等.有氧运动对慢性应激大鼠脑海马区神经可塑性的影响[J].北京体育大学学报,2017,45(5):39-45.
[4] 董秀娟.不同强度跑台运动对大鼠学习记忆功能的影响及microRNA-483与IGF2的调控机制研究[D].昆明:云南师范大学,2017.
[5] Radomaizik S, Zaldivar F, Oliver S, et al. Evidence for microRNA involvement in exercise-associated neutrophil gene expression changes [J]. Journal of Applied Physiology, 2010, 109(1):252-261.

炎作用，在抑郁症的发病过程中发挥作用，但运动能否通过干预和调控miRNA与炎性细胞因子间的相互作用，参与抑郁症的病理过程？尤其是TLR4/miR-223/NLRP3信号通路轴在运动干预抑郁症方面发挥怎样的调控作用？此类相关研究并未见实验报道。本课题组首先对造模效果进行了评定，然后进行海马组织的miRNA与mRNA的高通量测序及关联分析，结果显示TLR4/NLRP3与miR-223间存在一定的相关性，且这种关系与有氧运动的干预高度相关，为此，课题组以炎性信号通道TLR4/NLRP3与miR-223间的相互关系，拟定实验研究方案，并采用免疫组化、western blot和RT-qPCR等方法予以验证。

第二节 研究材料与方法

一、研究材料

1. 主要仪器与试剂

主要试剂：DAB显色试剂盒购于武汉博士德生物工程有限公司，生化试剂购于鳌大生物科技（上海）有限公司、Trizol购于Inventragtion，ELISA进口试剂盒、反转录试剂盒购于TAKARA、兔多克隆抗体IL-1β、IL-10、NF-κB、TLR4等购于ABclonal，mRNA引物由生工生物工程（上海）股份有限公司设计合成、miR-223引物由Ribobio设计与合成、TLR4的抑制剂TAK-242购自MedChemExpress。

主要仪器：BM-Ⅱ型病理组织包埋机、YT-6C生物组织摊烤片机、LEICA RM2126轮转式切片机、DHG9000烘烤箱、Bio-

Rad电泳仪和转移槽、Tanon Multi凝胶成像系统、CKX31奥林巴斯倒置显微镜、Microfuge低温高速离心机、T10 Basic高速组织匀浆机、Thermo Fisher酶标仪、Biorad CFX96Touch PCR仪、Q5000超微量分光光度计等。

2. 实验动物及CUMS抑郁小鼠模型构建

实验动物及分组：C57BL/6小鼠（20±3g，雄性，8周龄）60只，由湖南斯莱克景达实验动物有限公司提供（许可证号：SCXK湘2016-0002），所有小鼠饲养在标准的动物房（温度22±1℃，湿度55%±5%），自由饮水和进食，实验处理取材前12h禁食过夜。将小鼠随机分为空白对照组（CG）、模型对照组（MG）、模型运动组（ME）、TLR4抑制剂组（TG）、TLR4抑制剂+运动组（TE），共5组，12只/组。

二、研究方法

1. 抑郁造模方法

CUMS抑郁小鼠模型制备：除空白对照组外的其余小鼠，按照13种慢性应激刺激因子，进行为期28天的慢性应激性刺激造模。13种慢性应激刺激因子（昼夜调整、光照性质改变、禁食、禁水、噪音、倾斜鼠笼、潮湿垫料、束缚、水平震荡、冰水游泳、高温游泳、轻夹鼠尾、间断闪光刺激）按照随机数字法生成28天的慢性应激性刺激方案，每天刺激1~2种，为防止小鼠产生适应反应，确保相邻两天实施不同的刺激。

2. TLR4抑制剂及其模型制备

借鉴文献资料，实验选取TAK-242作为TLR4的抑制剂。造模成功后的TG和TE组小鼠借鉴夏晓爽[1]等的实验剂量0.3mg/kg体重进行腹腔注射，5次/周，共4周。

3. CUMS抑郁小鼠运动方案

造模后的ME和TE组小鼠实施中等强度的有氧跑台运动刺激，借鉴贝德福德（Bedford）运动方案进行改良[2]，即按照跑台坡度0°，速度为10m/min，第1周进行递增负荷的适应性训练，按照每天递增10min，共训练6d，第2周开始正式训练10m/min，60min/d，6d/Week，连续训练8周，所有的训练均安排在上午9:00~11:30进行。训练过程中，未造成小鼠非正常死亡。

4. CUMS抑郁小鼠神经行为学评定结果

为评价CUMS抑郁造模与运动干预效果，本研究针对实验小鼠进行了强迫游泳、强迫悬尾、糖水偏好等神经行为学评定。

（1）强迫游泳

将受试小鼠放入装有温水（25±1℃）的圆形烧杯，直径10cm，水深10cm，ANC酷睿HD1080P高清摄像头记录小鼠6min内不动状态潜伏期和后4min内不动状态持续时间。

（2）强迫悬尾

采用悬尾箱周壁及底部均为黑色，箱体顶部由25W白炽灯照明，采用V11.60.00正版监控软件录像，记录小鼠6min内不动状态潜伏期和后4min内不动状态持续时间。

（3）糖水偏好实验

实验前训练小鼠适应含糖饮水，测试前所有小鼠禁水过夜后

---

[1] 夏晓爽. TLR4诱导自噬与动脉粥样硬化斑块稳定性的关系以及干预治疗的研究[D]. 天津：天津医科大学，2016.

[2] Bedfored T G, Tipton C M, Willson N C, et al. Maximum oxygen consumption of rats and its changes with various ex-perimental procedures [J]. Journal of Applied Physiology. 1979, 47（6）：1278-1283.

（禁水时间10h以上），每只小鼠随机放置事先称重过的纯水水瓶1个和含有1%的蔗糖水水瓶1个，半小时后，调换两只水瓶的相对位置，记录单只小鼠在1h内的糖水消耗量和纯水消耗量，按照糖水偏好率=糖水消耗/（糖水消耗+纯水消耗）×100%，计算单只小鼠糖水偏好率。

5. 样本处理及ELISA指标检测

8周有氧运动结束当日，所有小鼠进行神经行为学评分。禁食过夜，次日每组随机选取6只实验小鼠，1%的戊巴比妥钠麻醉（50mg/Kg）后，快速开胸，2mL的真空抗凝管自心脏抽取新鲜血液，冷冻离心提取上清液。严格按照试剂盒说明书ELISA法测定血清中IL-1β和IL-10的含量。

处死后的小鼠于冰上剥离头部毛发与皮肤，暴露颅骨，用眼科镊自枕骨大孔轻轻剥开颅骨，充分暴露脑组织，直镊小心向上剥开大脑左右皮层，暴露出整个海马组织，玻璃分针将海马组织与大脑皮层及周围的脑组织分开，取出海马组织，冰PBS液冲洗，滤纸吸掉多余水分，称重后于Trizol试剂中浸泡，-80℃冰箱冻存，用于RNA的提取。

6. 病理改变与免疫组织学分析

8周的运动干预后，每组随机选取3只小鼠，进行在体脑固定灌注，待小鼠四肢僵硬，肝脏变白，脑组织变白变硬后，采用上述方法取全脑于4%的多聚甲醛固定，石蜡包埋，沿冠状面切成6μm厚的切片。尼氏染色观察小鼠海马尼氏体的病变。SABC法（avidin-biotin-peroxidase complex technique，SABC）按试剂说明书进行染色，以显示各因子的阳性表达。每个切片镜下（×400）随机选取5个视野，利用Simple PCI生物显微镜分析图像体系计算视野的阳性表达区域面积。

7. 海马总RNA的提取

首先用电动匀浆机在Trizol中匀浆后,离心,室温下静置10min充分裂解,严格按照试剂盒说明书和总RNA提取依次滴加试剂、离心,提取总RNA。提取的总RNA经Q5000超微量分光光度计测定其含量及RNA纯度。

8. 海马组织miRNA与mRNA高通量测序的GO(Gene Ontology)和KEGG功能富集关联分析

针对miRNA与mRNA测序分析设置相同比较组合的几组进行miRNA-mRNA关联分析,从比较的转录组分析得出差异基因,从miRNA分析中得到差异miRNA及对应的靶基因,并进行miRNA和mRNA的整合分析,再根据miRNA与其靶基因间的对应关系,对其集合进行GO与KEGG富集分析。因考虑到miRNA会抑制甚至沉默其作用的靶基因的表达,本研究分别按照差异miRNA与差异mRNA、差异下调miRNA与差异上调mRNA、差异上调miRNA和差异下调mRNA三种情况进行差异表达的miRNA的靶基因集合(或称为"候选靶基因")GO与KEGG功能富集分析[1][2]。

9. RNA逆转录和实时荧光定量PCR

按照说明书使用高容量的cDNA逆转录试剂盒进行cDNA的合成。使用PrimeScript® RT Master Mix Perfect Real Time kit定量检测NLRP3、TLR4、IL-1β、IL-10和NF-κB mRNA的表

---

[1] Camkurt M A, Acar Ş, Coşkun S, et al. Comparison of plasma MicroRNA levels in drug naive, first episode depressed patients and healthy controls [J]. Journal of Psychiatric Reswarch, 2015 (69): 67-71.

[2] Yan H, Li L, Liu F, et al. Screening of the anti-inflammatory peptides against MD-2 and its depression on TLR4 activation stimulated by LPS [J]. Inflammation Research, 2011 (60): 150.

达水平，One Step PrimeScript® miRNA cDNA Synthesis Kit试剂盒逆转录试剂盒和SYBR Green PCR Master Mix Kit（Applied biosystems）PCR试剂盒逆转录与定量miR-223的水平。实时荧光定量PCR使用CFX Connect PCR系统（Bio Rad，USA）进行40个循环的PCR，GAPDH和U6作为内部参照。根据Gene Bank核酸数据库中神经组织各因子cDNA序列，NLRP3、TLR4、IL-1β、IL-10和NF-κB mRNA基因引物均由生工生物工程（上海）服务有限公司设计合成，miR-223、U6亦按照miRBase database数据库中的碱基由广州Ribobio生物科技有限公司提供（引物合成序列详见表5-1）。PCR检测过程每样本设3个重复，测试结果采用$2^{-\triangle\triangle Ct}$法计算组织中基因表达水平。

表5-1 引物合成序列表

基因名称	正向序列	反向序列
NLRP3	CAACCTCACGTCACACTGCT	TTTCAGACAACCCCAGGTTC
TLR4	ACAAACGCCGGAACTTTTCG	GTCGGACACACACAACTTAAGC
IL-1β	CTCACAAGCAGAGCACAAGC	AGCTGTCTGCTCATTCACGA
IL-10	CTGAGGCGCTGTCATCGATT	AGGTCCTGGACTCCAGCAGA
NF-κB	ATCATCGAACAGCCGAAGCA	TGATGGTGGGTGTGTCTTG
GAPDH	CATGGCCTTCCGTGTTCCTA	CCTGCTTCACCACCTTCTTGAT
miR-223	GGCAGCACCCCATAAACTGTT	AGTGCGTGTCGTGTCGTGGAG
U6	GCTTCGGCAGCACATATACTAAAAT	CGCTTCACGAATTTGCGTGTCAT

10. 蛋白质印迹（western blot）

另外，随机选取3只小鼠，麻醉处死后按本部分（5.样本处理及ELISA指标检测）的方法取出海马组织，滤纸吸去其表面水分，称重，眼科剪剪碎后于高速组织匀浆机冰上匀浆，4℃

12000g离心5min，吸取上清液，酶标仪测定其蛋白浓度后，将100μg/孔的蛋白质样品装入5%SDS聚丙烯酰胺凝胶中，转移到0.45μm孔径的硝酸纤维素膜（NC膜）上，随后用溶于PBS中的3%（W/V）脱脂牛奶的TBST封闭2h。TLR4、IL-1β和IL-10等于4℃的TBST缓冲液中以1∶1000稀释过夜。然后TBST洗涤5次，每次5min，并在室温下与显色剂缀合的抗兔IgG二抗［稀释倍数1∶（2000~5000）］孵育1h。β-actin为内参。使用Tanon 3500凝胶成像系统通过测定色谱带强度（区域×OD）定量western印迹条带。

11. 统计分析

本研究数据应用SPSS 20.0软件进行统计学分析，以平均数±标准差（$\bar{x} \pm S$）表示，在进行所有数据的方差齐性的Bartlett检验后，进行单因素ANOVA方差分析，组间差异按照配对样本T检验，$p<0.05$为显著性差异，$p<0.01$为非常显著性差异。

第三节　抑郁造模及其效果评定

一、CUMS抑郁造模及其效果评价

神经行为学评定结果显示，MG组小鼠的糖水偏好指数显著下降、强迫游泳与悬尾不动时间明显延长（表5-2）。尼氏染色的结果显示模型组小鼠海马神经元数目明显减少，锥体细胞排列紊乱且细胞形态皱缩不完整，核固缩并多见偏移，着色浅染，部分尼氏体溶解并消失，胞质呈苍白色（图5-1）。ELISA测试结果显示，MG组小鼠血清指标的炎性相关因子如IL-1β比对照组

呈显著性升高（表5-3），IL-10也显著性增加，说明CUMS抑郁造模后的小鼠炎症反应较为明显。由此可以验证CUMS抑郁造模方法成功诱导出小鼠的抑郁症状。

表5-2 CUMS抑郁小鼠神经行为学评定结果统计表（n=8）

组别	强迫游泳不动时间（s）	强迫悬尾不动时间（s）	糖水偏好指数
CG	64.58 ± 11.58	87.17 ± 6.07	0.85 ± 0.046
MG	132.81 ± 5.30*	133.51 ± 4.50*	0.26 ± 0.027*
ME	84.26 ± 5.43#	76.1 ± 6.22#	0.68 ± 0.04#
TG	121.14 ± 9.08*	102.44 ± 4.37&	0.23 ± 0.02*
TE	72.79 ± 3.14	76.1 ± 5.08	0.59 ± 0.03

注：*$p<0.01$，&$p<0.05$，VS CG；#$p<0.01$，VS MG。

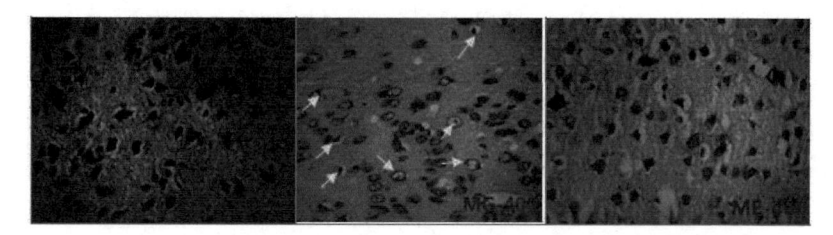

图5-1 有氧运动干预CUMS抑郁小鼠海马尼氏染色结果

表5-3 有氧运动干预CUMS抑郁小鼠血清ELISA指标检测结果统计表（n=6，pg/mL）

组别	IL-1β	IL-10
CG	2.19 ± 0.88	2.93 ± 0.49
MG	5.16 ± 2.20&	10.70 ± 1.82*
ME	2.51 ± 1.18@	17.07 ± 1.41*#
TG	4.52 ± 0.79*	7.22 ± 0.76*@
TE	2.25 ± 0.62$	14.52 ± 1.16*$

注：*$p<0.01$，&$p<0.05$，VS CG；#$p<0.01$，@$p<0.05$，VS MG；$$p<0.01$，VS TG。

二、CUMS抑郁小鼠高通量测序的GO与KEGG功能富集关联分析

依据miRNA与其靶基因间的对应关系，本研究对每组差异表达的miRNA的靶基因的集合分别进行GO和KEGG富集分析。基于miRNA对mRNA的转录作为转录后调控机制（图5-2），miRNA会抑制甚至沉默其作用的靶基因。关联分析结果显示，miR-223的差异上调会负调控NLRP3的表达。

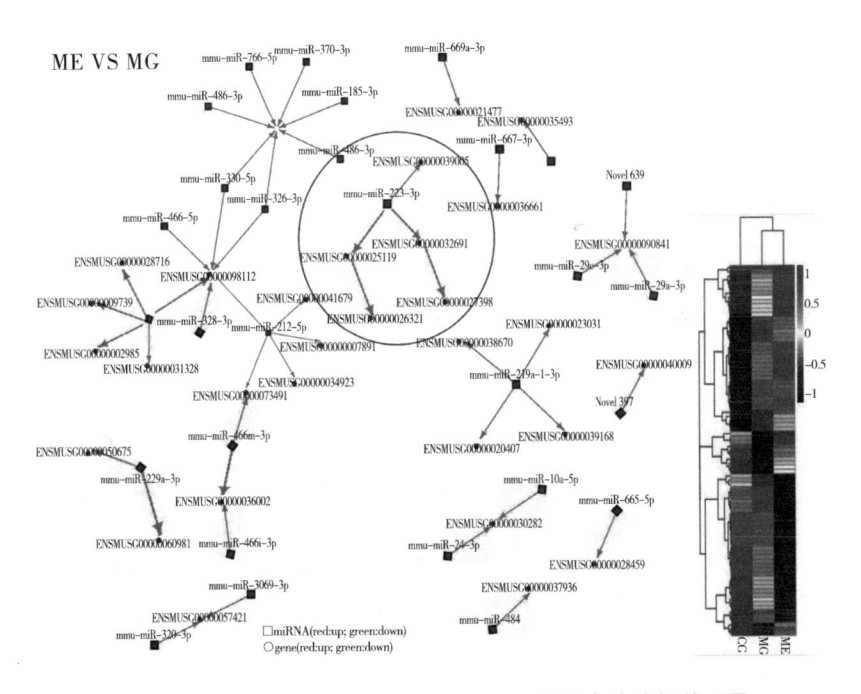

图5-2 Cytoscape分析miRNA-mRNA差异表达分析关系及差异靶基因集的聚类图

第四节　运动干预抑郁海马炎症反应

本研究有两个新的发现，一是，海马组织内炎性细胞因子的高表达直接参与CUMS抑郁症的发病过程，且炎症反应的发展与转归可能与TLR4/miR-223/NLRP3信号通路轴的调控有关；二是，有氧运动拮抗CUMS抑郁炎症的作用与TLR4被抑制的效果相似，尤其是miR-223的表达升高可能与TLR4被抑制有一定关系，且TLR4被抑制后再实施有氧运动干预，miR-223呈显著性高表达。有氧运动干预的这一作用机制可能与TLR4/miR-223/NLRP3的调控有关。这些发现提示有氧运动在预防和逆转抑郁症患者海马炎症反应有着重要的潜在临床应用价值。

一、CUMS抑郁诱导小鼠TLR4/miR-223/NLRP3信号通路轴的改变增加海马炎症

免疫组化检测结果显示，与CG组相比，MG组小鼠海马组织的IL-1β、NF-κB与TLR4等促炎因子的量比CG组显著增高，$p<0.01$，抑炎因子IL-10也显著增高，$p<0.05$（表5-4）。镜下观察，空白组神经细胞排列整齐，结构规整。模型组与之相比，炎性因子阳性细胞数较多，细胞排列松散，有明显的溶解破坏现象，结构不清晰，有的形成空泡（图5-3）。

表5-4 CUMS抑郁小鼠造模前后海马组织IL-1β、IL-10、TLR4、NF-κB免疫组织化学染色阳性表达（n=6）

组别	CG	MG	ME	TG	TE
IL-1β	26.86 ± 2.96	51.79 ± 5.28*	36.50 ± 2.51*#	39.06 ± 3.32*#	34.76 ± 2.78*$
IL-10	20.80 ± 2.41	23.04 ± 2.37&	42.08 ± 4.49#	20.56 ± 1.76#	29.28 ± 1.23*#
NF-κB	14.84 ± 0.59	37.95 ± 2.59*	22.33 ± 3.24*#	25.73 ± 1.86*	19.86 ± 1.33*
TLR4	17.16 ± 1.75	47.23 ± 2.89*	32.58 ± 3.22*@	9.71 ± 1.23&#	9.01 ± 1.49&#

注：* $p<0.01$，& $p<0.05$，VS CG；# $p<0.01$，@ $p<0.05$，VS MG；$ $p<0.01$，VS TG。

	IL-1β	IL-10	NF-κB	TLR4
CG				
MG				

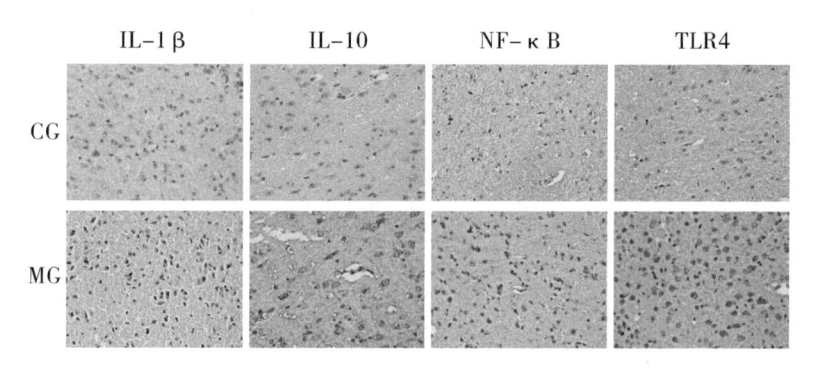

图5-3 CUMS抑郁小鼠免疫组化检测结果（400倍）

利用Western blot和RT-PCR方法进一步探讨有氧运动对CUMS抑郁小鼠海马炎性相关因子表达的影响。结果显示，CUMS抑郁小鼠海马组织IL-1β、NF-κB和TLR4的mRNA均显著增加，预示CUMS抑郁小鼠海马组织内的炎症反应较为明显。miR-223的RT-PCR检测结果也显示，MG高于CG组呈显著性差异（图5-4）。

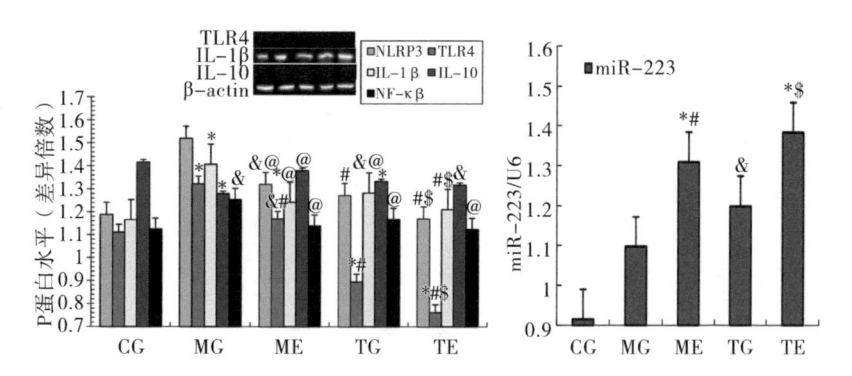

注：$*p<0.01$；$\&p<0.05$，VS CG；$\#p<0.01$，$@p<0.05$，VS MG；$\$p<0.05$，VS TG。

图5-4 各组小鼠海马NLRP3、TLR4、IL-1β、IL-10、NF-κB与miR-223基因表达图

二、有氧运动拮抗CUMS抑郁小鼠海马炎症效果

由各组小鼠神经行为学评定的检测结果来看,对比MG组,ME组小鼠的强迫游泳和强迫悬尾不动时间得到显著的缩短,糖水偏好指数也有较大幅度的提高,ME组小鼠虽然也有少量神经元形态皱缩不完整,但锥体细胞排列紊乱得到改善,部分尼氏体更加饱满,核固缩现象明显减少,整体来看,有较大幅度的提高,完整的神经元数目显著增多[1]。ELISA测试结果显示,与MG组相比(结果见本章第三节CUMS抑郁造模及其效果评价表5-3),ME组小鼠血清中的促炎因子TLR4、NF-κB和IL-1β下降,抑炎因子IL-10升高,均呈显著性差异。

表5-4的检测结果显示,ME组小鼠海马组织的IL-1β、NF-κB和TLR4等促炎因子的阳性表达区域明显减少,抑炎因子IL-10的蛋白阳性表达区域增多。与CG组小鼠相比,虽然炎性因子的表达未完全一致,但已表现出较好的改善趋势[2][3]。镜下观察可见ME组、TG组和TE组,促炎因子表达量下调,抑炎因子表达量上调,且细胞排列比MG组整齐,结构更趋于规整,在模型组中出现的空泡及溶解破坏现象也得以改善(图5-5)。这些结果表明,有氧运动改善了抑郁小鼠海马组织细胞的炎症反应。

---

[1] 李小龙. 有氧运动改善阿尔茨海默病大鼠认知功能损害的中枢免疫机制的研究[D]. 太原:太原理工大学,2016.
[2] 耿元文,林琴琴,马宏敏,等. 间歇有氧运动激活心梗大鼠肾脏miR-21/TLR4/NF-κB通路抑制肾脏炎症反应[J]. 北京体育大学学报,2018,41(1):70-74.
[3] 林琴琴,耿元文,田振军. 间歇有氧运动激活miR-21/SIRT1/NF-κB通路改善心梗大鼠肾功能研究[J]. 体育科学,2017,37(7):44-49.

	IL-1β	IL-10	NF-κB	TLR4
ME				
TG				
TE				

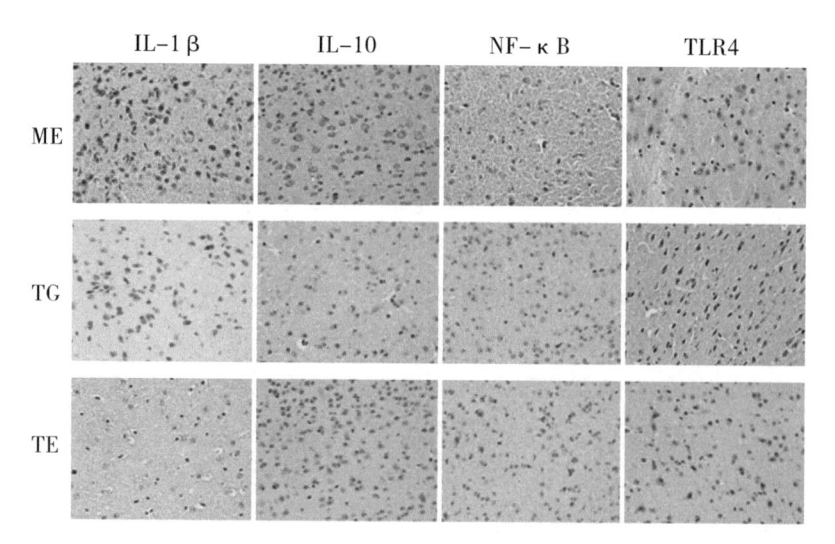

图5-5 有氧运动干预CUMS抑郁小鼠免疫组化检测结果（400倍）

三、有氧运动激活TLR4/miR-223/NLRP3信号通路轴的差异表达调控海马炎症反应

RT-PCR检测结果显示MG组NLRP3和TLR4等炎性因子表达均上调，而有氧运动可有效逆转，显著下调其mRNA表达。虽然MG组中抑炎因子IL-10 mRNA表达有所上调，但有氧运动可显著增加其表达，与之相比虽然不呈显著性差异，但其上调趋势明显[1][2][3]。蛋白质印迹（Western blot）的检测结果证实经

---

[1] 林小晶，鲁林，王晓慧. 炎症因子chemerin在有氧运动改善动脉粥样硬化大鼠血脂和主动脉硬化中的作用[J]. 上海体育学院学报，2017，41（4）：49-56.

[2] 刘敏，冯连世，王晓慧. 4周有氧运动对肥胖青少年胰岛素抵抗及炎症因子的影响[J]. 上海体育学院学报，2015，39（3）：87-89；94.

[3] 唐茂婷，吴茜，张慧敏，等. 有氧运动在老年痴呆患者中的研究进展[J]. 中国老年学杂志，2017，37（21）：5462-5464.

有氧运动干预的CUMS小鼠海马中炎性因子IL-1β与NLRP3显著下降，$p<0.05$，TLR4呈显著性下降（$p<0.01$），NF-κB虽不呈显著性下降，但下降趋势明显，说明有氧运动能够降低CUMS抑郁小鼠海马组织的炎性反应。miR-223的RT-PCR检测结果显示ME组小鼠海马组织miR-223的表达水平显著高于CG组与MG组（$p<0.01$），ME组NLRP3表达显著低于MG组（$p<0.05$），这可能与miR-223特异性靶向作用NLRP3 mRNA的3'-UTR区，抑制NLRP3的翻译表达有关。

四、TLR4抑制联合有氧运动激活抑郁小鼠TLR4/miR-223/NLRP3信号通路轴进而抑制海马炎症反应

TG组的测试结果显示TLR4被抑制后的抑郁小鼠血清炎性因子TLR4与NF-κB较MG组有显著性降低，这可能与TLR4抑制剂能够有效地部分抑制小鼠机体TLR4的分泌有关[1]。免疫组化检测结果显示TG组小鼠海马组织的炎性细胞因子除TLR4有较大幅度降低外，其余因子均高于CG组，低于MG组，与此对比，TE组小鼠的促炎因子显著降低，抑炎因子IL-10明显升高。Western blot检测也验证了这一结果，TG组小鼠炎性因子的表达情况低于MG组，且NLRP3的降低呈显著性，TLR4被抑制后再进行有氧运动康复训练能进一步降低促炎细胞因子的表达水平，说明有氧运动可加强TLR4抑制剂抗CUMS抑郁小鼠海马组织炎症作用[2][3]。

---

[1] 王卉，刘绍生，夏志，等.长期有氧运动对代谢综合征大鼠炎症及心肌组织过氧化物酶体增殖物激活受体α表达的影响[J].中国康复医学杂志，2017，32（12）：1351-1355.

[2] 温如武，常虹，白帆.抗阻运动联合有氧运动用于脑卒中患者的疗效观察[J].中国医学工程，2018，16（1）：91-93.

[3] 吴卫东，岳静静，王国伟，等.有氧运动预防及治疗ApoE-/-小鼠动脉粥样硬化过程中脂联素的抗炎症作用[J].中国康复医学杂志，2016，31（11）：1219-1224.

第五节 抑郁海马炎症及其运动干预作用分析

一、CUMS抑郁小鼠激活海马TLR4/miR-223/NLRP3信号通路轴诱发炎症

临床试验和动物实验研究结果显示炎性因子IL-1β、IL-18是导致抑郁症的关键因素，哈帕科斯基（Haapakoski）等的研究指出免疫系统被激活以及炎性细胞因子可能参与了部分抑郁症患者的发病[1]。NLRP3在机体固有免疫系统中发挥着重要的作用，NLRP3的失衡可导致促炎细胞因子的过量生成，并通过下游信号转导通路，诱发一系列炎症"瀑"布反应，参与多种炎症疾病的发生与发展[2][3]。张懿研究结果显示，NLRP3可能成为免疫激活和抑郁症发生之间关键的调节分子，在抑郁症发病机制中扮演重要角色，其可通过调控IL-1β的表达参与

---

[1] Haapakoski R, Ebmeier K P, Alenius H, et al. Innate and adaptive immunity in the development of depression: An update on current knowledge and technological advances [J]. Progress in Neuropsychopharmacology Biological Psychiatry, 2016, 66（3）: 63-72.

[2] 吴秀琴，刘丽霞，尹玉娇，等. 有氧运动和茶多酚对2型糖尿病大鼠胰岛素抵抗和血清炎症因子的影响 [J]. 福建师范大学学报（自然科学版），2016, 32（5）: 106-112.

[3] 张宪亮. 有氧运动及白藜芦醇对Tg APP/PS1小鼠海马Aβ沉积的影响 [D]. 上海：华东师范大学，2016.

应激诱导的抑郁样行为的发生[1]。本研究结果中MG组TLR4、NLRP3、IL-1β、NF-κB等炎性相关的因子的升高与miR-223的表达上调，可能与TLR4前导基因的高表达有关[2]，miR-223介导其转录后调控靶基因NLRP3的表达，即TLR4识别配体后，可激活下游包括NF-κB在内的炎性信号通路[3]，miR-223可通过靶向识别IKKα调控TLR4/NF-κB信号通路，进一步诱发IL-1β、IL-18等炎性信号因子前体促使NLRP3炎症小体活化，伴随NLRP3的活化，IL-1β与IL-18等炎症因子的前体转化成成熟的IL-1β和IL-18[4]，并被释放到胞外，引起爆发式炎症，加重海马组织炎性损伤（图5-6a）。提示，CUMS抑郁小鼠海马组织炎症反应的发生可能与TLR4/miR-223/NLRP3信号通路轴的调控有关[5][6]。虽然TLR4/miR-223/NLRP3信号通路轴在抑郁小鼠海马组织炎症的发生与发展中发挥重要作用，但有氧运动能否干预该信号通路轴的差异表达？

[1] 张懿. NLRP3炎性小体在抑郁样行为中的作用及分子机制[D]. 上海：第二军医大学，2016.
[2] 甄凤亚, 王岚, 安翠霞. Toll样受体4与抑郁症[J]. 中华行为医学与脑科学杂志，2017, 26（8）：760-764.
[3] Afshari M, Yang A, Bega D. Motivators and barriers to exercise in Parkinson's disease [J]. Journal Parkinson's Disease, 2017, 7（4）: 703-711.
[4] Arend W P, Palmer G, Gabay C. IL-1, IL-18, and IL-33 families of cytokines [J]. Immunological Reviews, 2008, 223: 20-38.
[5] Charles L, Capuron L, Millrah. Cytokines sing the blues: Inflammation and the pathogenesis of depression [J]. Trends in Immunology, 2006, 27（1）: 24-31.
[6] Cheng Y, Pardo M, Armini R S, et al. Stress-induced neuroinflammation is mediated by GSK3-dependent TLR4 signaling that promotes susceptibility to depression-like behavior [J]. Brain Behavior & Immunity, 2016, 53: 207-222.

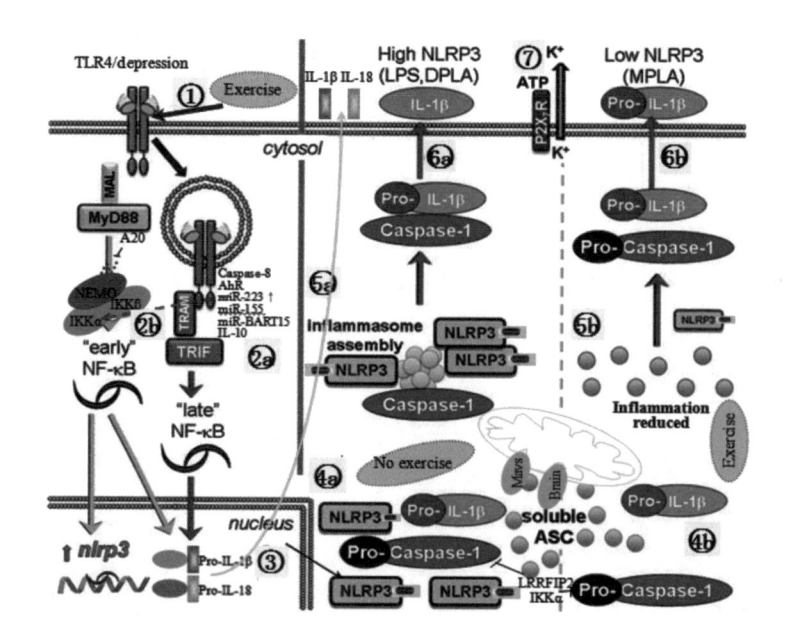

注：a：CUMS抑郁小鼠海马炎性信号通路的反应过程；b：有氧运动干预CUMS抑郁小鼠炎性信号通路的反应过程。

图5-6　TLR4/miR-223/NLRP3参与CUMS抑郁小鼠海马炎症反应

二、有氧运动干预抑郁小鼠海马TLR4/miR-223/NLRP3信号通路轴进而拮抗炎症反应的分析与展望

有氧运动拮抗炎症反应已被证实，但有氧运动拮抗抑郁小鼠海马组织炎症的细胞分子和信号转导机制在很大程度上仍是未知的[1]。本研究发现TLR4/miR-223/NLRP3信号通路可能参与了有氧运动拮抗抑郁小鼠海马组织炎症反应的转归过程。在抑郁小

---

[1] Dunn A J, Swiergiel A H, De Beaurepaire R. Cytokines as mediators of depression: What can we learn from animal studies? [J] Neuroscience & Biobehavioral Reviews, 2005, 29（4）: 891-909.

鼠海马组织炎症反应中，TLR4可激活NF-κB信号通路，产生不成熟的IL-1β和IL-18，使NLRP3得以活化[1][2]；而有氧运动可以通过降低TLR4的激活，诱导炎性因子NF-κB、IL-1β的转录水平的低表达，调控miR-223的作用，miRNA-233在通过靶向识别IKKα调控TLR/NF-κB信号通路的同时又负调控靶基因NLRP3，抑制下游炎性因子影响抑郁炎症[3][4][5]。本研究发现NLRP3、TLR4、IL-1β与NF-κB等促炎因子在CUMS抑郁小鼠海马组织中显著上调，有氧运动能有效降低炎性因子的表达，使炎症反应减弱（图5-6b）。TLR4被抑制后，促炎因子的表达下调，同时miR-223的活性增强，并降低炎性因子的差异表达，减轻抑郁小鼠海马神经炎症，有氧运动干预能够使这一效应增强[6][7]。

[1] He W T, Wan H, Hu L, et al. Gasdermin D is an executor of pyroptosis and required for interleukin-1β secretion [J]. Cell Research, 2015, 25（12）: 1285-1298.

[2] Kayagaki N, Wong M T, Stowe I B, et al. Noncanonical inflammasome activation by intracellular LPS independent of TLR4 [J]. Science, 2013, 341（6151）: 1246-1249.

[3] Latz E, Xiao T S, Stutz A. Activation and regulation of the inflammasomes [J]. Nature Reviews Immunology, 2013, 13（6）: 397-411.

[4] Li T, Morgan M J, Choksi S, et al. MicroRNAs modulate the noncanonical transcription factor NF-kappaB pathway by regulating expression of the kinase IKKalpha during macrophage differentiation [J]. Nature Immunology, 2010, 11（9）: 799-805.

[5] Lin K M, Hu W, Troutman T D, et al. IRAK-1 bypasses priming and directly links TLRs to rapid NLRP3 inflammasome activation [J]. Proceedings of the National Academy of Sciences of the United States of America, 2014, 111（8）: 775-780.

[6] Liu W, Sheng H, Xu Y, et al. Swimming exercise ameliorates depression-like behavior in chronically stressed rats: Relevant to proinflammatory cytokines and IDO activation [J]. Behavioural Brain Research, 2013, 242（2）: 110-116.

[7] Mcneela E A, Burke A, Neill D R, et al. Pneumolysin Activates the NLRP3 Inflammasome and Promotes Proinflammatory Cytokines Independently of TLR4 [J]. Plos Pathogens, 2010, 6（11）: e1001191.

为验证miR-223与TLR4和NLRP3之间的关系，本研究又对各组小鼠海马组织进行mRNA和miRNA的高通量测序，并对测序结果进行了关联分析[1][2]。从分析结果来看，miR-223与TLR4等诱导的炎性信号通路之间存在较为密切的靶向调控机制，主要表现在TLR4激活后可通过NF-κB等转录子对miR-223的表达进行调控，即通过抑制miR-223结合并活化STAT3基因介导抑郁小鼠海马组织促炎因子的产生，miR-223可同时通过负调控靶基因NLRP3与靶向识别IKKα调控TLR/NF-κB信号通路，使NLRP3在这一过程中的表达逐渐增高。miR-223的低表达会增强促炎因子IL-1β、NF-κB的活性，形成一个负反馈调节环，调控TLR4触发的海马组织产生IL-1β。NLRP3是miR-223的靶基因，miR-223在单核细胞向巨核细胞分化过程中表达逐渐降低，而NLRP3的表达逐渐增高，相反miR-223的高表达会致使NLRP3蛋白减少并抑制炎性体产生IL-1β[3]。在这一作用机制中，TLR4的转录是其诱导该通路轴的前导因子，由于TLR4的低表达或被抑制，使miR-223的表达增强，进而抑制NLRP3的蛋白减少，降低炎性体产生促炎因子，这可能是TLR4/miR-223/NLRP3轴在发挥作用。在此过程中TLR4所扮演的角色是否发挥了激活miR-223的过程？TLR4被抑制是否影响到miR-223的差异表达？为此，该实验针对CUMS抑郁小鼠实施了TAK-242的腹腔注射，来抑制TLR4的表达。此外，我们还发现白介素1受体相关

[1] Man S M, Kanneganti T D. Converging roles of caspases in inflammasome activation, cell death and innate immunity [J]. Nature Reviews Immunology, 2015, 16 (1): 7.

[2] Playford E D. Exercise and Parkinson's disease [J]. Journal Neurol Neurosury Pshychiatry, 2011, 82 (11): 1185.

[3] Solhaug H I, Romuld E B, Romild U, et al. Increased prevalence of depression in cohorts of the elderly: An 11-year follow-up in the generla population-the HUNT study [J]. International Psychogeriatrics, 2012, 24 (1): 151-158.

激酶（interleukin-1 receptor-associated kinase 1，IRAK1）的磷酸化也可通过负调控NF-κB的活性抑制NLRP3的表达，同时，IRAK1在快速炎症小体反应过程中可绕过NLRP3的翻译及翻译后修饰等的过程，直接作为TLR4与NLRP3间的桥梁启动炎症反应，这一反应过程也与TLR4的激活影响miR-223靶向识别IKKα的调控作用有关（图5-7）。

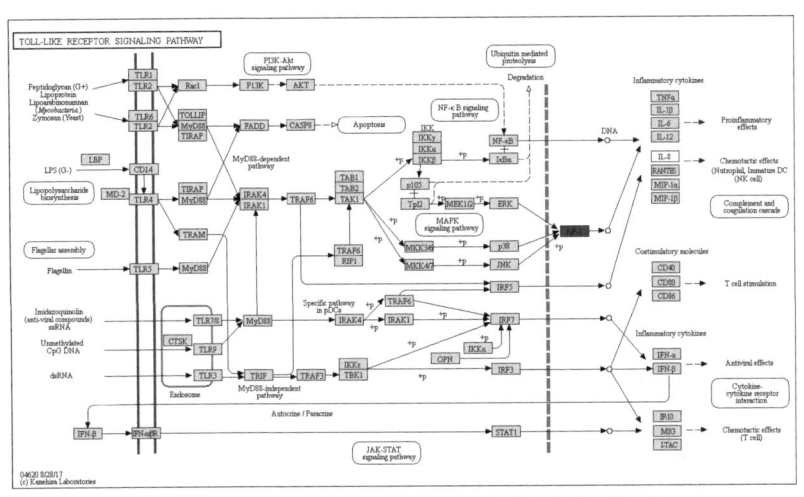

注：Toll-like receptor signa-ling path way：Toll样受体信号通路。

图5-7　有氧运动干预CUMS抑郁小鼠海马组织TLR4/miR-223/NLRP3信号通路轴的KEGG分析图

三、TLR4抑制联合有氧运动干预TLR4/miR-223/NLRP3信号通路轴进而拮抗海马炎症效果分析与展望

本研究采用TLR4抑制剂TAK-242对CUMS抑郁小鼠进行刺激，RT-PCR检测各组小鼠海马组织的miR-223及相关炎性因子

mRNA的差异表达，结果显示，TLR4被抑制后miR-223在海马组织内的表达显著上调，且有氧运动有助于miR-223的进一步表达，并有效抑制促炎细胞因子的高表达和增强抑炎因子的表达，起到良好的抗炎效果[1]。这可能与TAK-242通过抑制TLR4的基因表达，激活miR-223活性增加，增强其靶向识别IKKα调控TLR4/NF-κB信号通路的作用，降低了其下游的炎性因子的IL-1β、NLRP3等的表达。ME组与TE组对比结果显示TLR4抑制后再进行有氧运动有助于降低炎性因子的表达，促进抑炎因子的释放，其效果优于单纯有氧运动的效果[2]。同样的实验，我们还发现，TLR4被抑制后，有氧运动依然能够增加IL-10的信号表达量，但相比于MG组与TG组而言，不呈显著性差异。令人诧异的是，与MG组小鼠mRNA的检测结果相比，ME组海马组织的炎性因子和抑炎因子的mRNA差异表达与TG组相关因子的差异表达趋势高度一致。由此可以推断，有氧运动干预能够降低TLR4的因子表达，并进一步拮抗CUMS抑郁小鼠海马组织的炎性损伤。在TG组小鼠中，miR-223的基因表达水平升高，较MG组相比呈现显著性差异，说明TLR4被抑制后确实能够增强miR-223的表达。此外，针对TLR4被抑制后再实施有氧运动康复，其miR-223的值可持续增高，但与抑制剂组相比其结果不呈显著性差异，相比模型组呈显著性差异。提示，TLR4抑制剂能在一定程度上减轻抑郁小鼠的炎性反应，但抑制剂与有氧运动的联合干预能够有效降

---

[1] Subramanian I. Complementary and alternative medicine and exercise in nonmotor symptoms of Parkinson's disease [J]. International Review of Neurobiology, 2017, 134: 1163-1188.

[2] Qu S C, Liu M Q, Cao C, et al. Chinese Medicine Formula Kai-Xin-San Ameliorates Neuronal Inflammation of CUMS-Induced Depression-like Mice and Reduces the Expressions of Inflammatory Factors via Inhibiting TLR4/IKK/NF-κB Pathways on BV2 Cells [J]. Front Pharmacol, 2021 (11): 626-949.

低抑郁小鼠海马组织的炎症。

本研究发现，有氧运动能显著增加CUMS抑郁小鼠海马组织miR-223和抑炎因子IL-10的表达，降低TLR4、IL-1β、NF-κB、NLRP3等的表达水平，且海马组织miR-223表达水平与TLR4呈显著性负相关。推测有氧运动能够通过抑制TLR4的表达，调节miR-223靶向识别IKKα的能力，调控TLR4/NF-κB信号通路，阻碍其下游靶基因NLRP3的活性，降低IL-1β等炎性细胞因子的表达水平。表明有氧运动改善抑郁小鼠海马组织功能，发挥抗炎作用，可能与TLR4/miR-223/NLRP3信号通路轴的激活有关。

综上所述，有氧运动可显著降低CUMS抑郁小鼠海马组织TLR4的表达，诱导炎性因子IL-1β及NF-κB转录子的低表达，调控miR-223的高表达，激活TLR4/imRNA-223/NLRP3通路，靶向抑制NLRP3蛋白活性，抑制炎性因子的释放，减弱抑郁小鼠海马组织炎症，调控其抗炎效果。有氧运动改善抑郁小鼠海马组织功能与提高抑郁小鼠海马组织miR-223的表达，激活TLR4/imRNA-223/NLRP3通路轴关系密切。因此，有氧运动及其运动替代物有可能通过干预miRNAs的表达发挥对抑郁症海马组织的保护效应，可为抑郁症及脑神经疾病患者运动康复手段的筛选及干预提供新思路。

第六章 有氧运动介导抑郁海马炎症的miR-223/TLR4/MyD88-NF-κB信号通路机制

本研究探讨有氧运动激活慢性应激性（CUMS）抑郁小鼠海马miR-223/TLR4/MyD88-NF-κB通路，抑制海马炎症反应的作用。实验选用8周龄雄性KM小鼠40只，随机选取12只作为空白对照组（CG），空白对照组小鼠不实施造模，28只小鼠进行13种慢性刺激性因子的干预，干预时间为28d，构建CUMS抑郁模型鼠。造模后进行神经行为学评定，剔除差异性较大的小鼠4只，剩余小鼠采用随机数字法分为模型对照组（MG）和有氧运动组（EG），每组12只。EG组自造模后的第一周进行跑台适应性训练：10m/min，0°坡度，按照每天递增10min，训练6d。正式训练以10m/min速度，0°坡度，60min/d，6d/Week，连续训练8周。训练结束后，进行神经行为学评定并禁食过夜，次日1%的戊巴比妥钠腹腔注射麻醉，ELISA法检测血清IL-1β和IL-10含量，RT-PCR检测海马miR-223和TLR4、MyD88、NF-κB表达，Western Blot检测海马TLR4和NF-κBp65蛋白表达。结果发现CUMS抑郁造模小鼠海马组织功能受损，强迫游泳和强迫悬尾不动时间明显延长，血清炎症因子明显IL-1β增多；有氧运动可显著改善CUMS抑郁小鼠的海马功能，有效降低抑郁性行为，降低IL-1β水平，增加IL-10水平；还有助于上调miR-223的表达水平，抑制TLR4、MyD88和NF-κB高表达。有氧运动可显著增加CUMS抑郁小鼠海马miR-223表达，抑制下游TLR4/MyD88-NF-κB信号通路，抑制海马炎症反应，改善海马功能。

第一节　抑郁炎症及其干预

抑郁症已经成为世界性的难题，患者常表现为快感与认知缺失、记忆力衰退、严重的高自杀倾向或扩大自杀倾向，给患者家庭及社会构成重大负担[1]。近年来，对抑郁症患者的海马体病变及其神经细胞新生等的研究，引起了广大专家学者的高度关注，其发病机制可能与炎症反应的爆发式激活有关[2]。抑郁症发病机制的"细胞因子学说"认为，应激性刺激或过度活化的免疫系统产生炎性细胞因子并在抑郁症的发病过程中扮演重要角色[3][4]。临床试验和动物实验均已证实海马组织炎症在抑郁症发病过程中发挥着重要的毁坏性作用，因此，降低海马炎症反应，改善海马组织功能的抗炎治疗成为抑郁症防治新的靶标方向。

---

[1] 陈青云. microRNA223通过靶向STAT3调控Toll样受体触发的巨噬细胞IL-6和IL-1β的分泌[D]. 杭州：浙江大学，2012.
[2] 陈伟，陈嘉勤，毛海峰，等. 有氧运动和黑果枸杞多糖对慢性脑缺血小鼠的干预及Notch通路相关因子的组织差异表达[J]. 中国动脉硬化杂志，2017，25（8）：783-790.
[3] 刘燕. 逆灸对抑郁模型大鼠行为学、血清致炎及抗炎细胞因子的影响研究[D]. 北京：北京中医药大学，2016.
[4] 郭红，胡建. 免疫炎症导致抑郁的研究新进展[J]. 中华行为医学与脑科学杂志，2013，22（7）：667-669.

有研究提出[1][2]，microRNAs（miRs）可通过直接或间接与炎症相关的靶基因结合降解mRNA或阻止mRNA翻译参与炎症通路的调节，在炎性疾病的发生与发展中发挥重要的调节作用。miRNAs参与调控炎症性疾病的病理生理过程的研究已成为国内外研究的热点，大量实验均已证实，在炎症性肠炎、放射性肺损伤的炎症性疾病发作期miR-223的表达显著升高，抑制促炎因子IL-1β、NLRP3和TNF-a等的表达，上调抑炎因子IL-10的表达，降低机体的炎症反应，而缺乏miR-223的小鼠表达更高水平的NLRP3，导致IL-1β的产生增加和炎症反应的易感性[3][4]。另有研究证实，有氧运动可显著增加血液miR-223表达水平，提高骨骼肌功能，10公里长距运动后机体的miR-223表达水平显著升高，作者认为剧烈运动诱发的有害性的炎症性干扰机制[5]，如循环炎性microRNA介导的炎症级联反应，诱发了包括miR-223在内的miRNAs水平的增高，以抵抗炎性细胞因子的炎症反应过程[6]。塔吉扎德赫（Taghizadeh）等报道短期的耐力训练不会诱导Ⅱ型糖尿病患者血液has-miR-223的显著上调，但对女性

---

[1] 敬开权.慢性不可预知温和应激对大鼠海马自噬作用和HMGB1/TLR4通路的影响[D].衡阳：南华大学，2013.

[2] 李怡，张虹，杨洁.针灸治疗抑郁症的临床和机制研究概况[J].辽宁中医杂志，2013，40（6）：1264-1266.

[3] 蔺晓源，刘杰民.TLR4/MyD88/NF-κB信号通路与溃疡性结肠炎[J].胃肠病学，2013，18（4）：244-246.

[4] 罗一烽，王冬青，李月峰，等.抑郁症大鼠脑脊液细胞因子动态变化及临床意义[J].山东医药，2011，51（27）：27-28.

[5] 欧阳樱君，吴爱武，余健敏，等.帕金森病合并抑郁与血清细胞因子的相关研究[J].实用医学杂志，2017，33（19）：3255-3260.

[6] Deiuliis J A, Syed R, Duggineni D, et al. Visceral Adipose MicroRNA 223 Is Upregulated in Human and Murine Obesity and Modulates the Inflammatory Phenotype of Macrophages[J]. PloS One, 2016, 11（11）: e0165962.

Ⅱ型糖尿病患者血小板功能、血糖指数、身体素质及身体成分有积极影响[1]。但有氧运动是否通过上调海马miR-223的表达抑制抑郁症小鼠海马炎症,改善海马组织功能,鲜有文献报道。

众所周知,TLR4信号通路参与调节固有免疫反应与适应性免疫反应,与抑郁症的免疫炎症过程关系密切,更是慢性不可预知温和应激抑郁鼠海马炎症的主要参与者[2]。TLR4激活通过胞内IL-1β同源结构域,利用IL-1β下游信号传递分子MyD88,介导效应因子NF-κB的活化,NF-κB转位入细胞核磷酸化后调节免疫炎性因子的表达。TLR4信号通路主要依靠经典的MyD88依赖信号通路,募集和活化下游IL-1受体相关激酶4(interleukin-1 receptor associated kinase 4,IRAK4)、IRAK1、IRAK2,以及TNF-a受体相关因子6(TNF receptor-associated factor 6,TRAF6)等激活NF-κB信号通路,完成炎症因子的转录与释放[3][4]。经证实,在单核细胞向粒细胞分化过程中,miR-223的表达水平较高,而TLR4和TLR3的mRNA表达水平较低,由此可以推测,miR-223可能与TLR4受体呈负性调节作用,即表达上调的miR-223可通过抑制TLR4并经经典的MyD88依赖通路及其下游炎性因子NF-κB的活化,降低巨噬细胞内促炎因子IL-1β的差异表达,增强抑炎因子IL-10的高

---

[1] Rebane A, Akdis C A. MicroRNAs: Essential players in the regulation of inflammation [J]. Journal of Allergy & Clinical Immunology, 2013, 132(1): 15-26.
[2] 彭云丽,王雯英,蒋春雷,等. 应激诱发抑郁症的细胞因子机制研究进展[J]. 生理学报,2013,65(2): 229-236.
[3] 时晓庆,郑光敏,郭明亮,等. 心可舒治疗冠心病合并抑郁症的疗效及对细胞因子影响[J]. 中医药导报,2015,21(7): 59-62.
[4] 汪露,陈晋东. TLR4信号通路与抑郁症的研究进展[J]. 中南大学学报(医学版),2017,42(6): 725-729.

表达。但有氧运动是否能够通过miR-223调控TLR4/MyD88-NF-κB信号通路参与海马炎症反应的调节，仍未见文献报道。因此，本研究拟探讨有氧运动对CUMS抑郁小鼠海马miR-223及其下游通路TLR4/MyD88-NF-κB表达和海马炎症反应的影响。

第二节 研究材料与方法

一、仪器与试剂

1. 主要仪器

酶标仪（MB16-414，USA）、实时荧光定量PCR仪（Bio-Rad CFX96Touch，USA）、电泳仪和转移槽、正置荧光显微镜（Nikon Eclipse Ti-SR，Japan）、成像系统（Nikon DS-U3，Japan）、高速组织匀浆机（T10 Basic，USA）。

2. 主要试剂

兔多克隆抗体TLR4（ABclonal，USA）、MyD88（ABclonal，USA）、NF-κB（ABclonal，USA）、β-actin和山羊抗兔二抗（武汉谷歌生物科技有限公司）、DAB显色剂（DAKO，Denmark），miR-223引物（Ribobio）、TLR4、MyD88、NF-κB（上海生工）、反转录试剂盒（TAKARA-Bio，USA），小鼠IL-1β、IL10 ELISA试剂盒（ABclonal，USA）等。

二、实验动物处理与分组

8周龄雄性健康C57BL/6小鼠54只,由湖南斯莱克景达实验动物有限公司提供,许可证号为SCXK湘2016-0002,标准齿啃类动物干燥饲料喂养,自由饮食。在实验室适应性喂养1周后,随机数字法选取18只作为空白对照组(control group,CG),空白对照组小鼠不实施造模,剩余的36只小鼠进行为期28d的13种慢性不可预知性刺激,造模后,针对造模的每只小鼠进行神经行为学评定,剔除差异性较大的小鼠后,随机数字法分为模型对照组(model group,MG)、模型运动组(exercise group,EG),18只/组。EG组进行为期8周的中等强度的小鼠跑台训练。

三、CUMS抑郁小鼠模型制备

实验选取包括光照性质改变、昼夜调整、禁食、禁水、白噪音、潮湿垫料、倾斜鼠笼、束缚、高低温游泳、水平震荡等在内的13种慢性不可预知性应激刺激因子,按照随机数字法生成刺激方案,并依据相邻两天实施不同刺激做出微调,每天安排1~2种刺激,造模时间28d。

四、有氧运动方案

运动方案参考贝德福德(Bedford)等[1](1979)的训练方

---

[1] Bedford T G, Tipton C M, Willson N C, et al. Maximum oxygen consumption of rats and its changes with various ex-perimental procedures [J]. Journal of Applied Physiology, 1979, 47(6): 1278-1283.

案。EG组小鼠第1周进行递增负荷的适应性训练，训练开始强度为10m/min，0°坡度，按照每天递增10min，训练6d。正式训练以10m/min速度，0°坡度，60min/d，6d/Week，连续训练8周，所有的训练均安排在上午9:00~11:30进行。上述训练方案无小鼠死亡。

五、神经行为学评定

运动结束后当日，每组小鼠随机选取10只进行神经行为学评定，评定内容包括强迫游泳和强迫悬尾。强迫游泳选择直径为10cm的2L圆形烧杯，水深10cm，水温25℃±1℃，试验时将受试小鼠放入烧杯，ANC酷睿HD1080P高清摄像头记录小鼠6min内不动状态潜伏期和后4min内不动状态持续时间。强迫悬尾采用自制的周壁及底部均为黑色、箱体顶部由25W白炽灯照明的悬尾箱，试验时采用V11.60.00正版监控软件录像，记录小鼠6min内不动状态潜伏期和后4min内不动状态持续时间。

六、样本处理及ELISA指标检测

8周有氧运动结束后，所有小鼠禁食过夜，次日每组随机选取18只小鼠腹腔注射1%的戊巴比妥钠（剂量：50mg/Kg）麻醉，迅速开胸，心脏取血处死。处死后的小鼠冰上剥离头部皮肤，暴露颅骨，眼科镊自枕骨大孔轻轻撬开颅骨，充分暴露脑组织，小心剥离大脑左右皮层后，暴露出整个海马组织，玻璃分针剥离海马组织与大脑皮层及周围脑组织，取出海马，冰PBS液冲洗，滤纸吸掉多余水分，从中间一分为二，称重，其中6只左侧海马Trizol浸泡，-80℃冻存，以提取蛋白进行RT-PCR检测，6只右侧海马，液氮冷冻后，-80℃冰箱冻存，以备蛋白质印迹（western blot）检测；每组随机再选取6只，电动匀浆机匀浆，提取上清液，按照ELISA试剂盒操作步骤检测IL-1β、IL-10、TLR4和NF-κB的蛋白含量；剩余的6只小鼠进行脑在体预冷4%的多聚甲醛固定，并在小鼠四肢僵硬、肝脏完全变白后，断头冰上剥离脑组织，于4%的多聚甲醛固定48h以上，以备免疫组化检测。

七、病理与免疫组化检测

1. Nissl染色

全自动切片机切成5μm的薄片，常规脱蜡后，浸入1%的甲苯胺蓝染液中数分钟，进行95%酒精快速分化，二甲苯透明，中性树胶封片，光学显微镜下观察。尼氏体为嗜碱性斑块或细颗粒，每张海马区玻片，在高倍镜下（×200）随机选取5个视野观察海马CA1与CA3神经元形态并进行锥体细胞和尼氏体双盲计数，取平均值。

2. 免疫组化法

常规脱蜡至水化，3%的过氧化氢孵育10min，蒸馏水水洗（2min×3次）、PBS漂洗（2min×3次），微波辐射抗原修复，PBS漂洗（2min×3次），滤纸吸干组织周围PBS液后，滴加BSA封闭液37℃30min封闭，加一抗（抗体按相应的配比稀释），湿盒4℃冰箱过夜，次日复温后PBS漂洗（2min×3次），加二抗（即用型二抗），37℃孵育30min，PBS漂洗（2min×3次），滤纸吸干组织周围PBS后滴加SABC，37℃孵育30min，PBS漂洗（5min×3次），DAB显色剂显色，室温下5min，纯化水终止反应，梯度酒精脱水、二甲苯透明、中性树胶封片。随机选取切片的海马区观察3个视野，CMIAS98彩色病理图像分析系统分析，0.5mm×0.55mm计数器计数染色阳性细胞数及平均灰度值。

八、海马组织miRNAs-mRNA靶向调控的关联分析

冰上Trizol法匀浆裂解提取小鼠海马组织总RNA，经Q5000超微量分光光度计测量与评价其纯度与质量后，进行mRNA与miRNAs的高通量测序，并对测序完成的原始数据依据差异上调miRNAs调控差异下调mRNA、差异下调miRNAs靶向调控上调mRNA，以及差异miRNAs与差异表达mRNA等情况进行miRANs靶向调控基因集合的GO与KEGG关联功能分析。

九、Western Blot

选取同组小鼠海马组织合并，按照每100mg，加入预冷组织裂解液1mL进行组织裂解，高速组织匀浆机冰上匀浆后，4℃12000g离心5min，取上清后，酶标仪测定其蛋白浓度，等量蛋白质上样、电泳、转膜后，3%的（W/V）脱脂牛奶的TBST封闭2h，加入兔抗鼠多克隆一抗，分别为TLR4（浓度为1∶1000）、NF-κB（1∶1000）和MyD88（1∶1000），4℃过夜。复温后加入显色剂缀合的抗兔IgG二抗（浓度1∶2000~5000）孵育1h。内参为β-actin蛋白。

十、RT-PCR

常规Trizol试剂中用组织匀浆机匀浆、离心，提取海马组织总RNA，使用高容量cDNA逆转录试剂盒（TAKARA-Bio，日本）进行cDNA的合成，PrimeScript™ RT Master Mix（Perfect Real Time）kit（TAKARa Bio，日本）试剂盒进行RT-PCR测定TLR4、MyD88和NF-κB的相对mRNA表达水平，GAPDH为管家基因。引物序列如下：IL-1β上游引物5'- CTCACAAGCAGAGCACAAGC-3'，下游引物：5'- AGCTGTCTGCTCATTCACGA-3'；IL-10上游引物：5'-CTGAGGCGCTGTCATCGATT-3'，下游引物：5'-AGGTCCTGGACTCCAGCAGA-3'；TLR4上游引物：5'- ACAAACGCCGGAACTTTTCG-3'，下游引物：5'- GTCGGACACACACAACTTAAGC-3'；MyD88上游引物：5'- CGCCGCCTATCGCTGTT CTTG-3'，下游引物：5'- TTCTCGGACTCCTGGTTCTGCTG-3'；NF-κB上游引物：5'- ATCATCGAACAGCCGAAGCA-3'，下游引物5'- TGATGGTGGGGTGTGTCTTG-3'；GAPDH上游引物：5'- CATGGCCTTCCGTGTTCCTA-3'，下游引物5'- CCTGCTTCACCACCTTCTTGAT-3'。反应条件如下：95℃10min，1循环预变性；95℃15s，60℃30s，65℃30s，40循环PCR反应；72℃10min，退火。每样复孔3次，利用$2^{-\triangle\triangle Ct}$法计算相对基因表达量。

如上提取海马组织总RNA后，按miRNA反转录试剂盒（TAKARA Bio，日本）说明书方法反转录合成cDNA，同上述方法进行miRNA的RT-PCR反应。引物由瑞博奥（广州）生物科技股份有限公司设计与合成，U6为内参。反应条件如下：95℃30s，

1循环预变性；95℃5s，65℃30s，39循环PCR反应，95℃30s退火。每样复孔3次，利用$2^{-\triangle\triangle Ct}$法计算miR-223的相对基因表达量。

十一、miRNAs-mRNA关联分析法

对miRNAs和mRNA测序分析都设置了相同比较组合的几组比较进行miRNA-mRNA关联分析。若该组比较的转录组分析得到了差异基因，miRNAs分析中得到了差异miRNA及对应的靶基因，可以对该组比较进行miRNA和mRNA的整合分析。

十二、数据统计

所有实验数据以均数±标准差（$\bar{X}\pm SD$）表示，采用SPSS20.0统计软件对所获取的实验数据进行ANOVA方差分析，针对不呈正态分布的相关数据，组间比较采用了卡方检验；符合正态分布的相关数据采用Kruskal-Wallis检验，$p<0.05$为具有统计学显著性差异。

第三节 造模效果及有氧运动可改善CUMS抑郁小鼠海马损伤

一、神经行为学评定结果

神经行为学评定结果（图6-1）显示，MG组较CG组强迫游泳和强迫悬尾不动时间显著延长（$p<0.01$，$n=10$），与MG组

相比，EG组小鼠不动时间显著降低，呈非常显著性统计学意义（$p<0.01$，$n=10$），与CG组小鼠的不动时间较为接近。

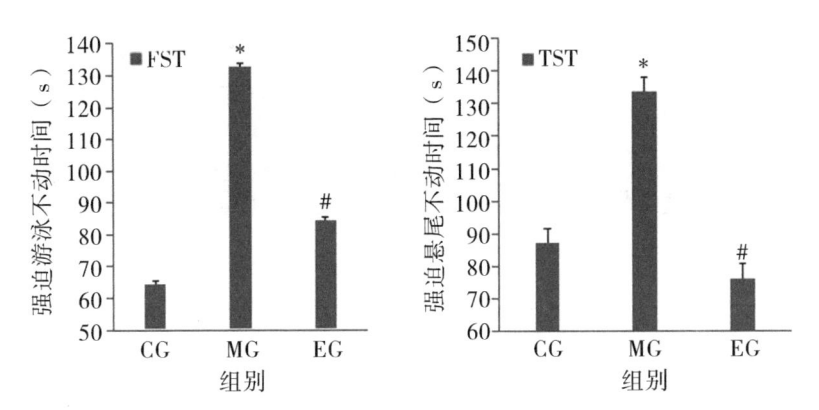

注：* $p<0.01$，VS CG；# $p<0.05$，VS MG。

图6-1 各组小鼠强迫游泳和强迫悬尾不动总时间变化

二、CUMS抑郁小鼠海马的尼氏体变化

由尼氏染色观察结果（图6-2、表6-1）可见，各组小鼠海马CA1区锥体细胞排列整齐，锥体细胞数目无显著性差异。正常组小鼠海马CA3去锥体细胞排列整齐，胞浆饱满，尼氏体清晰；但造模小鼠海马神经CA3区锥体细胞排列稀疏、紊乱且伴有明显的核固缩现象，胞浆着色较浅，并呈现明显的尼氏体溶解或者消失[1]；与模型组相比，有氧运动组小鼠海马CA3区锥体细

---

[1] De G D, Dávalos A, Montero A, et al. Circulating inflammatory miRNA signature in response to different doses of aerobic exercise [J]. Journal of Applied Physiology, 2015, 119 (2): 124-134.

胞排列较整齐,尼氏体数目增多,核固缩现象减轻,胞浆内容物增加[1]。

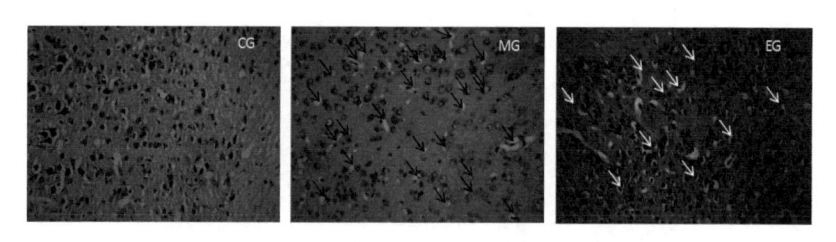

注:×200,黑色为尼氏体固缩,白色为恢复后的尼氏体。

图6-2 各组小鼠海马组织尼氏染色结果

表6-1 有氧运动对抑郁小鼠海马CA1、CA3区锥体细胞数目和完整尼氏体的影响($n=6$)

组别	CA1区尼氏体数/个	CA3区尼氏体数/个	尼氏体数(个)
CG	56.8 ± 6.6	31.3 ± 8.6	81.3 ± 15.6
MG	55.5 ± 4.9	22.7 ± 9.3**	51.0 ± 17.9**
EG	55.2 ± 5.8	29.6 ± 7.0##	72.6 ± 14.5#

注:**$p<0.01$,*$p<0.05$,VS CG;##$p<0.01$,#$p<0.05$,VS MG。

近些年来,关于有氧运动在拮抗炎症反应保护脑组织免受损伤的研究报道日益增多。研究证实,有氧运动能够有效地改善慢性脑缺血小鼠大脑皮质神经元损伤,减少神经元丢失,起到良好的保护脑神经的功能,运动诱导脑神经保护作用的相关

---

[1] 王锃,苏丽,陈瑞庆,等. miR-223通过抑制NLRP3防护小鼠急性放射性肺损伤[J]. 中华放射医学与防护杂志,2019,39(3):166-171.

因子和通路Notch1、Jagged1和Ncx1mRNA等在脑组织和外周血中的表达高度相关[1][2]。近期的研究也发现，有氧运动能够改善脑损伤小鼠机体炎症，并通过调节下丘脑—垂体—肾上腺轴（the hypothalamic-pituitary-adrenal axis，HPA）及相关炎性因子参与的多种细胞内信号转导通路介导的脑内神经元损伤及多种炎性细胞因子的表达水平，发挥抗抑郁作用[3]。科胡特（Kohut）等的研究结果显示，运动可通过降低促炎因子IL-6和IL-18，C反应蛋白和TNF-a进而发挥抗抑郁效果[4]。刘红军等通过4周的有氧跑台运动发现实验大鼠IGF1、ERK及CREB等表达上调[5]。本研究结果显示，MG组小鼠FST和TST的绝望行为显著增强，血清促炎因子IL-1β水平显著升高，而有氧运动能够显著降低小鼠的绝望行为，有效降低血清IL-1β水平，增高抑炎因子IL-10的表达水平。推测，有氧运动在改善小鼠抑郁状

---

[1] Mao HF, Xie J, Chen JQ, et al. Aerobic exercise combined with huwentoxin-I mitigates chronic cerebral ischemia injury [J]. Neural Regeneration Research, 2017, 12 (4): 596-602.

[2] 吴伟滨，汪睿，武日东，等. miR-223下调NLRP3炎性体表达抑制人血管平滑肌细胞分泌高迁移率族蛋白B1 [J]. 第三军医大学学报，2018（15）：1399-1406.

[3] Harrison EB, Emanuel K, Lamberty BG, et al. Induction of miR-155 after Brain Injury Promotes Type 1 Interferon and has a Neuroprotective Effect [J]. Frontiers in Molecular Neuroscience, 2017, 28: 10.

[4] Kohut ML, McCann DA, Russell DW, et al. Aerobic exercise, but not flexibility/resistance exercise, reduces serum IL-18, CRP, and IL-6 independent of beta-bloc-kers, BMI, and psychosocial factors in older adults [J]. Brain behave Immun, 2006 (20): 201-209.

[5] 刘红军，吕毓虎. 有氧运动通过上调IGF1改善抑郁症大鼠的学习记忆能力 [J]. 广州体育学院学报，2014，34（3）：101-106.

态的同时，有助于减轻CUMS抑郁导致的炎性损伤[1]。但有氧运动对CUMS抑郁小鼠海马组织炎性损伤的保护效应及其机制研究的相关报道较少。本研究重点关注有氧运动对改善CUMS抑郁小鼠海马炎症反应及miR-223/TLR4-MyD88/NF-κB通路的激活是否会产生影响。

三、有氧运动激活CUMS抑郁小鼠海马炎症通路的表达改善海马炎症反应的免疫组化结果

免疫组化检测的结果显示，与空白对照组相比，MG小鼠海马CA1区与CA3区的炎性细胞因子IL-1β、TNF-α以及TLR4/MyD88-NF-κB信号通路相关因子的表达量均显著增加（$p<0.01$），CA1区抑炎因子IL-10的表达量也略有增加，但不呈显著性差异，CA3区增加显著（$p<0.05$）；与MG组相比，EG小鼠海马CA1区各炎性细胞因子IL-1β IL-10与NF-κB的表达量呈非常显著性下调（$p<0.01$），TLR4、MyD88与TNF-α呈显著性下降（$p<0.05$）；与CA1区相比，CA3区各促炎因子均呈非常显著性下降（$p<0.01$）；IL-10的表达量呈非常显著性增加（$p<0.01$），提示有氧运动对CA3区干预效果比CA1区更明显（表6-2、图6-3）。

---

[1] Nielsen S, Åkerström T, Rinnov A, et al. The miRNA Plasma Signature in Response to Acute Aerobic Exercise and Endurance Training [J]. Plos One, 2014, 9 (2): e87308.

表6-2 有氧运动对抑郁小鼠海马CA1区与CA3区炎症相关因子阳性表达量的影响（n=6）

组别	CG-CA1	CG-CA3	MG-CA1	MG-CA3	EG-CA1	EG-CA3
IL-1β	31.64±5.79	25.13±2.87	51.36±7.12**	52.04±5.99**	30.07±3.55##	32.17±2.30##
IL-10	17.37±2.45	18.81±2.76	20.62±3.75	22.19±2.75*	38.67±5.31##	41.11±5.56##
TLR4	27.13±4.55	26.37±6.19	45.92±6.24**	47.90±7.33**	38.29±7.54#	33.03±6.71##
MyD88	22.81±4.77	28.39±6.30	39.12±7.76**	42.19±7.23**	35.67±5.31#	32.69±7.58##
TNF-α	15.49±3.25	14.04±1.37	31.99±3.06**	36.55±2.79**	24.52±3.37#	21.93±3.40##
NF-κB	22.71±4.54	20.33±3.06	47.07±6.39**	50.92±4.98**	33.84±6.71##	26.40±3.91##

注：**$p<0.01$，*$p<0.05$，VS CG；##$p<0.01$，#$p<0.05$，VS MG。

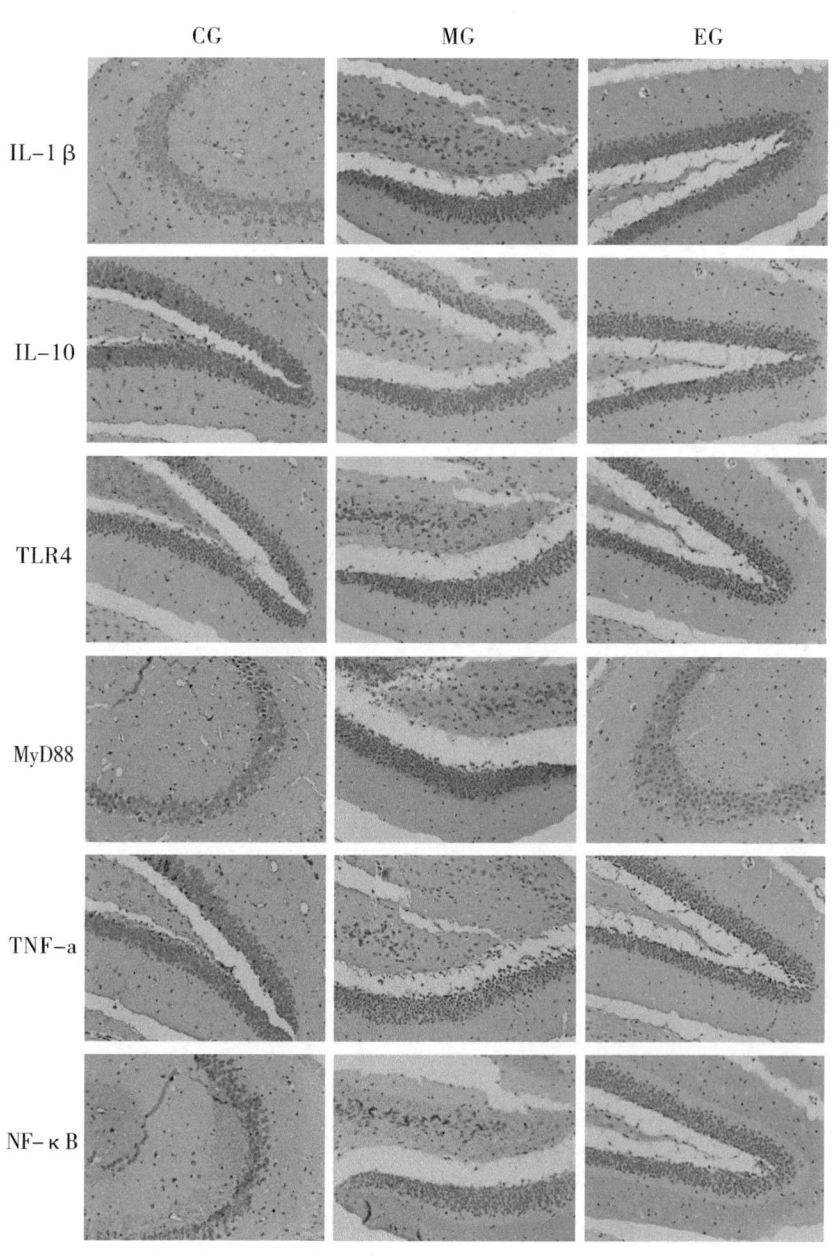

图6-3　各组小鼠海马组织炎症相关因子免疫组化检测结果（×200）

四、海马组织ELISA检测结果

从检测的结果（表6-3）来看，与CG组相比，MG组海马组织TLR4与TNF-α成非常显著性表达升高（$p<0.01$，t_{TLR4}=-4.166，$t_{TNF-α}$=-4.745），IL-1β、NF-κB表达显著增高（$p<0.05$），IL-10表达水平呈非常显著性升高（$p<0.01$，t=4.219）；与MG组相比，EG组小鼠海马组织TLR4、NF-κB的含量呈非常显著性下降（$p<0.01$，t_{TLR4}=12.620，$t_{NF-κB}$=6.991），IL-1β与TNF-α的含量呈显著性下降（$p<0.05$），呈显著性差异（$p<0.05$），IL-10表达水平呈非常显著性升高（$p<0.01$，t=12.381）。同样的结果还显示，EG组小鼠海马组织NF-κB的含量比CG显著下降，这可能与系统规律的有氧运动的干预作用关系密切。

表6-3 各组小鼠海马组织炎性因子含量检测结果统计表（n=6）

组别	IL-1β（pg/mL）	IL-10（pg/mL）	TLR4（ng/mL）	NF-κB（pg/mL）	TNF-α（pg/mL）
CG	1.71 ± 0.90	5.39 ± 2.67	24140.00 ± 1560.39	19.99 ± 1.29	4.90 ± 0.51
MG	4.55 ± 1.37[&]	7.36 ± 2.93[*]	34720.00 ± 1436.20[*]	29.98 ± 1.42[*]	8.78 ± 0.46[*]
EG	2.71 ± 1.69[$]	13.68 ± 5.74^{*#}	24845.00 ± 1234.14[#]	13.98 ± 1.34^{&#}	5.68 ± 0.63[$]

注：*$p<0.01$，&$p<0.05$，VS CG；#$p<0.01$，$$p<0.05$，VS MG。

五、海马TLR4、MyD88、NF-κB p65表达结果

Western Blot与RT-PCR检测结果显示，与CG组相比，MG组小鼠海马组织的TLR4、MyD88和NF-κB蛋白表达水平显著升高，TLR4与MyD88呈非常显著性差异（$p<0.01$），NF-κB呈显著性差异（$p<0.05$）；与MG组比较，EG组小鼠海马组织的TLR4和MyD88蛋白表达呈非常显著性减少（$p<0.01$），NF-κB表达量呈显著性降低（$p<0.05$）（图6-4）。

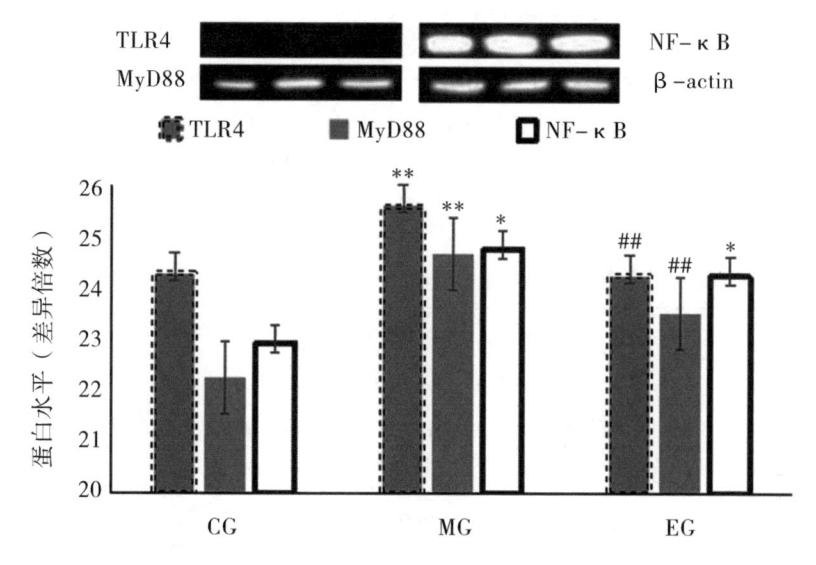

注：** $p<0.01$，* $p<0.05$，VS CG；## $p<0.01$，VS MG。

图6-4 各组小鼠海马TLR4、MyD88和NF-κB p65表达变化

第四节　miRNAs靶向调控炎症通路的分析

一、有氧运动激活miR-223靶向调控TLR4/MyD88-NF-κB通路的相关分析

研究发现（图6-5），在海马组织中，有氧运动可诱导miR-223通过负调控下调TLR4的表达水平，并通过靶向调控TLR4/MyD88-NF-κB信号通路的作用直接影响炎性细胞因子IL-1β和TNF-α的表达[1][2][3]。

根据差异表达miRNAs和mRNA之间的靶向作用关系数据文件，导入Cytoscape软件进行可视化操作，制作mRNA与miRNAs作用的关系图[4][5]。关系图包括5个mRNAs，多个mRNA，其中包括炎性相关的基因。

---

[1] 耿元文，林琴琴，马宏敏，等. 间歇有氧运动激活心梗大鼠肾脏miR-21/TLR4/NF-κB通路抑制肾脏炎症反应[J]. 北京体育大学学报，2018，41（1）：70-74.

[2] 帖红涛，万敬员. MiRNA在TLR信号通路中的负性调控作用[J]. 生命的化学，2012，32（4）：347-352.

[3] 屈红林，谢军，陈嘉勤，等. 有氧运动激活BDNF/miR-195/Bcl-2信号通路轴抑制CUMS抑郁小鼠海马神经细胞凋亡[J]. 天津体育学院学报，2018，33（2）：148-155.

[4] Chen Q Y, Wang H, Liu Y, et al. Inducible MicroRNA-223 Down-Regulation Promotes TLR-Triggered IL-6 and IL-1β Production in Macrophages by Targeting STAT3 [J]. Plos One, 2012, 7 (8): e42971.

[5] 许晓丹，汤立军. miRNA与炎性相关疾病[J]. 生命科学，2016，28（9）：1039-1043.

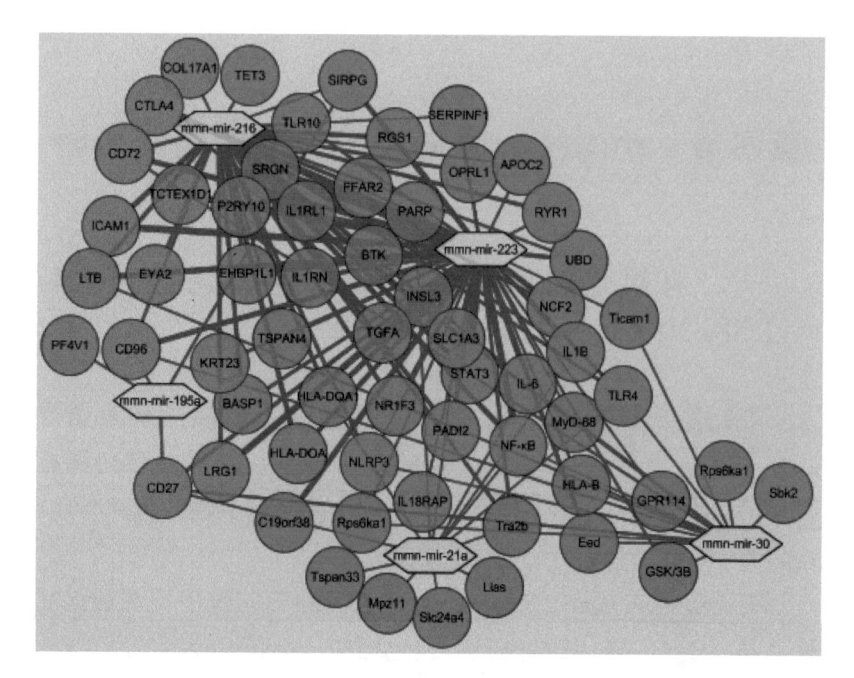

图6-5　miR-223靶向调控TLR4/MyD88-NF-κB信号通路图

二、海马miR-223表达结果

RT-PCR检测结果显示，与CG组相比，MG组小鼠海马miR-223表达显著增加，呈非常显著性差异（$p<0.01$，$n=6$，图6-6），与MG组相比，EG组miR-223表达显著增加。表明CUMS抑郁小鼠海马组织miR-223应激性升高，有氧运动可显著促进海马组织miR-223的高表达。

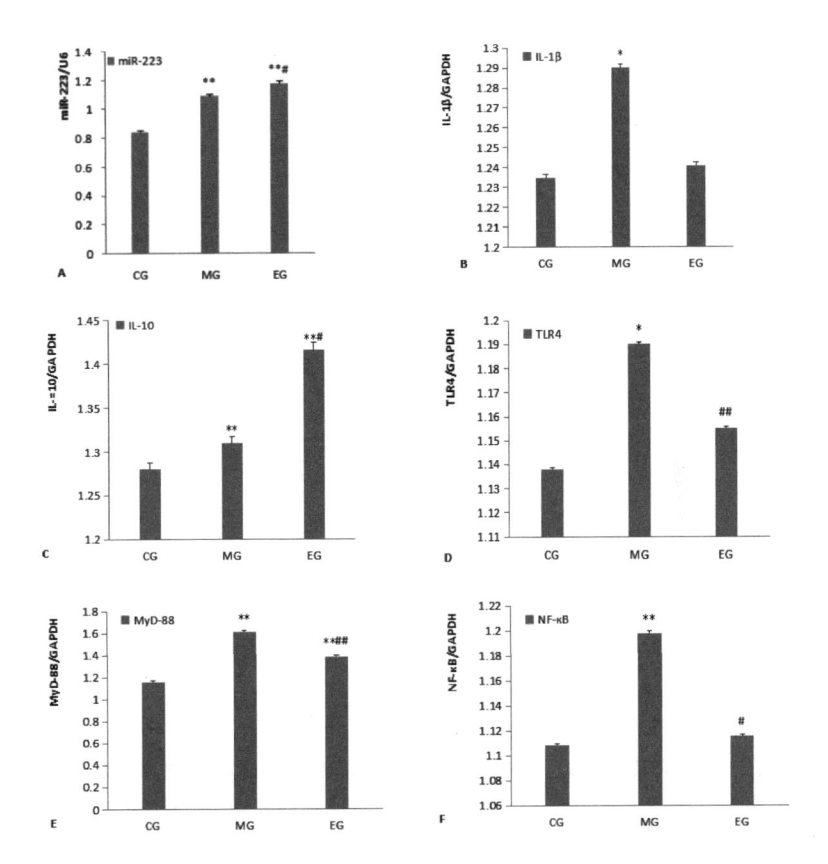

注：** $p<0.01$，* $p<0.05$，VS CG；## $p<0.01$，# $p<0.05$，VS MG。

图6-6　各组小鼠海马组织基因表达变化

相关文献报道，miR-223作为一类髓系细胞特异性表达的miRNA，是一种新型的炎性反应调节因子[1][2]，且在疾病的

---

[1] He Y, Feng D, Li M, et al. Hepatic mitochondrial DNA/Toll-like receptor 9/MicroRNA-223 forms a negative feedback loop to limit neutrophil overactivation and acetaminophen hepatotoxicity in mice [J]. Hepatology, 2017, 66 (1): 220-234.

[2] Huang L, Li F, Deng P, et al. MicroRNA-223 Promotes Tumor Progression in Lung Cancer A549 Cells via Activation of the NF-κB Signaling Pathway [J]. Oncology Research, 2016, 24 (6): 405-413.

发生与发展过程中对炎性细胞因子如TLR4、NLRP3等具有负性调控作用,其可能是作为由促炎过程向抑炎过程转变的"启动子"。泉(Izumi)等[1]研究发现小鼠脊髓急性损伤病灶部位出现miR-223的高表达,同时炎性因子TNF-α、IL-1β及IL-6亦高表达,且在损伤后12~24h达到最大峰值,这与脊髓损伤后炎性细胞渗入诱发的炎症反应的高峰期不谋而合[2][3][4],同样的研究还发现,在损伤急性期miR-223与炎性因子IL-6的表达量存在正相关关系,提示miR-223可能参与调控炎性因子介导的脊髓炎症损伤,其抗炎作用可能与疾病损伤的急慢性程度和作用时间有关[5][6]。

[1] Izumi B, Nakasa T, Tanaka N, et al. MicroRNA-223 expression in neutrophils in the early phase of secondary damage after spinal cord injury [J]. Neuroscience Letters, 2011, 492 (2): 114-118.

[2] Jyonouchi H, Geng L, Streck D L, et al. MicroRNA expression changes in association with changes in interleukin-1ß/interleukin10 ratios produced by monocytes in autism spectrum disorders: Their association with neuropsychiatric symptoms and comorbid conditions (observational study) [J]. Journal of Neuroinflammation, 2017, 14 (1): 229-242.

[3] Li J, Tan M, Xiang Q, et al. Thrombin-activated platelet-derived exosomes regulate endothelial cell expression of ICAM-1 via microRNA-223 during the thrombosis-inflammation response [J]. Thrombosis Research, 2017 (154): 96-105.

[4] Li M, He Y, Zhou Z, et al. MicroRNA-223 ameliorates alcoholic liver injury by inhibiting the IL-6-p47phox-oxidative stress pathway in neutrophils [J]. Get, 2017, 66 (4): 705-715.

[5] Neudecker V, Haneklaus M, Jensen O, et al. Myeloid-derived miR-223 regulates intestinal inflammation via repression of the NLRP3 inflammasome [J]. Journal of experimental medicine, 2017, 214 (6): 1737-1752.

[6] 屈红林,谢军,陈嘉勤,等. 有氧运动通过TLR4/miR-223/NLRP3信号通路轴介导CUMS抑郁小鼠海马炎症反应[J]. 体育科学,2019,39(2):39-50.

近期的研究发现[1]，miR-223在正常海马组织中是神经元发育、突出可塑性和神经退行性变的重要介质，在海马组织中特异性高表达，尤其是在海马损伤后，其表达量剧增[2]。本研究发现，MG小鼠海马组织miR-223显著升高（提示miR-223可能参与抑郁海马炎症发病机制），海马TLR4、MyD88和NF-κB p65表达水平显著上调，血清IL-1β含量升高。有氧运动可以显著升高miR-223含量，降低海马组织TLR4、MyD88和NF-κB p65的表达量，减少血清中IL-1β含量，显著升高IL-10的表达量[3]。这可能与miR-223参与负反馈调节抑郁炎症相关，其参与炎症反应的具体作用机制可能与miR-223表达量的高低有关[4][5]。虽已证实miR-223在炎症反应中发挥着重要的调节作用，但有关miR-223在疾病中如何实现由促炎反应切换至抑炎反应的文献报道较少，且缺乏确切的机制研究。研究人员推测miR-223负向调控炎症反应的过程可能与miR-223表达的量有一定的关系，但受制于实验安排，尚未开展miR-223基因干扰探究其靶向

[1] Zhang N, Fu L, Bu Y, et al.Downregulated expression of miR-223 promotes Toll-like receptor-activated inflammatory responses in macrophages by targeting RhoB [J]. Molecular Immunology, 2017 (91): 42–48.

[2] Harraz M M, Eacker S M, Wang X, et al. MicroRNA-223 is neuroprotective by targeting glutamate receptors [J]. Proceedings of the National Academy of Science of the United States of America, 2012, 109 (46): 18962–18967.

[3] 屈红林, 谢军, 陈嘉勤, 等. 有氧运动通过TLR4/miR-223/NLRP3信号通路轴介导CUMS抑郁小鼠海马炎症反应 [J]. 体育科学, 2019, 39 (2): 39-50.

[4] Zhou W, Pal A S, Hsu Y H, et al. MicroRNA-223 Suppresses the Canonical NF-κB Pathway in Basal Keratinocytes to Dampen NeutrophilicInflammation [J]. Cell Reports, 2018, 22 (7): 1810-1823.

[5] Chivero E T, Guo M L, Periyasamy P, et al. HIV-1 Tat Primes and Activates Microglial NLRP3 Inflammasome-Mediated Neuroinflammation [J]. Journal of Neuroscience the Official Journal of the Society for Neuroscience, 2017, 37 (13): 3599-3609.

调控炎症反应过程的具体机制。有研究指出在Toll样受体诱发的炎症反应中，miR-223的下调可诱导NF-κB和MAPK信号的激活，促进LPS刺激时的TNF-α、IL-6和IL-1β的产生。相似的研究也提出miR-223基因的遗传缺失易加剧乙醇诱导的肝损伤、中性粒细胞浸润、IL-6的表达上调[1]。以前的研究证实，在脑卒中或是兴奋性毒性神经元疾病中，miR-223可通过调节谷氨酸受体亚基Glur2和NF2B在脑内的功能表达来抑制神经元免受损伤，而miR-223的缺乏易导致海马神经元NR2B与Glur2的高表达，诱发神经元损伤[2]。近期研究发现，miR-223确实增加了原发性TLR4与STAT3的高表达，以及LPS刺激的原发性巨噬细胞中的TLR4、STAT3和NOS2的表达，miR-223的高表达可以负调控TLR4/FBXW7轴的作用，降低巨噬细胞炎性作用对脂肪组织的损伤[3][4]。Sari等的研究指出，经LPS处理的大鼠组织中MyD88与NF-κB p65蛋白表达增加，且提出MyD88/TAK1/IKKβ/IκB-α/NF-κB通路的下调与miR-223的表达关系密切[5]。这表明，

[1] Zhang N J, Fu L Y, Bu Y H, et al. Downregulated expression of miR-223promotes Toll-like receptor-activated inflammatory responses in macrophages by targeting RhoB [J]. Molecular Immunology, 2017, 91 (4): 42-48.

[2] Li Z, Tang X, Bao H. MP059C-reactive proteinin duces renal inflam mation via a CD32A-NF-κB-TLR4/MyD88 circuit [J]. Nephrology Dialysis Transplantation, 2017, 32 (3): 447.

[3] Tokarz P, Blasiak J. The role of miRNA in metastatic colorectal cancer and its significance in cancer prognosis and treatment [J]. Acta Biochimica Polonica, 2012, 59 (4): 467-474.

[4] Wang J, Bai X, Song Q, et al. miR-223 Inhibits Lipid Deposition and Inflammation by Suppressing Toll-Like Receptor 4 Signaling in Macrophages [J]. International Journal of Molecular Sciences, 2015, 16 (10): 24965-24982.

[5] Sari A N, Korkmaz B, Serin M S, et al. Effects of 5, 14-HEDGE, a 20-HETE mimetic, on lipopolysaccharide-induced changes in MyD88/TAK1/IKKβ/IκB-α/NF-κB pathway and circulating miR-150, miR-223, and miR-297 levels in a rat model of septic shock [J]. Inflammation Research, 2014, 63 (9): 741-756.

miR-223上调表达发挥抗炎作用可能与抑制组织胞浆中MyD88/TAK1/IKKβ/IκB-α/NF-κB通路轴有关。近期的研究发现，miR-223可通过抑制炎症反应，减缓组织损伤[1][2]。近日塔吉扎德赫（Taghizadeh）的研究显示，短期的有氧运动能够提高女性Ⅱ型糖尿病患者血小板miR-223的表达[3]；急性大强度的有氧运动在诱导特异性的循环炎性反应的同时，也增加了miR-223的表达量，该结果提示急性大强度的有氧运动能够启动miR-223的高表达以抵抗由急性大强度运动诱导的炎症反应[4][5]。本研究发现，有氧运动可上调海马组织xexkmiR-223的表达，抑制TLR4、MyD88和NF-κB的高表达，降低血清炎性因子IL-1β的表达，增强抑炎因子IL-10的表达。由此，我们推测有氧运动提高CUMS抑郁小鼠海马组织miR-223的表达，减缓抑郁小鼠海马炎症反应，可能与激活TLR4/MyD88-NF-κB通路密切相关。具体的作用机制及其miR-223在运动保护海马组织免受炎症损伤的通路中扮演怎样的角色仍需进一步的深入研究。

[1] Yan Y R, Lu K X, Ye T, et al. MicroRNA-223 attenuates LPS-induced inflammation in an acute lung injury model via the NLRP3 inflammasome and TLR4/NF-κB signaling pathway via RHOB [J]. International Journal Molecular Medicine, 2019, 43（3）：1467-1477.

[2] Yang F, Xu Y, Liu C, et al. NF-κB/miR-223-3p/ARID1A axis is involved in Helicobacter pylori CagA-induced gastric carcinogenesis and progression [J]. Cell Death & Disease, 2018, 9（1）：12-24.

[3] Taghizadeh M, Ahmadizad S, Naderi M. Effects of endurance training on hsa-miR-223, P2RY12 receptor expression and platelet function in type 2 diabetic patients [J]. Clinical Hemorheology & Microcirculation, 2018, 68（4）：391-399.

[4] Liu H Y, Chen K, Feng W Q, et al. TLR4-MyD88/Mal-NF-κB Axis Is Involved in Infection of HSV-2 in Human Cervical Epithelial Cells [J]. Plos One, 2013, 8（11）：e80327.

[5] O'Neill L A, Frederick J, Sheedy, et al. microRNAs: The fine-tuners of Toll-like receptor signaling [J]. Nature Reviews Immunology, 2011（11）：163-175.

第五节 miR-223靶向调控TLR4/MyD88-NF-κB信号通路参与有氧运动干预CUMS抑郁小鼠海马组织炎症反应过程

TLR4可诱导MyD-88-NF-κB等依赖性和非依赖性炎症信号通路的差异表达，直接诱导炎症反应的发生与发展，但是否存在TLR4等信号通路因子负反馈干预miR-223的差异表达，尤其是这一作用机制是否参与抑郁症患者海马组织炎症反应的过程，至今尚未见报道。对此，课题组前期的研究发现，TLR4被抑制后，引起miR-223的表达增强，这与Yan等研究得出的miR-223下调可诱导TLR4、NF-κB、NLRP3等的表达上调，而体外抑制TLR4的表达后，降低了miR-223下调后的体外炎性因子的释放较为一致，由此可以证实miR-223靶向调控TLR4参与炎症反应的作用因子之一[1]。miR-223可负调控TLR4/MyD88-NF-κB通路的激活，这与Wang等的研究得出的miR-223负调控巨噬细胞中TLR4-NF-κB通路的激活相一致，同时，Wang等的研究还验证了miR-223沉默能够增强LPS诱导的TLR4及其下游信号传导因子NF-κB的表达，加强炎症反应过程[2][3]。当然，miR-223

---

[1] Yan R, Lu K X, Ye T, te al. MicroRNA-223 attenuates LPS-induced inflamrnation in an acute lung injury model via the NLRP3 inflarnmasome and TLR4/NF-cB signaling Pathway via RHOB [J]. Int J Mol Med. 2019, 43（3）: 1467-1477.

[2] Wang W X, Visavadiya N P, Pandya J D, et al. Mitochondria-associated microRNAs in rat hippocampusf ollowing traumatic brain injury [J]. Experimental Neurology, 2015, 265: 84-93.

[3] Wang J, Wu J, Cheng Y, et al. Over-expression of microRNA-223 inhibited the proinflammatory responses in Helicobacter pylori-infection macrophages by down-regulating IRAK-1 [J]. Am J Transl Res, 2016, 8（2）: 615-622.

通过调控TLR4/MyD-88-NF-κB信号通路直接影响炎症因子IL-1β、TNF-α等的表达水平，这与Wu等的研究结果miR-223通过TLR4/TLR2/NF-κB/STAT3信号通路影响炎性细胞因子IL-6、IL-1β和TNF-α等的表达较为一致[1]，除此之外，miR-223还可通过靶向调控NLRP3抑制IL-6等炎性因子的表达（图6-7），通过下调IL-17受体D的表达上调滑膜细胞中IL-6的表达，以及通过胰岛素样生长因子1受体（insulin-like growth factor 1, IGF-1）/PI3K等信号通路影响肥大细胞IL-6的分泌等[2][3]。

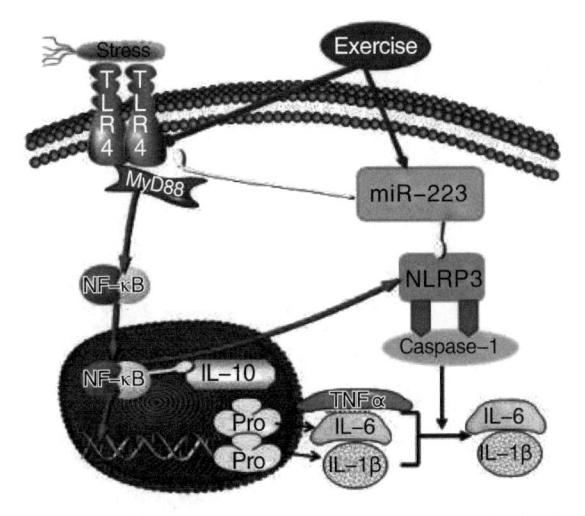

图6-7　miR-223负调控TLR4/MyD88-NF-κB信号通路的激活机制图

[1] Wu J, Niu P, Zhao Y Q, et al. Impact of miR-223-3p and miR-2909 on inflammatory factors IL-6, IL-1ß, and TNF-α, and the TLR4/TLR2/NF-κB/STAT3 signaling pathway induced by lipopolysaccharide in human adipose stem cells [J]. Plos One, 2019, 14（2）: e0212063.

[2] Neudecker V, Haneklaus M, Jensen O, et al. Myeloid-derived miR-223 regulates intestinal inflammation via repression of the NLRP3 inflammasome [J]. Journal of Experimental Medicine, 2017, 214（6）: 1737-1752.

[3] Moriya N, Shibasaki S, Karasaki M, Iwasaki T.The Impact of MicroRNA-223-3p on IL-17 Receptor D Expression in Synovial Cells [J]. PLoS One. 2017, 12（1）: e0169702.

本研究表明，有氧运动可诱导miR-223的表达增强，负调控TLR4/MyD-88-NF-κB信号通路的激活，参与CUMS抑郁小鼠海马组织炎症反应过程，其中miR-223在CUMS抑郁海马组织中可作为炎症的有效阳性调节剂，发挥拮抗抑郁小鼠海马组织炎症反应。

有氧运动可显著提高CUMS抑郁小鼠miR-223表达，激活miR-223/TLR4/Myd88-NF-κB通路，减缓海马组织炎症反应，改善CUMS抑郁小鼠海马功能。本研究证实了miR-223可通过靶向负调控TLR4/MyD88-NF-κB信号通路的激活，降低其炎性细胞因子的表达水平，拮抗抑郁小鼠海马组织炎症反应过程。因此，有氧运动干预miR-223的表达与海马等器官的抗炎抑炎保护效应研究，将为抑郁症及脑神经疾病患者的治疗及康复提供新的作用靶点。然而，该研究仅通过miRNAs与mRNA高通量测序的关联分析结合细胞分子生物学手段证实了miR-223靶向调控TLR4/MyD88-NF-κB信号转导通路所涉及的机制，但未通过miR-223与TLR4/MyD88-NF-κB信号通路的阻断或是敲减等基因干扰手段反向验证该调控作用的负反馈机制，进一步的深入研究将主要集中在miR-223与该信号通路间反馈调控作用机制的验证及其基因干扰，此外，还预从细胞培养方式，通过体外负反馈作用机制予以验证二者之间的作用机制。

第四部分

有氧运动拮抗抑郁海马神经凋亡

第七章 有氧运动介导Bcl-2-caspase-3/PARP信号通路干预抑郁小鼠海马神经细胞凋亡

抑郁症是一种患病率、复发率和自杀率较高的精神类疾病，严重影响机体健康，给社会、家庭和个人造成巨大危害，虽然有大量学者提出炎症反应[1]、神经营养因子异常[2]、DNA甲基化调控、去甲肾上腺素学说、五羟色胺（5-hydroxytryptamine，5-HT）学说、神经通路学说[3]，以及遗传因素、神经生化因素和心理社会因素等的假说[4][5][6]，但其确切的发病机制尚不

---

[1] 彭云丽，王雯英，蒋春雷，等. 应激诱发抑郁症的细胞因子机制研究进展 [J]. 生理学报，2013，65（2）：229-236.

[2] 王惠芹，王真真，林美妤，等. 抑郁症发病与神经营养因子异常研究进展 [J]. 中国药理学通报，2020，36（10）：1333-1337.

[3] Malkesman O, Austin D R, Tragon T, et al. Targeting the BH3-interacting domain death agonist to develop mechanistically unique antidepressants [J]. Molecular Psychiatry，2012，17（8）：770-780.

[4] 孙阳，图娅，郭郁，等. 针刺对慢性束缚应激抑郁模型大鼠海马凋亡相关因子的影响 [J]. 针刺研究，2019，44（6）：412-418.

[5] 张园，刘学军. 海马神经元凋亡与抑郁症 [J]. 国际精神病学杂志，2014，41（3）：153-155.

[6] 王陈，朱明好，黄晏，等. 钩藤源活性化合物297和315对慢性不可预知温和应激模型小鼠的影响 [J]. 中国药理学与毒理学杂志，2019，33（9）：718.

十分明确[1]。当前临床上多采用药物治疗、心理疗法、物理治疗、中医治疗等方法，但治疗起效慢、应答率低、治愈率低，这使抑郁症成为当今医学界的重大难题之一。目前已有较多研究结果显示，通过运动对抑郁症进行干预具有明显的优势[2][3]，但对其作用机制的研究尚处于起步阶段。克里希南（Krishnan）等证实抑郁症发病过程中存在明显的海马区域神经元凋亡与萎缩现象，神经元凋亡诱导的海马组织损伤可能是诱发抑郁症患者器质性病变的基础之一[4]。作为应激性损伤的主要靶器官的海马是记忆、学习和情绪控制的重要区域，其损伤通常造成空间记忆缺失、方位定向错误[5]。细胞凋亡又称为细胞程序化死亡，主要参与细胞分化、调节机体发育、正常细胞更新以及某些疾病的病理改变，其中海马神经细胞凋亡已经在抑郁症患者与动物实验的海马病理改变中得以验证[6][7]。有氧运动抗海马神经细

---

[1] 王国丽. 人参皂苷Rb1对抑郁CUMS模型小鼠的保护作用及其BDNF-TrkB信号转导机制的研究[D]. 长春：吉林农业大学，2018.

[2] 房国梁，赵杰修，张漓，等. 有氧运动通过激活APP/PS1小鼠大脑皮质和海马组织PI3K/Akt信号通路抑制神经细胞凋亡[J]. 中国运动医学杂志，2019，38（10）：874-881.

[3] 张旺信. 运动训练对血管性痴呆大鼠学习记忆的影响及其机制的研究[D]. 济南：山东大学，2017.

[4] Krishnan V, Nestler E J. The molecular neurobiology of depression[J]. Nature, 2008, 455（7215）：894-902.

[5] Meng L., Bai X X, Zheng Y, et al. Altered expression of norepinephrine transporter participate in hypertension and depression through regulated TNF-α and IL-6[J]. Clinical and experimental hypertension, 2020, 42（2）：181-189.

[6] Dawid G, Irena S, Magdalena Z, et al. Adaptive mechanisms following antidepressant drugs: Focus on serotonin 5-HT 2A receptors[J]. Pharmacological Reports, 2019, 71（6）：994-1000.

[7] 郝迎涛. 姜黄素对恶性胸膜间皮瘤RN5细胞增殖抑制及凋亡诱导的机制研究[D]. 济南：山东大学，2019.

胞凋亡已经在阿尔茨海默病、血管性痴呆等神经损伤类疾病，糖尿病、肥胖症等代谢类疾病[1]，以及有氧运动促进药物治疗抑郁症等方面得以证实。课题组前期的实验研究已证实有氧运动可通过激活BDNF及其miR-195的靶向调控发挥抗凋亡作用改善抑郁小鼠海马功能[2]，但具体的作用机制尚不深入。在前期项目研究的基础上，结合高通量测序结合生物信息学分析方法筛选出运动干预海马神经凋亡的机制与5-HT、B淋巴细胞瘤-2（B-cell lymphoma-2，Bcl-2）、Caspase-3和多聚腺苷二磷酸核糖聚合酶（poly ADP-ribose polymerase，PARP）等的差异表达可能密切相关，本研究拟通过验证有氧运动改善抑郁小鼠海马5-HT、Bcl-2、Caspase-3和PARP的变化，探讨Bcl-2/caspase-3/PRAP信号通路参与有氧运动改善慢性不可预知性应激（chronic unpredictable mild stress，CUMS）抑郁小鼠海马神经细胞凋亡的作用机制。

实验选择了SPF级健康雄性8周龄KM小鼠36只，随机数字法分为Control组（CG）、CUMS抑郁模型组（MG）、CUMS抑郁模型运动组（CE），每组12只，其中MG和CE小鼠进行为期28天的CUMS抑郁造模，CE小鼠进行10m/min负荷强度的有氧跑台运动训练8周。糖水偏好和强迫游泳评定小鼠的神经行为学改变，尼氏染色法观察小鼠海马神经元胞体重的尼氏体（Nissl body）变化，TUNEL法检测海马神经凋亡，免疫荧光观察5-HT、PARP的蛋白表达，Western blot检测海马组织Bcl-2、PARP和Caspase-3的蛋白表达，RT-PCR法检测海马组织相关基因表达水平。结

---

[1] 王冬梅，张金铭，刘海斌，等. 有氧运动和四叶参干预对糖尿病大鼠海马Cyt c和caspase-3的影响[J]. 泰山医学院学报，2019，40（5）：325-327.
[2] 李翰. 运动训练与白藜芦醇对糖尿病大鼠海马神经细胞超微结构及细胞凋亡的影响[C]//2015第十届全国体育科学大会论文集. 杭州：第十届全国体育科学大会论文报告组委会，2015：3769-3770.

果发现MG小鼠糖水偏好指数显著降低，强迫游泳不动时间明显延长，CE小鼠糖水偏好指数显著升高，强迫游泳不动时间显著缩短（$p<0.01$）；尼氏染色结果显示MG小鼠海马神经元排列稀疏，并伴有神经元丢失，尼氏体核固缩，着色变浅；TUNEL检测到抑郁小鼠海马神经元细胞凋亡明显，免疫荧光检测结果显示5-HT免疫荧光强度减低，PARP免疫荧光强度升高，CE小鼠海马神经元凋亡数量减少，增加5-HT免疫荧光强度，降低PARP免疫荧光强度，这一结果与Western blot检测结果相一致（$p<0.05$）；RT-PCR检测结果显示，MG小鼠海马组织5-HT、Bcl-2 mRNA表达下调，Caspase-3、PARP mRNA表达上调，有氧运动能够上调5-HT、Bcl-2 mRNA的表达，下调PARP mRNA的表达（$p<0.01$），下调Caspase-3 mRNA的表达（$p<0.05$）。有氧运动能够拮抗CUMS抑郁小鼠海马组织神经元细胞凋亡，改善小鼠神经行为学功能，其可能通过Bcl-2-Caspase-3/PRAP信号通路发挥抗凋亡作用。

第一节 研究材料与方法

一、实验动物及材料

SPF级健康雄性8周龄KM小鼠36只，体重25~30g，由湖南斯莱克景达实验动物有限公司提供，实验动物合格证号：SCXK湘2016-0002。所有小鼠在室温（25±1）℃，相对湿度为50%的环境中自由饮水、标准饮食。ELISA试剂盒购自ABclonal（USA），兔抗多克隆抗体Bcl-2、BDNF、APRP、5-HT购自

CUSABIO，PCR mRNA引物由生工生物工程（上海）股份有限公司设计。

二、研究方法

1. 动物分组与模型构建

36只小鼠按随机数字法分为3组（$n=12$）：空白对照组（control组，CG）、不可预知性应激模型组（CUMS组，MG）和造模运动干预组（CUMS+exercise 组，CE）。MG和CE小鼠借鉴相关文献，采用28d慢性不可预见性应激刺激构建抑郁模型，即选用包括昼夜调整、禁食、禁水、倾斜鼠笼、改变光照性质、潮湿垫料、温水游泳、低温游泳、水平振荡、束缚、白噪音等在内的13种应激方式，按每天2~3种刺激方式随机数字法生成刺激方案，为避免因相同刺激引起的适应性，微调刺激方案，确保相邻时间不重复刺激方式。

2. 有氧运动方案

CE组小鼠在造模评定完成后，次日进行适应性跑台运动，适应性训练按照0坡度，10m/min的速度训练10min，之后每天递增10min，直到60min。间歇一天后，参照贝德福德（Bedford）[1]等的改良训练方案进行中低强度正式训练，即按照0坡度、10m/min，60min/d，6d/周，连续训练8周。

---

[1] Bedford T G, Tipton C M, Willson N C, et al. Maximum oxygen consumption of rats and its changes with various ex-perimental procedures [J]. Journal of Applied Physiology. 1979, 47（6）：1278-1283.

3. 神经行为学评定

(1) 糖水偏好指数 (sucrose preference test, SPT)

维尔纳 (Willner) 等的研究提出糖水偏好指数下降可作为评价抑郁模型的核心指标,其可用于评价实验小鼠的快感缺失[1]。测试时,先适应性训练小鼠含糖饮水。适应期后,禁食禁水10h后,每只小鼠的鼠笼放置2个水瓶,分别为蒸馏水和含1%蔗糖的蔗糖水,每瓶200mL,供小鼠内自由饮水,30min后交换两瓶水的位置,试验1h后称取两瓶水中的重量,计算蔗糖偏好指数 (%)。

(2) 强迫游泳 (forced swimming test, FST)

测试时将小鼠单独放置于直径为10cm的强迫游泳仪玻璃缸中,水深30cm,水温 (25±2)℃,计时6min,记录后4min内游泳累计不动时间。

4. 样本处理

所有小鼠禁食过夜。次日以1%的戊巴比妥钠 (50mg/kg) 腹腔注射麻醉,随机筛选6只小鼠进行脑在体固定,脑在体固定完成后,冰上剥离颅骨,取出脑组织于4%的多聚甲醛固定48h以上;另外6只小鼠冰浴下分离小鼠海马组织,称重后分两管,左侧海马组织用于Western blot检测,右侧海马组织用于提取总RNA,用于RT-PCR检测。

5. 海马组织Nissl染色

固定好的脑组织石蜡包埋,全自动切片机下沿冠状面切出

---

[1] Willner P, Belzung C. Treatment-resistant depression: are animal models of depression fit for purpose?[J]. Psychop harmacolgy (Berl). 2015, 232 (19): 3473-3495.

厚度为5μm的切片。切片经脱蜡、复水、染色、冲洗、脱水、分色，透明、中性树胶封片，显微镜下观察海马神经元形态并拍照。

6. 海马神经细胞凋亡检测

实验选用TUNEL细胞凋亡检测试剂盒检测海马神经细胞凋亡。石蜡切片同上，切片二甲苯脱蜡、梯度酒精复水、蛋白酶K工作液37℃反应30min，PBS漂洗、室温固定30min，浸入封闭液室温封闭10min，PBS漂洗后标记反应。先用TdT酶反应液37℃避光反应1h，SSC室温15min终止反应，PBS漂洗，浸入0.3%H_2O_2PBS中封闭内源性过氧化物酶，室温孵育5min，PBS漂洗，Streptavidin-HRP工作液37℃反应1h，PBS漂洗后DAB显色，选择性进行复染，中性树胶封片，显微镜下观察计数黄褐色阳性细胞数。计数时每组随机选取6只小鼠的切片，每片随机选取5个视野，计数阳性染色细胞数。

7. 免疫荧光检测5-HT、PARP

石蜡切片经脱蜡、梯度酒精脱水、抗原修复、PBST漂洗，BSA试剂37℃湿盒封闭20min，抗体染色，4℃孵育过夜，一抗对应种属的荧光二抗工作液，室温避光孵育1h，滴加含有DAPI的抗荧光衰减封片剂封片，荧光显微镜下观察。

8. Western blot检测Bcl-2、PARP和Caspase-3的蛋白表达

海马组织冰上匀浆器匀浆，4℃12000r/min，离心15min，取上清，蛋白裂解液提取总蛋白，酶标仪测定蛋白质浓度，蛋白浓度定量为2μg/μL。等量蛋白质上样，电泳分离、转膜，3%脱脂牛奶封闭2h，4℃一抗孵育过夜，TBST漂洗、二抗室温孵育1h，TBST清晰，ECL曝光显影。Image J图像分析，目的蛋白与

β-actin内参灰度比值测定蛋白水平。

9. RT-PCR检测相关基因表达

分离海马组织后,冰浴电动匀浆器匀浆裂解白细胞,苯酚氯仿法提取总RNA,超微量紫外分光光度计检测总RNA浓度/纯度,Takara反转录试剂盒转录成cDNA,以cDNA为模板,两步法RT-PCR检测海马组织mRNA的差异表达。采用$2^{-\Delta\Delta Ct}$法计算海马组织基因表达水平。相关引物经NCBI Blast基因库检索核验后,由生工生物工程(上海)股份有限公司合成、纯化。其引物序列见表7-1。

表7-1 引物序列

基因	正义链引物	反义链引物
5-HT	GACCATCTTCATTGTGCGGC	GTTTCCCATGGCTGAGCAGT
PARP	GGCAGCCTGATGTTGAGGT	GCGTACTCCGCTAAAAAGTCAC
Bcl-2	CCCTCCTCCAATACTCACTCTG	TGACCCCATTCTTCCTGATG
Caspase-3	ACGGTCCTCCTGGTCTTTG	TGGCTGGCTGCATTGC
GAPDH	AATCTCCACTTTGCCACTGC	GTTTCCTCGTCCCGTAGACA

10. 数理统计法

采用SPSS 20.0统计分析软件对原始实验数据进行整理分析,计量资料以平均数±标准差($\bar{X} \pm SD$)表示,实验数据差异性检验采用ANOVA方差分析,针对不呈正态分布的相关数据,组间比较采用卡方检验,符合正态分布的相关数据采用Kruskal-Wallis检验,$p<0.05$为差异具有统计学意义。

第二节 造模效果及运动干预作用

一、神经行为学评定结果

如表7-2所示,与CG相比,MG小鼠糖水偏好指数显著降低($p<0.01$),强迫游泳不动时间明显延长($p<0.01$);与MG相比,CE小鼠的糖水偏好指数显著升高($p<0.01$),强迫游泳不动时间显著缩短($p<0.01$)。

表7-2 有氧运动干预CUMS抑郁小鼠神经行为学评定结果($n=12$)

组别	糖水偏好指数(%)	强迫游泳不动时间(s)
CG	0.658 ± 0.116	64.500 ± 28.710
MG	0.394 ± 0.115**	151.200 ± 42.952**
CE	0.560 ± 0.114##	88.200 ± 32.703##

注:** $p<0.01$,VS CG;## $p<0.01$,VS MG。

二、小鼠海马Nissl染色检测结果

Nissl染色的结果(图7-1)可以看到正常小鼠海马神经细胞内可见清晰、颗粒状尼氏体,且神经元分布均匀,胞浆饱满[1];与CG相比,MG小鼠海马神经元排列稀疏,伴有神经元丢失,细

---

[1] 申丰铭,杨三娟,张峥嵘,等.仙茅苷对学习无助抑郁模型小鼠海马细胞凋亡的作用及其机制研究[J].安徽中医药大学学报,2019,38(6):38-43.

胞间隙增宽，尼氏体核固缩、变窄，着色变浅，这与郭纯等的研究结果相似[1]；运动干预后的抑郁小鼠海马神经元数目增多，虽然仍有核固缩现象，但核固缩现象减少，染色趋于清晰[2]。

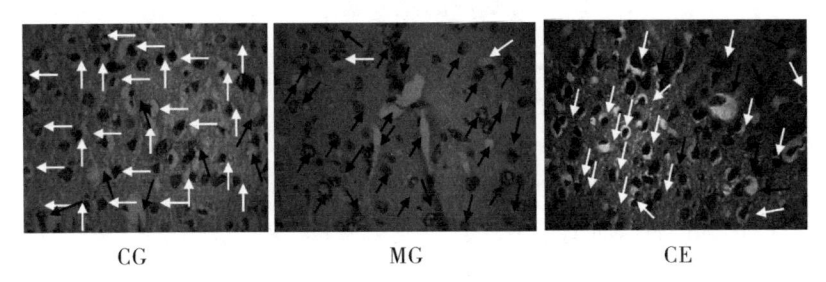

图7-1 有氧运动干预CUMS抑郁小鼠海马组织Nissl染色结果
（×400，黑色标识病理改变尼氏体；白色标识正常尼氏体）

实验中对造模小鼠采用机体无外伤性刺激的慢性不可预见性刺激因素，与抑郁症患者身心疾病的致病过程有较高的相似性，且具有高效、抑郁状态持续时间长等特点，成为经典的抑郁实验动物造模方法[3]。本实验通过28d的抑郁造模，结果显示MG小鼠糖水偏好指数显著下降，强迫游泳不动时间显著延长，Nissl染色结果可见明显的神经元萎缩和核固缩现象，5-HT的蛋白含量和基因表达量均显著降低，这与Andrews等[4]证实抑郁期间

[1] 郭纯，蔡光先，李东雅，等. 百事乐胶囊对慢性应激抑郁大鼠海马MAP-2表达的影响[J]. 湖南中医杂志，2013，29（11）：121-124.
[2] 施学丽，杜晓娜，夏猛，等. 对药酸枣仁—合欢花对抑郁模型大鼠海马CA3区细胞凋亡及caspase-12表达的影响[J]. 神经解剖学杂志，2019，35（2）：177-181.
[3] 包玲，胡晓华，王宗琴，等. 运动联合抗抑郁药物对大鼠海马细胞和BDNF/pERK信号通路的影响[J]. 中国现代医学杂志，2018，28（20）：14-19.
[4] Andrews P W, Bharwani A, Lee kr, et al. Is serotonin an upper or a downer? The evolution of the serotonergic system and its role in depression and the antidepressant response [J]. Neuroscience and Biobehavioral Reviews, 2015, 51（1）: 164-188.

脑细胞间隙内5-HT的低浓度密切相关。提示实验抑郁造模小鼠的快感缺失，神经行为学和病理学改变明显，并伴有抑郁症患者海马组织5-HT显著下降的典型表现，足以证实抑郁造模效果显著[1][2]。5-HT作为脑内的重要神经递质，广泛分布于大脑皮层和神经突触内，为自体活性物质，可使机体产生愉悦感，其含量与抑郁病理改变关系密切。实验结果表明，有氧运动可提升CUMS抑郁小鼠糖水偏好指数，改善其快感缺失的抑郁样行为，缩短强迫游泳的不动时间，增加其求生欲望[3][4]。有氧运动还可以增加CUMS抑郁小鼠海马组织5-HT的蛋白含量，上调5-HT mRNA的表达，具有显著性差异[5]。Nissl染色结果显示，有氧运动可改善海马神经元锥体细胞形态，降低神经元萎缩，减少核固缩等病理改变。神经元作为神经系统基本结构和功能单位，尼氏体是其特征性结构之一[6]，广泛存在于神经元胞体和树突[7]。

[1] 邓祥敏，朱星宇，李光. 鼠尾草酸对慢性不可预见性应激模型大鼠抑郁样行为及杏仁核5-HT、5-HIAA和海马BDNF含量的影响[J]. 现代中西医结合杂志，2019，28（33）：3668-3671.

[2] 唐静. 跑步锻炼和氟西汀对抑郁症模型小鼠海马内少突胶质细胞系的作用及其机制研究[D]. 重庆：重庆医科大学，2020：40-42.

[3] 李文涛，刘长红，周晓华，等. 下丘脑-垂体-肾上腺轴紊乱对脊髓损伤大鼠抑郁样行为的影响及其机制[J]. 吉林大学学报（医学版），2019，45（6）：1395-1400.

[4] 肖仕和，刘仲海，陈晓光. 舒肝颗粒对抑郁模型大鼠海马神经元凋亡、脑组织Caspase-3蛋白及外周血中细胞因子水平的影响[J]. 中国地方病防治杂志，2017，32（5）：496；498.

[5] 屈红林，谢军，陈嘉勤，等. 有氧运动通过TLR4/miR-223/NLRP3信号通路轴介导CUMS抑郁小鼠海马炎症反应[J]. 体育科学，2019，39（2）：39-50.

[6] 杨建萍，于运运，徐楠，等. 白藜芦醇对宫颈癌Hela细胞中人程序化死亡分子5蛋白、mRNA表达的影响[J]. 肿瘤基础与临床，2018，31（5）：369-371.

[7] 屈红林，谢军，陈嘉勤，等. 有氧运动激活BDNF/miR-195/Bcl-2信号通路抑制CUMS抑郁小鼠海马神经细胞凋亡[J]. 天津体育学院学报，2018，33（2）：148-155；176.

第三节　有氧运动抗抑郁小鼠海马神经细胞凋亡

一、有氧运动干预CUMS抑郁小鼠海马神经细胞凋亡

与CG相比，TUNEL法细胞凋亡检测结果（表7-3）显示，MG小鼠海马神经细胞凋亡数显著增加（$p<0.01$）；与MG相比，CE小鼠海马神经细胞凋亡数显著降低（$p<0.05$）。

表7-3　有氧运动对抑郁模型小鼠海马神经细胞凋亡的影响（$n=b$）

组别	细胞凋亡数（×100）
CG	2.667 ± 1.366
MG	7.333 ± 2.066**
CE	3.667 ± 1.633#

注：**$p<0.01$，VS CG，#$p<0.05$，VS MG。

二、小鼠海马组织免疫荧光检测结果

免疫荧光检测结果（图7-2）显示，与CG相比，MG小鼠海马5-HT表达强度降低（$p<0.05$），PARP表达强度升高（$p<0.05$）；与MG相比，CE小鼠海马组织5-HT表达强度升高，PARP表达强度降低，均呈显著性差异（$p<0.05$）。

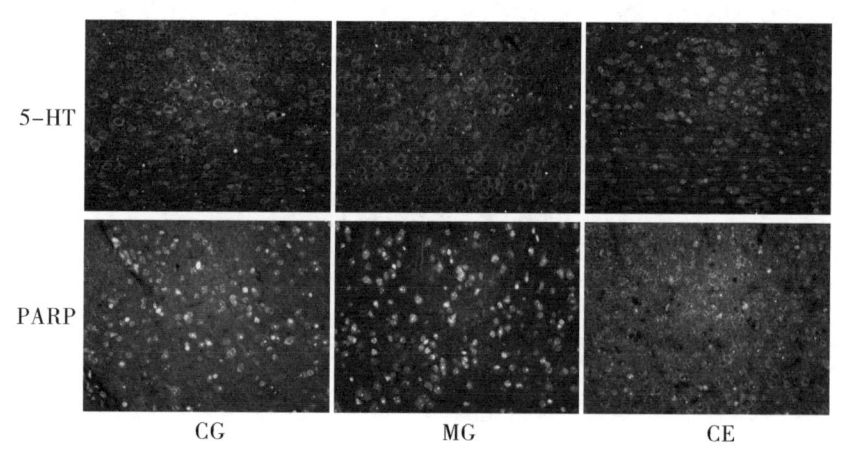

图7-2　有氧运动干预CUMS抑郁小鼠海马组织免疫荧光检测结果（×400）

三、小鼠海马组织Western blot检测结果

与CG小鼠海马组织western blot的检测结果（图7-3）相比，MG小鼠Bcl-2蛋白表达量显著下降（$p<0.05$），Caspase-3、PARP蛋白表达量显著上升（$p<0.05$），有氧运动可显著增加抑郁小鼠海马的Bcl-2蛋白表达量（$p<0.01$），降低PARP的蛋白含量（$p<0.05$），所不同的是CE小鼠海马组织Caspase-3的蛋白表达量虽下降，但不显著（$p>0.05$，图7-4）。

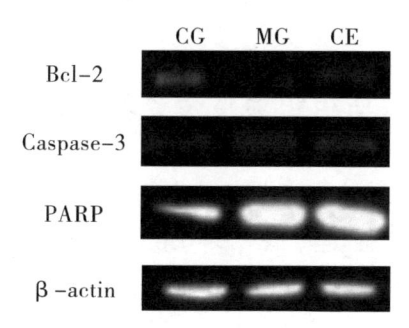

图7-3　有氧运动干预抑郁小鼠海马组织蛋白含量的检测结果
（蛋白/β-actin，$n=6$）

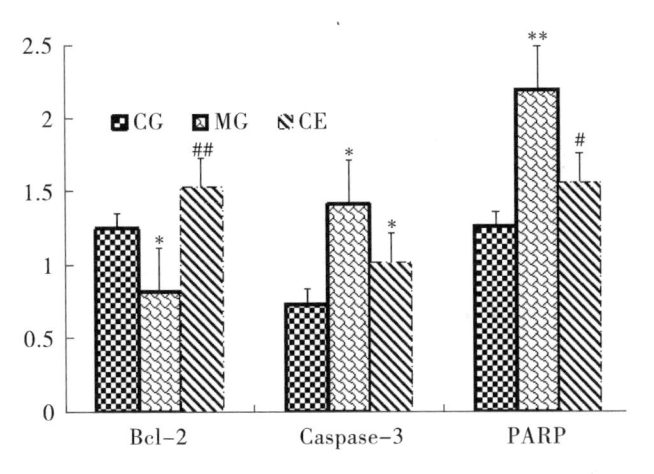

注：** $p<0.01$，* $p<0.05$，VS CG；## $p<0.01$，# $p<0.05$，VS MG。

图7-4 有氧运动干预抑郁小鼠海马组织蛋白含量的检测分析结果

本实验的TUNEL检测结果显示，MG较CG小鼠海马神经细胞凋亡显著增加，这与以往的文献报道较为相似[1][2]。为期8周的有氧运动干预后，能够显著降低抑郁小鼠海马神经细胞凋亡数量，虽然与CG相比，仍具有显著性差异，但已经明显呈现出较好的恢复趋势[3]。相关研究已经显示，抑郁病理性改变可诱导海马组织Bcl-2蛋白含量下降，导致其作为重要的抗凋亡因子和

---

[1] Willner P, Gruca P, Lason M, et al. Validation of chronic mild stress in the Wistar-Kyoto rat as an animal model of treatment-resistant depression. 2019, 30 (2 and 3-Spec Issue): 239-250.

[2] Qin X Q, Wanf W, Wu H R, et al. PPAR γ-mediated microglial activation phenotype is involved in depressive-like behaviors and neuroinflammation in stressed C57BL/6J and ob/ob mice [J]. Psychoneuroendocrinology, 2020, 117: 104674.

[3] 屈红林, 刘瑞莲, 陈嘉勤, 等. 基于基因测序的有氧运动介导CUMS抑郁小鼠作用机制研究 [J]. 天津体育学院学报, 2023, 38 (3): 361-366.

细胞存活促进因子，阻止细胞色素由线粒体释放至细胞质的能力下降[1]。Bcl-2可稳定线粒体，阻断内质网释放钙离子，调节线粒体信号分子的转导，中断DNA凋亡，保护神经细胞免受凋亡损伤[2][3]。本实验的结果也显示抑郁小鼠海马组织Bcl-2表达下调，有氧运动能显著上调Bcl-2 mRNA表达，改善慢性应激性刺激导致的抑郁小鼠海马神经细胞凋亡，促进海马神经细胞血氧和营养供应，从而改善抑郁症状[4]。

第四节　有氧运动诱导Bcl-2-Caspase-3/PARP信号通路干预抑郁小鼠海马神经细胞凋亡的机制

一、小鼠海马组织RT-PCR检测结果

与CG相比，MG小鼠海马组织5-HT、Bcl-2表达水平明显下调（$p<0.05$、$p<0.01$），Caspase-3、PARP（$p<0.01$）显著

---

[1] Rand S E, Stephanie E L, Paula D G, et al. Selective activation of estrogen receptors α and β: Implications for depressive-like phenotypes in female mice exposed to chronic unpredictable stress [J]. Hormones and Behavior, 2020, 119: 104651.

[2] 周丹. 预知子提取物对抑郁症大鼠海马神经可塑性相关蛋白BDNF/CREB/Bcl-2的影响研究 [J]. 药物生物技术, 2018, 26（2）: 110-113.

[3] Perini G F, Ribeiro G N, Pinto N J, et al. Bcl-2 as therapeutic target for hematological malignancies [J]. Journal of Hematology & Oncology, 2018, 11（1）: 65.

[4] 祝善尧, 葛伟, 张欢, 等. 老年急性缺血性脑卒中后抑郁患者睡眠障碍现状及与血清IL-1、IL-2、5-HT和Hypocretin的相关性 [J]. 中国老年学杂志, 2020, 40（3）: 475-480.

上调（$p<0.05$、$p<0.01$）；与MG相比，有氧运动干预后抑郁小鼠海马组织5-HT与Bcl-2表达明显上调（$p<0.01$），Caspase-3（$p<0.05$）与PARP（$p<0.01$）表达水平显著性下调（表7-4）。

表7-4　有氧运动干预抑郁小鼠海马组织凋亡相关基因mRNA的表达结果（mRNA/GAPDH，$n=6$）

组别	5-HT	Bcl-2	Caspase-3	PARP
CG	2.079 ± 0.414	0.493 ± 0.170	1.159 ± 0.359	0.948 ± 0.218
MG	1.337 ± 0.396**	0.214 ± 0.116*	2.332 ± 0.518**	1.566 ± 0.528*
CE	2.618 ± 0.358*##	0.754 ± 0.225##	1.835 ± 0.632*#	0.587 ± 0.180*##

注：**$p<0.01$，*$p<0.05$，VS CG；##$p<0.01$，#$p<0.05$，VS MG。

二、机制分析

Caspase-3是介导细胞凋亡的核心蛋白酶，可通过酶解灭活凋亡抑制物、细胞外基质及骨架蛋白，裂解DNA修复分子等启动Caspase级联反应，诱发细胞凋亡[1][2]。本实验同其他实验研究结果相似，发现慢性应激抑郁实验动物海马组织Caspase-3蛋白水平升高，基因表达上调，海马神经细胞凋亡。

---

[1] Chhibber A, Woody S K, Karim R M, et al. Estrogen receptor β deficiency impairs BDNF-5-HT2A signaling in the hippocampus of female brain: a possible mechanism for menopausal depression [J]. Psychoneuroendocrinology, 2017, 82: 107-116.

[2] Choudhary G S, Alharbi S, Almasan A. Caspase-3 activation is a critical determinant of genotoxic stress induced apoptosis [J]. Methods in Molecular Biology, 2008, 1219 (414): 1-9.

作为Caspase-3作用底物的PARP是一种DNA损伤传感器，是典型的蛋白质翻译的后修饰酶，对DNA断端十分敏感[1][2]。正常情况下，活性较低的PARP与DNA断裂端关系密切，能识别DNA缺口并与之结合多种核蛋白，比如DNA聚合酶、组蛋白、DNA拓扑异构酶及转录因子等，调节多种生理过程；病理状态下，DNA损伤严重时，细胞内PARP被大量激活，致使多聚ADP核糖积聚，凋亡诱导因子核转位等一系列病理改变，进一步诱导DNA断裂，导致细胞凋亡的发生[3][4]。与相关凋亡、自噬研究的结果相一致，本实验发现抑郁小鼠海马组织存在明显的Caspase-3及其底物PARP mRNA表达上调，促凋亡蛋白含量增加，抗凋亡因子Bcl-2 mRNA表达下调[5]，提示CUMS抑郁刺激因子可诱导小鼠海马神经细胞凋亡的增加[6]（图7-5a）。有氧运动能够通过调控Bcl-2-Caspase-3/PARP信号通路上调抗凋亡因子Bcl-2表达，下调Caspase-3及其下游信号分子PARP的表

---

[1] 杨庄青, 刘德权, 陈德滇, 等. 乳腺癌组织中PARP-1及Caspase-3的表达水平及意义[J]. 中国老年学杂志, 2015, 35（7）: 1861-1862.

[2] Sairanen T, Szepesi R, Karjalainen L M L, et al. Neuronal caspase-3 and PARP-1 correlate differentially with apoptosis and necrosis in ischemic human stroke[J]. Acta Neuropathologica, 2009, 118（4）: 541-552.

[3] 王睿, 费洪新, 王琪, 等. 补阳还五汤对慢性不可预见性温和应激抑郁模型小鼠行为及脑海马CA3区病理形态学影响[J]. 中国实验方剂学杂志, 2017, 23（1）: 158-162.

[4] 韩远山, 王宇红, 孟盼, 等. 百事乐胶囊对抑郁模型大鼠海马神经元显微结构及凋亡的影响[J]. 时珍国医国药, 2015, 26（1）: 44-47.

[5] 张培浩, 孙孟菲, 徐一达, 等. 帕金森病模型小鼠海马神经炎症、凋亡及自噬蛋白的表达研究[J]. 延安大学学报（医学科学版）, 2018, 16（4）: 1-5; 9.

[6] 王康恒, 王毅. 基于mTOR/ULK1/ATG13通路探讨绞股蓝总苷对抑郁症大鼠海马神经元过度自噬的保护作用[J]. 蚌埠医学院学报, 2023, 48（10）: 1333-1338; 1345.

达，表明系统持续的规律运动可能是抗抑郁海马神经细胞凋亡药物开发的潜在手段（图7-5b）。

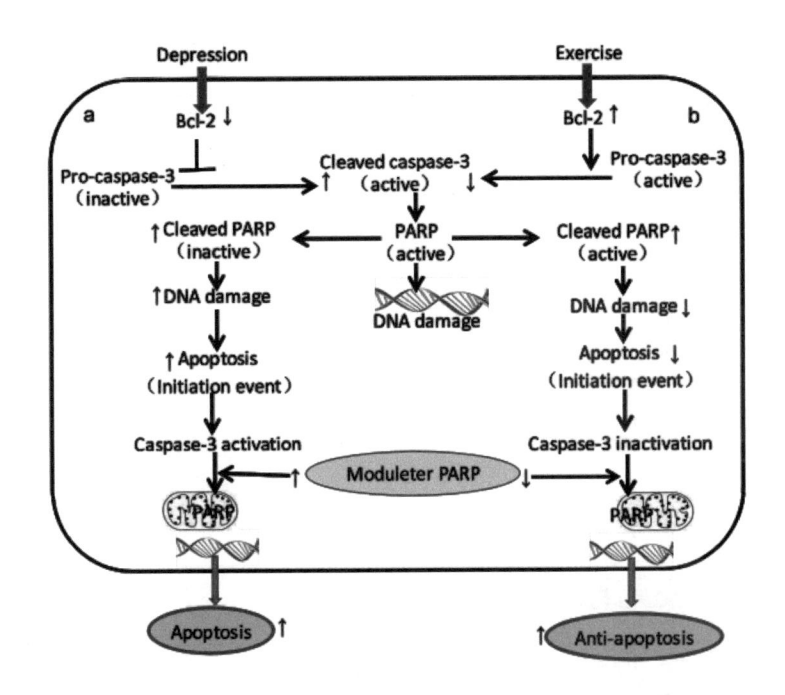

注：↑：上调；↓：下调；a：抑郁小鼠海马神经细胞Bcl-2-Caspase-3/PARP信号通路诱导凋亡；b：有氧运动调控Bcl-2-Caspase-3/PARP信号通路抑制凋亡。

图7-5 抑郁小鼠海马神经细胞凋亡和有氧运动调控Bcl-2-Caspase-3/PARP信号通路抑制凋亡的潜在机制示意图

本实验通过神经行为学、病理学和分子生物学检测手段和方法，证实了有氧运动可通过上调海马组织抗凋亡因子Bcl-2和胆碱类神经递质5-HT的表达，下调Caspase-3及其底物PARP的表达，发挥抗抑郁小鼠海马神经细胞凋亡的作用，改善小鼠神经行为学功能，其作用可能通过调控Bcl-2-caspase-3/PRAP信号通路发挥抗凋亡作用[1][2][3]。该成果可为有氧运动成为运动治疗抑郁症的辅助手段提供机制上的实验证据。但由于人力、物力、财力所限，在实验检测指标及其治疗干预效果方面，未能采取膜片钳技术、神经元急性分离技术以及细胞培养等方法，但该成果为今后进一步通过多种途径和技术方法，深入探讨有氧运动拮抗抑郁海马神经细胞凋亡的作用机制提供新的研究思路。

[1] 黄静，李永，何鑫，等. DAPT对慢性社会挫败应激诱导小鼠抑郁样行为的作用及机制 [J]. 中国药理学通报，2023，39（10）：1921-1928.
[2] 王海涛，吕翠平，赵毓芳，等. 抑郁模型大鼠杏仁核神经元凋亡及Bax/Bcl-2的变化 [J]. 神经解剖学杂志，2010，26（4）：415-418.
[3] 刘瑞莲，屈红林，陈伊琳，等. 有氧运动诱导Bcl-2-caspase-3/PARP信号通路干预CUMS抑郁小鼠海马神经细胞凋亡的机制研究 [J]. 天津体育学院学报，2021，36（5）：548-553.

第八章　有氧运动激活BDNF/miR-195/Bcl-2信号通路抑制CUMS抑郁小鼠海马神经细胞凋亡

本研究探讨有氧运动激活慢性不可预知应激性刺激（chronic unpredictable stress，CUMS）抑郁小鼠海马BDNF/miR-195/Bcl-2信号通路改善海马功能的作用。实验选取8周龄雄性健康KM小鼠，随机数字法分为空白对照组（CG）、CUMS抑郁模型组（MG）和抑郁+有氧运动组（EG），每组12只。13种慢性不可预知应激刺激28天建立CUMS抑郁模型，EG组在建模成功后适应性运动1周后，采用小动物跑台进行8周的有氧运动训练。训练结束后测定各组小鼠的神经行为学评分，ELISA法测定血清BDNF，免疫组化法进行海马组织BDNF的定位表达，TUNEL检测海马组织细胞凋亡率，RT-PCR检测凋亡相关miRNA与mRNA的表达水平，western blot检测海马BDNF蛋白表达水平。结果发现CUMS抑郁小鼠海马功能显著降低，神经行为学评分下降，血清BDNF含量降低，造模效果显著。mRNA与miRNA高度相关的基因涉及miR-195与BDNF，且两者的差异表达量与有氧运动相关，RT-PCR检测模型组小鼠海马组织Bax、Caspase-3表达上调，Bcl-2表达下降。有氧运动可有效改善抑郁小鼠海马功能，上调海马组织BDNF与Bcl-2的表达水平，下调miR-195和Bax的表达水平，抑制Caspase-3的活化，降低海马组织神经细胞凋亡率，且海马miR-195表达水平与BDNF表达呈显著负相关。CUMS

抑郁小鼠海马miR-195上调，通过靶向抑制Bcl-2的表达水平促进海马细胞凋亡。有氧运动可显著上调抑郁小鼠海马BDNF的表达水平，抑制miR-195在小鼠海马神经细胞中的促凋亡作用，下调Bax、Caspase-3的表达，发挥抗凋亡作用。这一作用可能与BDNF/miR-195/Bcl-2信号通路的激活有关。

第一节　抑郁症与海马神经凋亡

抑郁症又称为抑郁障碍性疾病，是以显著而持久的心境低落为主要临床特征的心境障碍类精神疾病[1]。临床上已经证实抑郁症不只是简单的心理病变，同时还是一种功能性病变，且随着病程的延展，易造成患者大脑海马区病变，随即功能性病变就会转化为器质性病变，造成海马神经元变性、萎缩与丢失等，并已被众多学者所证实[2][3][4]。有研究指出[5][6]，抑郁症

---

[1] 冯国华. 首发抑郁障碍、焦虑障碍、躯体形式障碍的神经内分泌机制研究及治疗前后的比较研究[D]. 昆明：昆明医科大学，2017.

[2] 傅红梅, 贺娜英, 许洪敏, 等. 经一年治疗无效的晚发抑郁症认知功能及海马局部一致性研究[J]. 老龄化研究, 2018, 5(1): 1-8.

[3] Zhu Z, Wang G, Ma K, et al. GABAergic neurons in nucleus accumbens are correlated to resilience and vulnerability to chronic stress for major depression[J]. Oncotarget, 2017, 8(22): 35933-35945.

[4] Sapolsky R M. Depression, antidepressants, and the shrinking hippocampus[J]. Proceedings of the National Academy of Sciences of the United States of America, 2001, 98(22): 12320-12322.

[5] Wei D, Ying G E. Hippocampal activation of c-Jun N-terminal kinase, protein kinase B, and p38 mitogen-activated protein kinase in a chronic stress rat model of depression[J]. Neural Regeneration Research, 2010, 5(19): 1486-1490.

[6] Castañeda P, Muñoz M, Garcia-rojo G, et al. Association of N-cadherin levels and downstream effectors of Rho GTPases with dendritic spine loss induced by chronic stress in rat hippocampal neurons[J]. Journal of Neuroscience Research, 2015, 93(10): 1476-1491.

患者前额皮层与海马区的BDNF的表达减少，功能受损，致使神经元萎缩[1]，血液中BDNF的水平降低，而抗抑郁治疗能够增加BDNF的表达，阻断由于抑郁压力导致的生长因子表达的缺陷。也有研究提出质疑[2]，在动物实验中，BDNF敲除后并未出现抑郁样症状，同时，除海马和前额皮层外的其他脑区，如伏隔核、腹侧被盖区等BDNF的高表达反而对抑郁起到了加重作用[3][4][5]，由此，实验人员认为抑郁症发病机制的BDNF假说仅局限于海马区域及五羟色胺再摄取抑制剂（selective serotonin reuptake inhibitors，SSRIs）的作用效果。B淋巴细胞瘤-2（B-cell lymphoma-2，Bcl-2）作为细胞凋亡研究中最受重视的基因之一，以其抑制凋亡的作用，备受关注[6][7]。Bcl-2的过度表达能增强所观察细胞对大鼠细胞毒素的抵抗作用，这一作用引导人

[1] Garza J C, Guo M, Zhang W, et al. Leptin restores adult hippocampal neurogenesis in a chronic unpredictable stress model of depression and reverses glucocorticoid-induced inhibition of GSK-3β/β-catenin signaling [J]. Molecular Psychiatry, 2012, 17(8)：790-808.
[2] 刘聪，韩金红，王长虹. 海马神经元突触可塑性在抑郁症发病机制中的研究 [J]. 中华行为医学与脑科学杂志，2015, 24（5）：423-426.
[3] 曹衍淼，王美萍，曹丛，等. 抑郁的多基因遗传基础 [J]. 心理科学进展，2016, 24（4）：525-535.
[4] 李玥，贺敏，张磊阳，等. 抑郁症神经解剖及其病理机制的研究进展 [J]. 安徽医药，2017, 21（10）：1751-1759.
[5] 周艳华. 槲皮素对力竭运动大鼠肝组织自由基代谢及Bcl-2、Bax mRNA表达的影响 [J]. 现代预防医学，2014, 41（4）：693-697.
[6] 杜蓓. 冬眠不同时期达乌尔黄鼠腓肠肌单根肌纤维钙离子浓度及Bax和Bcl-2 mRNA表达水平的变化 [D]. 陕西：西北大学，2014.
[7] Zhou Y, Zhou Y, Yu S S, et a. Sulfiredoxin-1 exerts anti-apoptotic and neuroprotective effects against oxidative stress-induced injury in rat cortical astrocytes following exposure to oxygen-glucose deprivation and hydrogen peroxide [J]. International Journal of Molecular Medicine, 2015, 36（1）：43-52.

们认识凋亡的各信号转导路径有了一个共同的交汇点[1][2]。从前期的研究来看，Bcl-2抑制细胞凋亡的可能作用机制与降低氧自由基的产生与脂质过氧化物的形成、抑制钙离子跨膜流动、离子通道蛋白及其吸附/锚定蛋白双重特性[3]等的作用机制关系密切[4][5]。研究表明，抑郁大鼠海马神经元细胞凋亡因子显著增加，并伴有显著的抑郁样行为，有氧运动可通过提高慢性应激实验小鼠海马神经的可塑性发挥抗抑郁作用[6][7][8]，但有氧运动是否能够干预抑郁小鼠海马神经细胞凋亡及其作用机制鲜有报道。

有文献报道，miR-195可抑制细胞周期的转换，诱导细胞凋亡的发生，在癌症、肿瘤及心血管疾病、神经系统疾病的发生与

[1] 王平.乌司他丁对氧化应激损伤海马神经元线粒体膜电位及凋亡相关蛋白Bcl-2、MCU的影响[D].泸州：西南医科大学，2017.
[2] 毕苗苗.CLC-2氯离子通道在RGC-5细胞凋亡中的作用研究[D].长春：吉林大学，2014：12-15.
[3] 欧阳治强，鲁毅，孙学进.基于MDI影像组学预测脑膜瘤基因表型可行性的研究进展[J].放射学实践，2021，36（9）：1170-1174.
[4] Vervliet T, Parys J B, Bultynck G. Bcl-2 and FKBP12 bind to IP3 and ryanodine receptors at overlapping sites: the complexity of protein-protein interactions for channel regulation[J]. Biochemical Society Transactions, 2015, 43（3）：396-404.
[5] 张天艺，李云涛，刘屏.抑郁平胶囊对CUMS模型大鼠海马神经元细胞凋亡和BDNF表达的影响[J].解放军药学学报，2018，34（2）：105-109；119.
[6] 汤光花，陈永新，张瑞岭.舒肝颗粒对抑郁大鼠海马神经元凋亡、脑组织Caspase-3蛋白及外周血中细胞因子水平的影响[J].中国老年学杂志，2018，22（1）：52-54.
[7] 戈含笑，魏宏文，张有志，等.有氧运动对慢性应激大鼠脑海马区神经可塑性的影响[J].北京体育大学学报，2017，40（5）：39-45.
[8] 褚阳，张玉瑶，王旭，等.microRNA-195的研究进展[J].国际遗传学杂志，2015，38（4）：209-213.

发展过程中发挥作用[1][2][3]。miR-195可以通过抑制胶质瘤细胞的增殖[4]，调控Caspase-3和Caspase-9的活性促进胶质瘤细胞凋亡与坏死，发挥对胶质瘤的治疗作用。梅利斯（Mellios）等[5]的报道显示，精神分裂症患者脑脊液中的miR-195可通过调节BDNF的表达，改变下游γ-氨基丁酸能神经元的转录过程，由此可见，BDNF与miR-195的调控作用可能在认知功能中发挥作用。瞿准等[6]的研究结果显示，创伤性脑损伤患者血清与模型鼠脑组织中miR-195水平显著高于对照组，抑制神经细胞生长增殖并促进其凋亡，而BDNF可通过抑制miR-195的表达促进神经细胞生长增殖，抑制其凋亡。辛格（Singh）等[7]的研究发现，miR-195的种子位点与Bcl-2结合后，便抑制或降解Bcl-2的表达，增强活化Caspase的促凋亡过程，促进细胞凋亡，抑制细

---

[1] 王新星. MicroRNA-195对人脑胶质瘤细胞增殖和凋亡的影响[D]. 太原：山西医科大学，2013.

[2] 赵志强，阴彬，彭小忠. miR-195过表达促进人神经胶质瘤细胞T98G凋亡[J]. 基础医学与临床，2012，32（7）：783-787.

[3] 杨源. MircroRNA-195调控LATS2对BEL-7402/5-Fu细胞凋亡的影响[D]. 衡阳：南华大学，2011.

[4] 张娜娜. miR-103/195/15b调控SALL4抑制脑胶质瘤细胞增殖及侵袭作用的研究[D]. 哈尔滨：哈尔滨工业大学，2015：13-15.

[5] Mellios N, Huang H S, Grigorenko A, et al. A set of differentially expressed miRNAs, including miR-30a-5p, act as posttranscriptional inhibitors of BDNF in prefrontal cortex[J]. Human Molecular Genetics, 2008, 17（19）：3030-3042.

[6] 瞿准，赵建华，王超，等. 脑源性神经生长因子/microRNA-195在创伤性脑损伤中的作用研究[J]. 海军医学杂志，2018，39（2）：113-116；120.

[7] Singh R, Saini N. Downregulation of Bcl-2 by miRNAs augments drug-induced apoptosis-a combined computational and experimental approach[J]. Journal of Cell Science, 2012, 125（Pt6）：1568-1578.

胞增殖[1][2]。潘莹等的研究也证实了这一观点,即miR-195可通过调控Bcl-2/Bax途径抑制细胞增殖或促进细胞凋亡[3]。神经元变性引起的海马体积萎缩与神经元突触结构与功能退化是重症抑郁症患者影像学与尸检发现的又一重要病理特征[4]。有氧运动是否会抑制抑郁模型动物海马神经退变与凋亡,以及miR-195是否参与其中并不清楚。由此,课题组针对CUMS抑郁小鼠的海马组织miRNA与mRNA进行了高通量测序,并对miRNA与mRNA的测序结果进行相关性分析,分析结果发现,miR-195与海马神经细胞的凋亡存在高度相关性,且这一结果还会明显受到有氧运动干预的影响[5][6][7]。因此,本研究拟探讨有氧运动对CUMS抑郁小鼠海马miR-195及其BDNF/miR-195/Bcl-2信号通路表达和海马功能的影响。

[1] Chen Y Q, Wang X X, Yao X M, et al. MicroRNA-195 promotes apoptosis in mouse podocytes via enhanced caspase activity driven by Bcl-2 insufficiency [J]. American Journal of Nephrology, 2011, 34 (6): 549-559.

[2] Zhu H, Yang Y, Wang Y, et al. MicroRNA-195 promotes palmitate-induced apoptosis in cardiomyocytes by down-regulating Sirt1 [J]. Cardiovascular Research, 2011, 92 (1): 75-84.

[3] 潘莹, 曾宪钦, 段雯, 等. MicroRNA-195与Bcl-2/Bax在钙化大鼠主动脉中的表达及其相互作用 [J]. 心脏杂志, 2016, 28 (1): 20-24.

[4] 陈凌红, 楼忠泽, 周文华. 快速起效抗抑郁药的神经可塑性机制研究进展 [J]. 中国药理学与毒理学杂志, 2014, 28 (4): 580-586.

[5] 屈红林, 刘瑞莲, 陈嘉勤, 等. 基于基因测序的有氧运动介导CUMS抑郁小鼠作用机制研究 [J]. 天津体育学院学报, 2023, 38 (3): 361-366.

[6] Zhao J, Bao A M, Qi X R, et al. Gene expression of GABA and glutamate pathway markers in the prefrontal cortex of non-suicidal elderly depressed patients [J]. Journal of Affective Disorders, 2012, 138 (3): 494-502.

[7] Di prisco G V, Huang W, Buffington S A, et al. Translational control of mGluR-dependent long-term depression and object-place learning by eIF2α [J]. Nature Neuroscience, 2014, 17 (8): 1073-1082.

第二节 实验材料与方法

一、主要仪器和试剂

主要试剂：DAB显色试剂盒（购于武汉博士德生物工程有限公司）、ELISA试剂盒（购于ABclonal，美国）、Trizol（购于Inventragtion）、反转录试剂盒（购于TAKARA，美国）、兔抗多克隆抗体BDNF、Bcl-2（购于CUSABIO）、PCR mRNA引物（由生工生物工程（上海）股份有限公司设计与合成）、miRNA引物（由广州锐博生物科技有限公司设计与合成）、蛋白裂解液、TUNEL试剂盒（Sigma-Aldrich）。

主要仪器：YD-6D型生物组织石蜡包埋机、YD-A生物组织摊烤片机、LEICA RM2235切片机、Bio-Rad电泳仪与电泳槽、MB16-414酶标仪、Bio-Rad CFX96Touch实时荧光定量PCR仪、Nikon Eclipse Ti-SR正置荧光显微镜、Nikon DS-U3成像系统、T10 Basic高速组织匀浆机。

二、动物分组

动物分组：8周龄健康雄性KM种属小鼠36只（湖南斯莱克景达实验动物有限公司提供，许可证号SCXK湘2016-0002），随机数字法分为对照组（control group，CG）、CUMS抑郁模型组（model group，MG）和抑郁+有氧运动组（depression and exercise group，EG），每组12只。所有动物在室温为25±1℃、湿度50%的标准动物房内饲养，标准齿啮类动物干燥饲料喂养，自由饮食，光照时间各为12h。CG组常规笼内安静饲养，MG和EG组进行CUMS抑郁造模，EG组造模成功后进行为期8周的有氧运动跑台训练。

三、CUMS抑郁模型制备

造模实验动物适应性喂养1周后，借鉴马柯[1]、信欣[2]等CUMS抑郁造模方法改良进行13种慢性不可预知性应激因子（昼夜调整、光照性质、禁食、禁水、倾斜45°鼠笼、潮湿垫料、4℃冰水游泳、45℃高温游泳、水平震荡、轻夹鼠尾、束缚、白噪音、间断闪光）刺激，应激因子按照随机数字法生成刺激方案，并依据相邻两天实施不同刺激做出微调，以防实验动物产生适应，每天按照1~2种刺激安排，总造模时间为28d。

四、有氧运动方案

有氧运动方案参考贝德福德（Bedford）[3]训练模型略加改动，EG组小鼠在造模成功后进行适应性跑台运动1周，适应性训练按照开始强度为10m/min，0°坡度，每天递增10min，共计6d。正式训练以10m/min，0°坡度，60min/d，6d/周，连续训练8周。运动训练时间均安排在上午9:00-10:30进行。上述训练过程中无小鼠死亡。

---

[1] 马柯. 抑郁症前额叶皮层GABA能神经元功能失调分子机制研究 [D]. 青岛：青岛大学，2017.

[2] 信欣，韦彩川，毕文鹏，等. 慢性应激刺激对抑郁模型小鼠构建的行为学研究 [J]. 延边大学医学学报，2017，40（2）：92-96.

[3] Bedford T G, Tipton C M, Willson N C, et al. Maximum oxygen consumption of rats and its changes with various ex-perimental procedures [J]. Journal of Applied Physiology. 1979, 47（6）：1278-1283.

五、神经行为学评定

1. 强迫游泳

采用直径为10cm，容量为2L的圆形烧杯，水深10cm，水温控制在25±1℃，ANC酷睿HD1080P高清摄像头记录小鼠6min内不动状态潜伏期与第3~6min内的不动总时间。

2. 强迫悬尾

采用自制周壁与底部均为黑色、箱体顶部有25W白炽灯照明的悬尾箱，V11.60.00正版监控软件录像，记录实验鼠6min内不动状态潜伏期与第3~6min内的不动总时间。

上述神经行为学评定过程中，为减少人为误差，每只小鼠采取3人同时观察与记录，取平均值。

六、样本处理及生化指标检测

1. 脑在体固定及脑组织取样

8周有氧跑台运动结束，当天进行神经行为学评定。所有小鼠禁食过夜，次日按照50mg/kg体重的剂量腹腔注射1%的戊巴妥钠麻醉，后每组随机选取2只小鼠，迅速开胸，用头皮针自心尖处刺入主动脉，动脉夹固定，快速用眼科剪于右心耳处剪开，4℃的冰生理盐水快速灌注，后改用4%的多聚甲醛溶液灌注，直至小鼠身体及尾巴完全僵硬、肝脏肿大且为白色为止。灌注结束后，冰上迅速剪开头皮，暴露颅骨，从枕骨大孔沿颅骨的矢状缝剥离颅骨和脑膜，剪刀靠近颅骨底部小心取出脑组织，置于4%

的多聚甲醛溶液中固定48h以上。

2. 血液取样与生化检测

麻醉同上，开胸后，2mL真空抗凝管自心脏抽取新鲜血液，冷冻离心提取上清液。严格按照试剂盒说明书对血清BDNF含量进行检测。

3. 海马组织取样

处死后的小鼠冰上剥离头部皮肤，暴露颅骨，眼科镊自枕骨大孔轻轻撬开颅骨，充分暴露脑组织，小心剥离大脑左右皮层，暴露整个海马组织，玻璃分针剥离海马组织与大脑皮层及周围的脑组织，取出海马，冰PBS冲洗，滤纸吸掉多余水分，Trizol浸泡，-80℃冰箱冻存备用。

七、TUNEL法检测海马神经细胞凋亡率

4%的多聚甲醛溶液对小鼠进行心脏在体灌注后取脑，小鼠于4%多聚甲醛溶液中固定48h后，进行梯度乙醇脱水、石蜡包埋，冠状切片，依次进行二甲苯梯度脱蜡、梯度乙醇复水、Proteinase K工作液37℃反应30min、PBS漂洗3×5min，室温固定30min，PBS漂洗3×5min，浸入封闭液，室温封闭10min，PBS漂洗3×5min，进行标记反应，即加入TUNEL反应液，置于湿盒中避光反应，37℃×1h（除阴性对照组补加TdT酶外，其余组加入50μL TdT+450μL dUTP液），去离子水稀释20×SSC（比例1:10）室温15min终止反应，PBS漂洗3×5min，浸入0.3%H_2O_2/PBS中封闭内源性过氧化物酶活性，室温孵育5min，PBS漂洗3×5min，滴加50μL Streptavidin-HRP工作液，湿盒避光37℃反应30min，50-100μL DAB显色剂与底物反应显色，去

离子水漂洗数次，苏木素对细胞核选择性复染，中性树胶封片，光学显微镜下进行TUNEL阳性细胞计数，计数时针对每张小鼠海马CA区随机选取10个高倍视野（40×10倍），计算细胞凋亡率。TUNEL阳性细胞形态多样化呈灰褐色，即凋亡细胞，正常细胞形态多为圆形并呈蓝紫色。

八、免疫组织化学染色

石蜡包埋与切片同上。切片脱蜡至复水，蒸馏水漂洗，微波抗原修复，PBS清洗，于湿盒中，免疫组化笔标记，干燥后再湿润，滴加正常山羊血清封闭液，室温孵育20min，一抗孵育（BDNF，1∶50），4℃过夜，PBS清洗，二抗孵育（37℃，20min），PBS清洗，滴加新鲜配制的DAB显色液，室温放置3~5min，流水冲洗，终止显色反应（必要时需要复染或进行浓硫酸降解），滴加苏木素复染，室温放置3min，流水冲洗，风干后，中性树胶封片。显微镜下观察海马组织内神经核的阳性细胞及其定位，细胞核蓝染，胞浆或细胞膜出现棕黄色颗粒沉着即为阳性细胞。每组均设置空白对照（PBS代替一抗、二抗）和阴性对照（PBS代替一抗）。

九、western blot

海马组织约23mg，电动研磨器研磨粉碎，蛋白裂解液提取总蛋白质，酶标仪测定蛋白质浓度，并将各组匀浆总蛋白浓度用PBS调整一致，进行蛋白定量。等量蛋白质上样、电泳、转模后，3%的（W/V）脱脂牛奶的TBST封闭2h，加入兔抗多克隆抗体BDNF（1∶1000），4℃过夜，室温复温30min后，加入显色剂缀合的抗兔IgG二抗抗体（1∶2000）孵育1h，TBST清洗，ECL发光。内参为β-actin（1∶10000）。观察条带并拍照。

十、总RNA提取

取小鼠海马组织，使用Trizol试剂，按照说明书试验流程提取总RNA，并用Q5000超微量分光光度计测定总RNA质量和浓度。

十一、RT-PCR

常规Trizol试剂提取海马总RNA，严格按照高容量逆转录试剂盒（TAKAEA Bio，日本）说明书操作步骤反转录合成cDNA，后进行RT-PCR反应，管家基因为GAPDH。BDNF、Bcl-2、Bax、Caspase-3和GAPDH等的引物序列见表8-1。反应条件为95℃10min，1循环预变性；95℃15s，60℃30s，65℃30s，40循环PCR反应；72℃10min，退火。每样复孔3次，利用$2^{-\triangle\triangle Ct}$法计算相对基因表达量[1][2]。

表8-1 mRNA基因引物序列

基因	引物序列	大小/bp
BDNF	F 5'-ACGAGACCAAGTGTAATCCC-3' R 5'-TATCCTTATGAATCGCCAGC-3'	121
Bcl-2	F 5'-CCCTCCTCCAATACTCACTCTG-3' R 5'-TGACCCCATTCTTCCTGATG-3'	103

[1] 肖雪，李霞，张绍军. microRNA层面上癌症的公共机制[J]. 生物物理学报，2009，25（1）：43-40.
[2] Pillai R S, Bhattacharyya S N, Filipowicz W. Repression of protein synthesis by miRNAs: how many mechanisms? [J]. Trends in Cell Biology, 2007, 17（3）: 118-126.

（续表）

基因	引物序列	大小/bp
Bax	F 5'-ACCACGTCACCACAGCCTATG-3' R 5'-AGCCTCTCCGCAGAGCCATG-3'	105
Caspase-3	F 5'-ACGGTCCTCCTGGTCTTTG-3' R 5'-TGGCTGGCTGCATTGC-3'	112
GAPDH	F 5'-AATCTCCACTTTGCCACTGC-3' R 5'-GTTTCCTCGTCCCGTAGACA-3'	191

海马组织总RNA提取同上。按照miRNA逆转录试剂盒说明书进行逆转录合成cDNA，再以此cDNA为模板按PCR试剂盒说明书进行PCR反应[1][2]。引物由锐博生物科技有限公司设计与合成，U6为内参。反应条件为95℃30s，1循环预变性；95℃5s，65℃30s，39个循环PCR反应，95℃30s退火。每样复孔3次，利用$2^{-\triangle\triangle Ct}$法计算miR-195的相对基因表达量。

十二、数据统计

所有数据均采用SPSS 20.0统计软件进行统计分析，采用单因素方差分析进行统计学处理，显著性差异，选择$p<0.01$与$p<0.05$水平。所有实验数据以均数±标准差（$\bar{x}\pm SD$）表示。

[1] 王文峰，罗玉梅，万新红. miRNA-195的作用机制与心血管疾病的关系[J]. 中国医药指南，2013，11（4）：70-73.
[2] Lee S T, Chu K, Jung K I, et al. miR-206 regulates brain-derived neurotrophic factor in Alzheimer disease mode [J]. Annals of Neurology, 2012, 72 (2): 269-277.

第三节　CUMS抑郁小鼠造模效果评定

对CG组和MG组小鼠进行神经行为学评定（图8-1），结果显示，CG组小鼠神经行为功能正常，求生欲望强烈[1][2]；MG组小鼠在抑郁后强迫游泳和强迫悬尾的不动时间显著延长。ELISA检测结果显示，MG组较CG组小鼠血清BDNF水平下降（$p<0.01$，图8-2）。免疫组化检测结果显示，CG组小鼠BDNF阳性细胞广泛分布于海马的CA1、CA4区的锥体细胞层与齿状回的颗粒细胞层，形态规则着色较深且排列密集；MG组小鼠海马BDNF阳性细胞数量显著减少，散在分布且有些细胞呈空泡状或萎缩状，胞浆着色浅，胞体减小甚至消失[3][4]。TUNEL细胞凋亡检测结果显示，MG组小鼠海马CA区凋亡细胞数显著增加（$p<0.01$）。MG组小鼠海马BDNF的RT-PCR检测结果也显示显著降低。依据以上相关检测结果，可以认定CUMS抑郁模型造模成功。

---

[1] 钟晓明，毛庆秋，黄真，等.苏郁胶囊对慢性应激抑郁模型大鼠海马神经细胞凋亡的影响[J].中国现代应用药学，2006，23（8）：733-737.

[2] 刘聪，韩金红，王长虹.海马神经元突触可塑性在抑郁症发病机制中的研究[J].中华行为医学与脑科学杂志，2015，24（5）：423-426.

[3] 孟盼，朱青，赵洪庆，等.甘麦大枣汤对慢性应激抑郁大鼠HPA轴及海马现为结构的影响[J].湖南中医药大学学报，2017，37（6）：581-585.

[4] 宋美卿，马澜，贾力莉，等.对药香橼佛手对抑郁大鼠HPT轴和HPA轴功能的影响[J].中华中医药杂志，2017（10）：4633-4636.

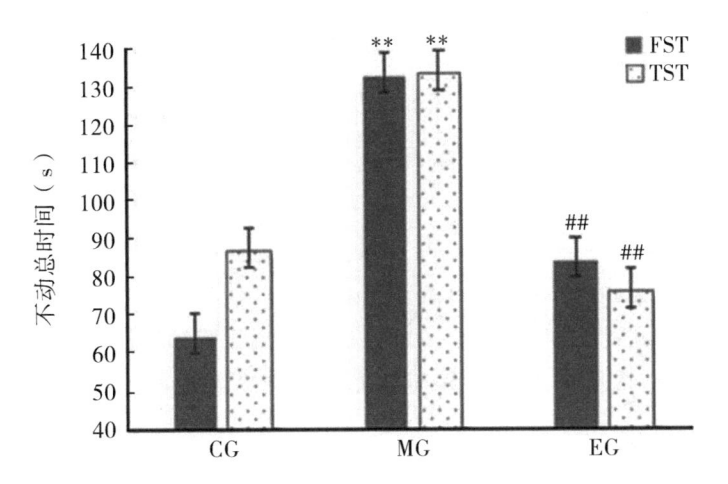

注：**$p<0.01$，VS CG；##$p<0.01$，VS MG。

图8-1　8周有氧运动结束后各组小鼠FST、TST评定结果变化柱状图

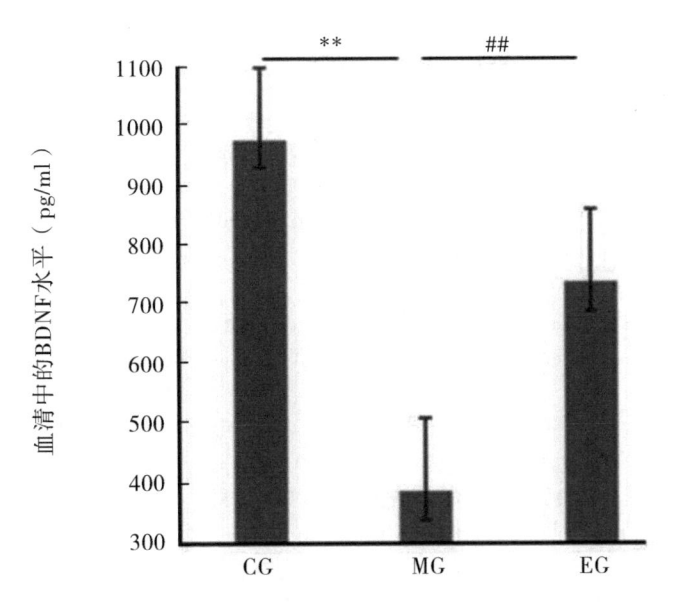

注：**$p<0.01$，VS CG；##$p<0.01$，VS MG。

图8-2　8周有氧运动结束后各组小鼠血清BDNF含量变化柱状图

实验采用慢性不可预见性应激刺激进行抑郁造模,与人类抑郁症患者中慢性、低水平的应激源诱发抑郁症的作用机理较为接近,也是研究抑郁症病理改变的良好模型,倍受国内外专家学者的广泛认可与应用[1][2][3]。抑郁后海马功能发生改变,进而影响前额叶皮质、杏仁核与伏隔核神经环路功能,诱导下丘脑—垂体—肾上腺轴(HPA轴)、下丘脑—垂体—甲状腺轴(hypothalamus-pitui-tary-thyroid axis,HPT轴)等应激反应的失调,HPA轴功能的亢进又易引起血液与脑内糖皮质激素水平的升高,高浓度的糖皮质激素又反过来选择性地损伤大脑海马神经元,造成恶性循环[4][5][6],进一步损伤抑郁症患者海马神经,导致包括神经元再生障碍、神经营养低下等海马神经元病理性改变[7]。本实验室前期的研究也已经证实,有氧运动可有效改善缺血性脑损伤及海马功能紊乱。

[1] Anacker C, Cattaneo A, Musaclyan K, et al. Role for the kinase SGK1 in stress, depression, and glucocorticoid effects on hippocampal neurogenesis [J]. Proc Natl Acad Sci USA, 2013, 110 (21): 8708-8713.

[2] Fournier N M, Duman R S. Role of vascular endothelial growth factor in adult hippocampal neurogenesis: implications for the pathophysiology and treatment of depression [J]. Behavioural Brain Research, 2012, 227 (2): 440-449.

[3] Mao H F, Xie J, Chen J Q, et al. Aerobic exercise combined with huwentoxin-I mitigates chronic cerebral ischemia injury [J]. Neural Regeneration research, 2017, 12 (4): 596-602.

[4] 曾玉筱. 针刺环颅底组穴治疗卒中后抑郁疗效评价及卒中恢复期抑郁的中医证候分析 [D]. 北京:中国中医科学院,2022.

[5] 刘涛. 运动对内质网应激诱导阿尔茨海默病模型大鼠海马细胞凋亡的影响 [J]. 体育科学,2012,32 (4):72-76.

[6] 刘红军,吕毓虎. 有氧运动通过上调IGF1改善抑郁症大鼠的学习记忆能力 [J]. 广州体育学院学报,2014,34 (3):101-106.

[7] 张艳. 有氧运动改善慢性应激诱发抑郁大鼠空间学习的脑机制 [D]. 天津:天津体育学院,2014.

第四节　有氧运动介导抑郁海马BDNF/miR-195/Bcl-2信号通路

一、CUMS抑郁小鼠海马BDNF/miR-195/Bcl-2信号通路相关基因的差异表达

MG组小鼠海马BDNF表达下调，miR-195表达增加（$p<0.01$，VS CG），Bcl-2表达虽有降低，但不呈显著性差异（$p>0.05$），而Bax和Caspase-3 mRNA表达均显著增加（$p<0.01$，图8-3），提示模型组小鼠海马神经的miR-195表达增加，靶向抑制Bcl-2的表达，显著激活促凋亡基因，内源性凋亡信号通路中凋亡蛋白表达显著增加，海马神经细胞凋亡作用显著，功能降低[1][2]。

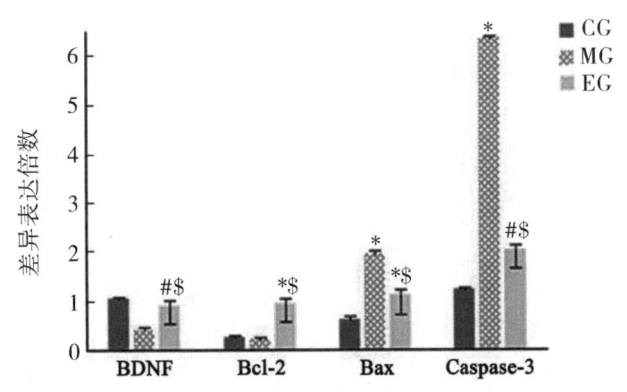

注：$**p<0.01$，$\#p<0.05$，VS CG；$\$p<0.01$，#VS MG。

图8-3　各组小鼠海马mRNA检测结果示意图

---

[1] 杨建星. 有氧运动改善CUMS诱发抑郁大鼠焦虑样行为的脑机制[D]. 天津：天津体育学院，2014.

[2] Yao X H, Wang M, He X N, et al. Electrical coupling regulates layer 1 interneuron microcircuit formation in the neocortex[J]. Science Foundation in China, 2016, 7（4）：12229.

二、有氧运动激活BDNF/miR-195/Bcl-2信号通路相关基因表达抑制海马凋亡，促进功能修复

EG组小鼠强迫游泳和强迫悬尾的不动时间趋于正常，提示有氧运动能提高CUMS抑郁小鼠的求生欲望，有效地保护海马免受抑郁损伤。EG组海马组织BDNF表达显著性增加，Bcl-2表达水平显著升高（$p<0.01$，图8-3），miR-195表达减少（$p<0.01$，VS MG，图8-4），BDNF的这一结果在ELISA检测结果得到验证；Bax和Caspase-3 mRNA表达水平显著降低。揭示有氧运动可能对上述凋亡基因的激活有抑制作用。相关性分析结果还显示，海马BDNF与miR-195呈显著性负相关[1]。

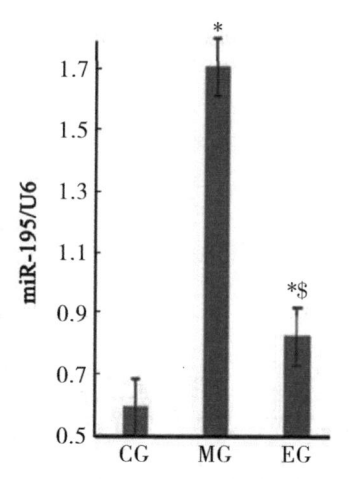

注：$*p<0.01$，$\#p<0.05$，VS CG；$\$p<0.01$，VS MG。

图8-4　各组小鼠海马miR RT-PCR检测结果示意图

[1] Kondo M, Nakamura Y, Ishida Y, et al. The 5-HT3 receptor is essential for exercise-induced hippocampal neurogenesis and antidepressant effects [J]. Molecular Psychiatry, 2015, 20 (11)：1428-1437.

从BDNF免疫组化与TUNEL细胞凋亡的检测结果来看,有氧运动虽不能有效修复因抑郁导致的海马神经核萎缩与空泡样变性[1][2],但EG组小鼠海马组织的BDNF阳性细胞表达数量明显增加,部分胞体轮廓清晰,胞浆着色明显且形态完整(图8-5)[3][4][5]。相同视野区域下的TUNEL细胞凋亡检出率也得到有效控制($p<0.01$,表8-2)。提示有氧运动可有效抑制CUMS抑郁小鼠海马神经细胞凋亡的发展,这可能与有氧运动促进海马齿状回神经细胞增殖有关[6]。

[1] Kim Y H, Sung Y H, Lee H H, et al. Postnatal treadmill exercise alleviates short-term memory impairment by enhancing cell proliferation and suppressing apoptosis in the hippocampus of rat pups born to diabetic rats [J]. Journal of Exercise Rehabilitation, 2014, 10(4): 209-217.

[2] Kim S H, Kim H B, Jang M H, et al. Treadmill exercise increase cell proliferation without altering of apoptosis in dentate gyrus of sprague-dawiey tats [J]. Life Sciences, 2002, 71(11): 1331-1340.

[3] Kim S E, Ko I G, Kim B K, et al. Treadmill exercise prevents aging-induced failure of memory through an increase in neurogenesis and suppression of apoptosis in rat hippocampus [J]. Experimental gerontology. 2010, 45(5): 357-365.

[4] Ni H, Li C L. Physical exercise improves learning by modulating hippocampal mossy fiber sprouting and related gene expression in a developmental rat model of penicillin-induced recurrent epilepticus [J]. Toxicology Letters, 2009, 191(1): 26-32.

[5] Griesbach G S, Hovda D A, Pinilla F G, et al. Voluntary exercise or amphetamine treatment but not the combination increases hippocampal brain-derived neurotrophic factor and synapsin I following cortical contusion in injury in rats [J]. Neuoscience, 2008, 154(2): 530-540.

[6] Hwang I K, Yi S S, Song W, et al. Effects of age and treadmill exercise in chronic diabetic stages on neuroblast differentiation in a rat model of type 2 diabetes [J]. Brain Research, 2010, 1341(6): 63-71.

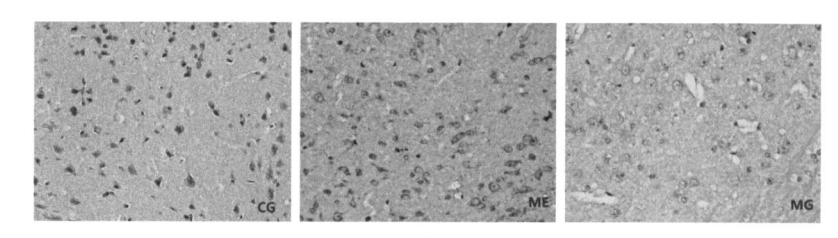

图8-5　各组小鼠BDNF表达变化

表8-2　各组小鼠海马BDNF阳性细胞与TUNEL细胞凋亡率检测结果统计表

组别	BDNF阳性细胞	TUNEL细胞百分率
CG	0.37 ± 0.12	5.02 ± 1.13
MG	0.16 ± 0.09*	61.60 ± 8.57*
EG	0.29 ± 0.17#	32.28 ± 5.09#

注：*$p<0.01$，VS CG；#$p<0.01$，VS MG。

三、BDNF与miR-195及其与细胞凋亡间的关系

miR-195隶属miR-15家族，其序列是哺乳动物特有，并具有高度保守性。目前已证实其成熟序列为：5'-UAGCAGCACAGAAAUAUUGGC-3'，可通过与靶基因不完全互补抑制靶基因的翻译，有研究显示其作用的靶基因主要包括WEE1、CDK6、Bcl-2、BDNF、Arl2、FLT3等。从Target scan 6.2预测软件获取miR-195与BDNF基因3'UTR区互补结合位点，据此构建miR-195种子区突变体碱基对[1]。miR-195与BDNF间可能的作

---

[1] 杨舸. microRNA-195调控RAF1蛋白的表达增强乳腺癌细胞对阿霉素杨武的敏感性的机制研究[D]. 重庆：重庆医科大学，2013.

用关系，如图8-6所示，BDNF的3'UTR端具有miR-195的结合位点，因此miR-195能特异性作用于BDNF的3'UTR，抑制BDNF的表达（图8-7），且除了miRNA转录后抑制BDNF表达外，BDNF自身也能调节miR-195的表达[1][2][3]。

mmu-miR-195
3'-CGGUUAUAAAGAC-ACGACGAU-5'
| | | | | | | | | | | |
5-AAAUAAUAAAUUGCAUGCUGCUU-3'
294-301 of BDNF 3'UTR

图8-6 miR-195与BDNF基因3'UTR区互补结合位点预测

Pearson线性相关分析结果显示，miR-195表达水平与BDNF表达水平呈显著性负相关（$r=-0.779$，$p<0.01$，图8-8）。在研究中我们发现miR-195显著抑制Bcl-2的蛋白表达水平。Pearson线性相关分析显示，miR-195表达水平与Bcl-2表达水平呈显著性负相关（$r=-0.606$，$p<0.01$，图8-9）。

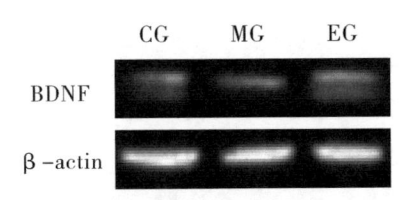

图8-7 三组小鼠海马组织BDNF的western blot检测结果

[1] Zhu J, Ye Q, Chang L, et al. Upregulation of miR-195 enhances the radiosensitivity of breast cancer cells through the inhibition of BCL-2 [J]. International Journal of Pharmaceutics, 2017, 523（1）: 300-309.

[2] 赵海波, 吴永定, 梁宇翔, 等. miR-195调控NEK2对前列腺癌细胞增殖的影响 [J]. 广东医学, 2017, 38（7）: 1002-1005.

[3] 郭佳. MicroRNA-195下调BCOX1在前列腺癌中的表达后抑制前列腺肿瘤增殖和转移的实验研究 [D]. 武汉: 武汉大学, 2015.

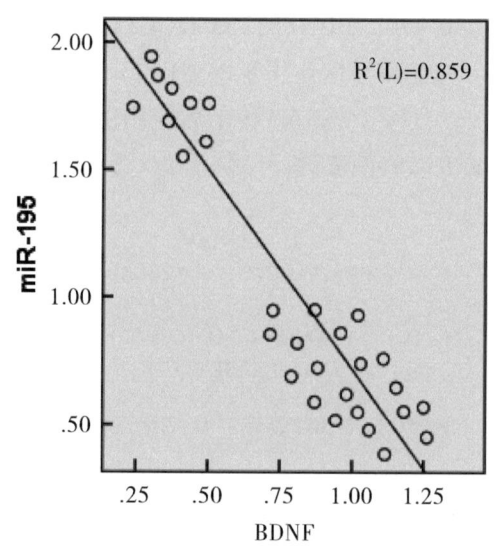

图8-8　ME组miR-195与BDNF Bcl-2表达水平相关性分析

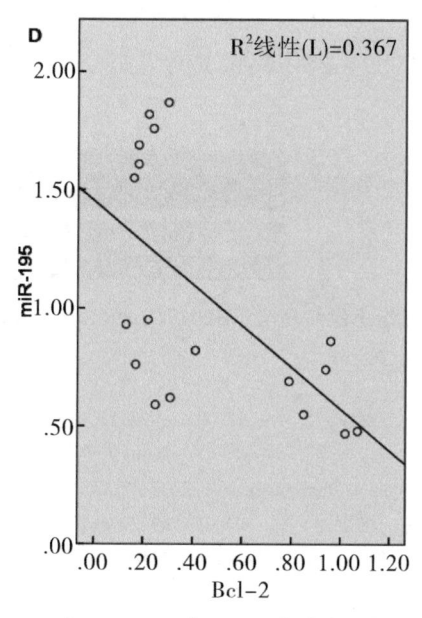

图8-9　ME组miR-195与Bcl-2表达水平相关性分析

四、研究机制分析

本研究发现实验小鼠产生抑郁时,海马神经功能下降,BDNF的表达下调,出现细胞空泡状或萎缩状,胞浆着色浅,胞体小或消失,细胞凋亡率增加明显,呈现显著的抑郁症海马症状特征[1]。实验结果还发现miR-195的表达显著增强,同时,促凋亡基因Bax、Caspase-3的表达显著升高($p<0.01$,VS CG),推测此凋亡过程可能与抑郁小鼠BDNF的下调诱导miR-195的表达升高,促使促凋亡因子Bax、Caspase-3等的高表达有关,而抑凋亡因子Bcl-2的表达未呈现显著性改变[2][3][4][5]。

有氧运动抑制海马神经细胞凋亡的研究已经得到证实,但针对有氧运动对抑郁后海马保护效应的机制研究报道较少,仅限于神经可塑性及空间学习与记忆能力等的研究[6]。本研究结果显

---

[1] Wang Y, Chen H, Fu Y, et al. MiR-195inhibits proliferation and growth and induces apoptosis of endometrial stromal cells by targeting FKN [J]. International Journal of Clinical & Experimental Pathology,2013,6(12):2824-2834.

[2] 吴巍芸. miR-195表达调控对大肠癌细胞HT-29增殖和凋亡的影响及其机制探讨 [J]. 中国医学创新,2015,12(35):25-28.

[3] Qu J, Zhao L, Zhang P, et al. MicroRNA-195 chemosensitizes colon cancer cells to the chemotherapeutic drug doxorubicin by targeting the first binding site of BCL2L2 mRNA [J]. Journal of Cellular Physiology,2015,230(3):535-545.

[4] 孙丽华,谢海龙,赵洪霞,等. miR-195保护大鼠慢性脑低灌注诱发痴呆的作用与APLP2的关系 [J]. 哈尔滨医科大学学报,2015,49(1):13-17.

[5] 阿库布千,李祥龙,罗鑫,等. microRNA-195在脑膜瘤中的表达及其功能研究 [J]. 国际神经病学神经外科学杂志,2017,44(6):638-641.

[6] Xu F, Zhu Y, He Q, et al. Identification of microRNA-regulated pathways using an integration of microRNA-mRNA microarray and bioinformatics analysis in CD34+ cells of myelodysplastic syndromes [J]. Scientific Reports,2016,6(1):32232.

示，MG小鼠血清BDNF蛋白含量和海马BDNF mRNA表达较CG组明显降低，有氧运动能显著提高海马功能，增强CUMS抑郁小鼠的求生欲望，显著降低强迫游泳和强迫悬尾的不动持续时间，增加海马BDNF的表达及血清BDNF的活性，改善了抑郁小鼠海马功能[1]。同时，本研究还发现，抑郁小鼠在8周的有氧运动干预后海马神经细胞Bax、Caspase-3的促凋亡因子的表达量显著降低，Bcl-2抗凋亡因子的表达量显著增高。说明，有氧运动可促进BDNF和抗凋亡因子Bcl-2 mRNA的表达，下调miR-195的表达，从而抑制促凋亡因子Bax、Caspase-3 mRNA等的表达，具有显著性意义[2]。

  本实验海马神经形态学测试的结果显示，持续8周的有氧运动并不能完全修复抑郁小鼠已萎缩和空泡样的海马神经元，这可能与抑郁小鼠海马结构损害的不可逆性关系密切，但测试的结果也反映出抑郁小鼠海马功能得到了明显改善。一方面，可能与有氧运动增加海马神经细胞血供，促进新的突触神经生成及联系增多、海马体活跃度增强，海马齿状回的神经细胞增殖，调节海马神经发生增加，促使神经再生，BDNF的表达上调，进而抑制TUNEL阳性细胞的表达等有关[3]。另一方面，还可能与有氧运动促进前额叶、海马齿状回、杏仁核中的某些决定神经可塑性的蛋白质增加有关，如过氧化物酶体增殖剂激活受体

[1] Li Y, Wu D, Wang P, et al. MiR-195 regulates proliferation and apoptosis through inhibiting the mTOR/p70s6k signaling pathway by targeting HMGA2 in esophageal carcinoma cells [J]. Disease Markers, 2017, (2): 1-9.
[2] 幕伟, 苗旺, 刘晓东, 等.miR-195对人脑胶质瘤细胞U251和SHG-44增殖的抑制作用 [J]. 中华临床医师杂志（电子版），2013, 7 (12): 5374-5377.
[3] 张娴, 谢连红, 朱旭婷, 等. microRNA-195在心力衰竭的表达及其对心肌细胞增殖的影响 [J]. 中国循证心血管医学杂志, 2017, 9 (1): 37-40; 45.

（peroxisome proliferator activated receptor y，PPARy）、磷脂酰肌醇-3激酶（phosphatidyl inositol 3-kinase，PI3K）、突触素（synaptophysin）和胱天蛋白酶9（Caspase-9）等表达上调，这一结果在高通量测序中得到验证[1][2]。实验结果还发现，有氧运动调控了海马Bcl-2、Bax、Caspase-3蛋白的变化，且这一变化与TUENL阳性细胞的表达相适应。

有研究表明，miR-195高表达于机体脑部，且在乳腺、前列腺、子宫内膜、消化道如大肠等的细胞增殖与凋亡中发挥重要作用，尤其是在脑神经胶质瘤方面的作用备受关注[3][4][5]。研究人员发现，上调miR-195在多种肿瘤中具有抗肿瘤增殖与转移的作用，一方面，可抑制肿瘤细胞增殖，削弱平板克隆形成能力，促进细胞凋亡；另一方面，参与肿瘤的生长、增殖、凋亡、侵袭与迁移等的调节。miR-195除参与肿瘤细胞的凋亡与转移外，是否参与其他慢性病的细胞凋亡？有研究显示，miR-195抑制剂可显著降低缺氧和H_2O_2处理的心肌细胞凋亡，提高细胞

---

[1] Shuang Y, Li C, Zhou X, et al. Expression of miR-195in laryngeal squamous cell carcinoma and its effect on proliferation and apoptosis of Hep-2 [J]. European Review for Medical and Pharmacological Sciences, 2017, 21 (14): 3232-3238.

[2] 谢皇, 刘怿敏. miR-195靶向抑制S6K1基因对前列腺癌侵袭和转移的影响 [J]. 实用医学杂志, 2017, 33 (22): 3698-3701.

[3] Hang P, Sun C, Guo J, et al. BDNF-mediates down-regulation of MicroRNA-195 inhibits ischemic cardiac apoptosisin rats [J]. International Journal of Biological Sciences, 2016, 12 (8): 979-989.

[4] Zhu H, Yang Y, Wang Y, et al. MicroRNA-195 promotes palmitate- induced apoptosisin cardiomyocytes by down-regulating Sirt1 [J]. Cardiovascular Research, 2011, 92 (1): 75-84.

[5] Gao C K, Liu H, Cui C J, et al. Roles of MicroRNA-195 in cardiomyocyteapoptosis induced by myocardial ischemia-reperfusion injury [J]. Journal of Genetics, 2016, 95 (1): 99-108.

活力，同样在心肌缺血再灌注损伤实验中，高表达的miR-195除可降低Bcl-2 mRNA的表达外，还增加Bax、Cyt、Caspase-3和Caspase-9 mRNA的表达，相反下调miR-195可增加Bcl-2 mRNA的表达，降低Bax mRNA的表达。张帅等[1]的研究发现miR-195以多靶点调控的方式参与血管性痴呆动物模型神经元突触退化与神经元死亡的发生与发展过程。相似的研究[2]还包括，miR-195的表达被抑制后引起小鼠在Morris水迷宫中潜伏期延长，穿越平台位置的次数明显减少。因此，miR-195除了参与肿瘤细胞的增殖与凋亡外，在神经细胞的凋亡及海马功能调节中发挥重要作用[3]。推测miR-195可能参与海马神经元的增殖与凋亡过程。因此认为，miR-195的高表达易引起海马神经元凋亡，减弱海马功能。运动作为机体内源性物质表达分泌的重要途径，是否能通过直接或间接信号通路诱导miR-195的差异表达，这方面的研究鲜有报道。

本研究发现，BDNF有可能抑制miR-195的表达水平，阻止海马神经凋亡。由于实验条件限制，未能进行miR-195模拟物或抑制剂转染后检测BDNF蛋白的表达以及BDNF阻断后的miR-195表达情况，但已有的文献报道显示miR-195可能负调控BDNF蛋白的表达，弥补前额叶γ-氨基丁酸能mRNA缺陷，miR-195与

---

[1] 张帅，孙丽华，艾静. MicroRNA-195在长期低灌注诱发认知功能障碍中的作用及其分支机制[J]. 神经药理学报，2016，6（6）：1-22.

[2] 王昉，梅蕊，彭樊，等. miRNA-195在小鼠早发精神分裂症发病机制中的作用[J]. 中国老年学杂志，2017，37（14）：3411-3412.

[3] Beveridge N J, Gardiner E, Carrol A P, et al. Schizophrenia is associated with an increase in cortical microRNA biogenesis[J]. Molecular Psychiatry，2010，15（12）：1176-1189.

BDNF呈显著性负相关。本实验结果显示，系统的有氧运动可显著增加CUMS抑郁小鼠海马BDNF的表达，下调miR-195的差异表达，二者也呈显著性负相关。CUMS抑郁小鼠海马组织的RT-PCR检测结果还显示，miR-195还可以通过抑制Bcl-2的表达增强活化Caspase的凋亡过程，而有氧运动可以逆转这一过程[1]。有氧运动诱导的miR-195与Bcl-2表达水平的相关性分析发现，二者存在负相关关系。因此推测，系统的有氧运动可能通过激活抑郁小鼠海马组织BDNF的表达水平，下调miR-195的表达[2]，进一步增强抗凋亡基因Bcl-2的表达水平，拮抗Bax、Caspase等促凋亡因子的差异表达，发挥拮抗神经细胞凋亡、改善海马功能的作用。

CUMS抑郁小鼠海马功能降低，可能通过miR-195的上调靶向抑制Bcl-2，使促凋亡因子表达增高，促进海马细胞凋亡的发生[3]。有氧运动可显著提高抑郁小鼠海马BDNF的表达，抑制miR-195的促凋亡作用，降低促凋亡因子的表达水平，发挥抗凋亡作用[4]。有氧运动还可改善抑郁小鼠海马功能，发挥海马保

[1] 丁一，张仲文，谢岚，等.过度运动导致海马神经细胞损伤与凋亡研究进展[J].中国运动医学杂志，2016，35（2）：176-180.
[2] 林喜秀，瞿树林，周桔，等.低氧训练对大鼠心、肝、肾、海马组织细胞凋亡的影响及其机制研究[J].中国运动医学杂志，2012，31（2）：146-156.
[3] 屈红林，谢军，陈嘉勤，等.有氧运动激活BDNF/miR-195/Bcl-2信号通路抑制CUMS抑郁小鼠海马神经细胞凋亡[J].天津体育学院学报，2018，33（2）：148-155；176.
[4] 刘瑞莲，屈红林，陈伊琳，等.有氧运动诱导Bcl-2-caspase-3/PARP信号通路干预CUMS抑郁小鼠海马神经细胞凋亡的机制研究[J].天津体育学院学报，2021，36（5）：548-553.

护效应，可能与BDNF/miR-195/Bcl-2信号通路的激活有关[1]。但miR-195模拟物或抑制剂及BDNF增强剂是否能够阻断或增强该信号通路的调控作用，进一步发挥对海马神经细胞抗凋亡的作用机制，有待进一步研究。

---

[1] Qu H L, Liu R L, Chen J Q, et al. Aerobic Exercise Inhibits CUMS-Depressed Mice Hippocampal Inflammatory Response via Activating Hippocampal miR-223/TLR4/MyD88-NF-κB Pathway [J]. International Journal of Environmental Research, 2020, 17（8）: 2676.

后　记

　　"运动是良医"的理念已经受到世界各国专家学者的普遍重视，首先，表现在运动治疗具有压倒性的低成本和低负担，其次，体现在运动治疗对预防慢性疾病的作用已被证实，适宜的运动方式和运动量是获得最大运动收益的保证。自戈登（Gordon）等最早报道运动对动物大脑神经递质的影响研究开始，很多学者针对抑郁症的单胺类假说和受体假说，开展了广泛的研究，如波尔顿（Poulton）等的动物研究结果表明，运动可调节包括5-HT、DA、NE、γ-氨基丁酸和谷氨酸等在内的多种神经递质，进而起到抗抑郁的积极作用。许多研究针对抑郁症的单胺类假说、受体假说、神经内分泌系统功能异常假说和机体免疫调节等方面进行了多视角的研究，其结果更加肯定了运动拮抗抑郁的重要作用。

　　本书对抑郁症的运动干预方面进行了相关基础实验研究，基于高通量测序的生物信息学分析基础上，从运动拮抗抑郁炎症、运动抑制抑郁海马神经元细胞凋亡等方面的分析与探索，阐述了有氧运动在干预抑郁症方面的作用，为后续研究提供了新思路和实验基础。课题团队多年来致力于重大急慢性病的运动干预研究，目前已有数十篇学术论文被国内外的重要期刊登载，先后出版《运动疗法及慢性病的运动康复研究》《运动性神经损伤的干细胞疗法：基于干细胞在神经损伤领域的应用研究》等学术著作。

本书分为四部分，共八章。第一部分重点从抑郁炎症、抑郁的诊断与治疗、运动抗抑郁等研究现状分析了当前抑郁症及运动干预抑郁症的相关研究。第二部分重点从抑郁实验动物的mRNA与miRNAs的高通量基因测序方面进行生物学信息技术分析，筛查相关基因差异表达，对比分析实验动物血液与海马组织的差异表达基因，进行了miRNAs靶向调控及其富集基因、KEGG信号通路等的分析。第三部分以抑郁炎症为出发点，重点从NF-κB、TNF-α/IDO/5-HT，以及TLR4/miR-223/NLRP3等炎性信号通路探究了有氧运动介导抑郁实验鼠的炎症机制。第四部分以抑郁症海马神经细胞凋亡通路为立脚点，探究了有氧运动介导Bcl-2-caspase-3/PARP、BDNF/miR-195/Bcl-2等细胞凋亡通路发挥抗抑郁作用机制。

本书的相关成果得到了国家重点研发科技课题（22ZLXD-22-01-01-013-01）、省自然科学基金重点项目（20202ACBL206006）、省教育厅科技项目（GJJ2201739、GJJ211637、GJJ190849、GJJ14706、GJJ161006）、省卫健委科技项目（202131062、202131063、20171862）、省体育局科技项目（2016040），以及部分教学改革研究项目（JXJG22152、JXJG221521、JXJG201514、JXJG19154、JXJG17153等）、校重点扶持学科、校地方发展中心项目"富硒运动康复疗法干预慢性抑郁炎症反应机制研究"等的资助。

感谢神经解剖学家、中国科学院院士、世界视神经再生研究的先驱者、暨南大学粤港澳中枢神经再生研究院院长苏国辉院士及其团队在抑郁症运动干预实验研究中的指导！感谢湖南师范大学体育学院陈嘉勤教授、汤长发教授、郑澜教授、李艳翎教授、金育强教授、罗湘林教授、刘霞教授等博士生导师的支持与帮助，感谢湖南师范大学体育学院刘文峰教授、毛海峰博士、陈伊琳博士、陈锐博士、文登台博士、谭军博士、陈淦博士、郭程博士、周柏存硕士、陈伟硕士、李娣硕士、彭琪硕士、邵长凤硕士、袁阿芳硕士，以及部分本科生等在实验过程中的大力帮助和指导！感谢天津体育学院张勇教授、苏州大学体育学院张林教授对实验研究设计的指导！感谢宜春学院领导和相关科研、教务等职能部门的领导、老师、同事和体育教育、运动训练、舞蹈表演专业的大学生们的大力帮助与支持！感谢家人的大力支持和赋予我精神，以及财力、物力和人力等各方面的厚爱，尤其是在本书的编写过程中，妻子刘瑞莲对于文本的校对、编辑和修改等方面付出了艰辛的劳动！最后还要感谢就读南昌医学院的儿子屈鹤，在本成果创作期间，给予的勘误、斧正等辛劳，以及就读宜春市实验小学的女儿屈子涵，在我创作过程中带给我的欢声笑语！

2024年6月